Understanding Troubled Minds

こころの苦しみへの理解
トータルメンタルヘルスガイドブック

シドニー・ブロック
著

竹島正
監訳

中央法規

UNDERSTANDING TROUBLED MINDS, New Edition:
A Guide to Mental Illness and Its Treatment by Sidney Bloch

Copyright ©Sidney Bloch, 2014

Japanese translation rights arranged with Melbourne University Publishing Ltd.
through Japan UNI Agency, Inc., Tokyo

日 本 語 版 へ の 序 文

　このたび，Understanding Troubled Minds（UTM）の日本語訳が出版されることは大きな喜びです。日本には精神保健に関する講演のために2度訪問しましたが，専門家，一般市民ともに活発で魅力的でした。

　私は40年間の精神科医の経験を通して，たとえ高い教育を受けていたとしても，一般市民は精神障害とその治療についてあいまいな知識しかもっていないことを経験してきました。特に，精神疾患の人たちへの差別，偏見，嘲笑にはしばしば悩まされてきました。

　これは驚くことではありません。精神医学は間違いなく医学のなかで最も理解しにくい分野であり，しかもそれを明確かつ客観的に解説した出版物がなかったからです（脳は明らかに生物学的に最も複雑な器官といえます）。そして，専門家ではない人たちは，専門家に精神的苦痛を克服することのできる簡単な戦略を期待するのです。本当にそんな戦略を知っているとよいのですが。現実には，序文に述べたように過去12か月間のうちに診断可能な精神疾患を多くの人が経験しています。そして悲しむべきことに，その多くの人は恥とスティグマから専門家に援助を求めることをためらいます。

　1990年代後半に私と同僚はこの残念な状況を変えることを決意し，多岐にわたる精神疾患とその治療について率直にわかりやすく述べた書籍を出版しました。そして私たちは精神疾患の経験者やその家族と友人そして精神疾患に関心のある一般の読者からの肯定的な反応に勇気づけられました。

　さて，学術書や論文を書くことに追われて数年が過ぎ，UTMを改訂する必要が生じていることに気づきました。初版の頃からみると，精神医学には進歩が積み重ねられ，それは公衆の関心を引くものでした。それが，再版，そして第3版と続いたのです。初版の共著者は，その後，精神科医療の不足している地方に移り，地域医療に貢献しています（ほとんどのサービスが大都市中心であるのは，

日本を含めて多くの国の課題です)。

　読者のUTMへの関心を高めるために簡単に内容を紹介します。始めのセクションでは歴史的背景を取り上げています。精神保健専門家が患者の問題をどのように概念化していったか（ヴィンセント・ヴァン・ゴッホの苦悩に焦点をあてました），そしてこれらの概念を精神疾患分類の治療にどのように適用していったのか，日常のストレスや人生の危機をどのようにとらえるかを述べています。次のセクションでは，現在の治療薬から多くの対話による治療までを扱います。最後のセクションでは，私が最も重要であると考える二つの話題を取り上げています。一つ目は，たとえ精神疾患を経験した後でも精神健康の増進を図ることができること，二つ目は，患者のニードに焦点を合わせて倫理的に行動することです。巻末には，特定のトピックをさらに学習するための推薦図書を掲載しました。

　芸術家は，科学的な知識を補足する役割を果たし，大きな影響力をもちます。日本文化を例に説明しましょう。松尾芭蕉の死を意識した俳句，能の三井寺や隅田川の狂女物，黒澤明監督の映画「乱」や「赤ひげ」，葛飾北斎の浮世絵等は，神経学者の先駆的な研究と同様，人間のさまざまな状態を取り扱っています。私は，診療に携わる者の役割を高める目的で，患者の独特な人生経験と並行して，偉大な芸術家を利用します。

　日本語訳出版にあたって，極めて重要な役割を果たした二人の方に感謝を表します。日本の精神保健の第一人者である竹島正博士は，日本語訳出版に関し，私を勇気づけてくれました。日英通訳者のアームストロングゆかり氏は，言語の専門知識だけでなく，こころの悩みへの共感的な理解をもって，この作業にあたってくれました。

　2017年7月

シドニー・ブロック

Sidney Bloch

序　文

1994年，ブルース・シン教授と著者は出版されたばかりの医学生向け精神医学書『臨床精神医学の基礎』を小脇に抱え，メルボルン大学出版社のビルから出てきた。2人は一般読者向けの精神疾患の性質と治療を客観的にとらえたもう一つの書籍が必要だと話していて，ようやく2人のなかで具体化しようとしていた。2人は精神疾患に関しては間違った知識とわずかな情報しかないことが原因となって，社会にスティグマが広がっていることに心を痛めていた。差別とメディアが伝える不正確な描写と蔑視は精神疾患に罹患した人たちにとって最も歓迎されない経験として継続している。

我々はまずこの種の本がどれくらい利用できるかを調べた。その結果，一般の評判のよい書籍のほとんどが非専門家によって書かれたものか，専門家によって書かれてはいるものの対象を奇異に扱ったものであった。これらの書籍は，読者に多くを約束して期待を膨らませるのだが，精神疾患は簡単な治療法に反応しないことで失望を大きくしてしまう。

そこで，私たちは，対象を正直に客観的に説明するという思い切った方法を取った。楽観的なメッセージはその感覚を伝え，進歩が遅くて治療が初期段階にあるものは現実を包み隠さずに伝えた。後に論評者の一人が，「精神疾患に関する本は特定の症候群や流行の話題」を強調して「情報を手柄にした」本が多いなかで，本書は「飛び抜けている」と評したのは心温まる思いであった。

なぜ本書のタイトルに"troubled minds"を使用したのか？　この言葉は失望，悲しみ，不安という通常の経験と，定型的な精神障害との境界の曖昧さを思い起こさせる。精神健康と精神疾患の違いは，その性質からも，簡単に定義できるものではない。

"troubled minds"の前につく正しい言葉を懸命に見つけようとした。他者への細やかな気づかいのある理解の概念が私たちに響いた。精神疾患のある人たち

は，いつもこのような配慮を必要とするものではないが，その細やかな気づかいをあまり受けていないのが現実でもある。古い言い伝えで「その人を理解するには，その人の靴をはいてしばらく歩くとよい」というのがあるが，我々はその意味合いを読者に伝えることを目的とした。

　精神疾患について知られていることの厳しい現実を考えると，精神疾患を知的に，そして情緒的に理解することが重要である。精神疾患の人の数は驚異的なものである。厳格な判断基準を適用しても，2007年にオーストラリアで行われた大規模な調査で，5人に1人が過去12か月に診断可能な精神疾患に罹患し，最も多いのは不安障害，うつ病，物質乱用であることが明らかになっている。★さらにその約4分の1が複数の精神疾患を合併することが明らかにされている。これらの数字からもわかるように，精神疾患に縁のない家族は例外といえるほどである。

　我々の身近な友人や知人自身やその家族が，パニック発作をもつ思春期の息子と両親の困惑，恐ろしいほどの自殺衝動のある母親，母親の不適切で抑制のない行動に気づいた家族，自分の体重に異常に執着する娘など，精神疾患の現実に直面していることは本書に取り組む最後のきっかけとなった。これらのすべての人々は，個人的，職業的に十分に能力があり，自信をもっていたのであるが，困惑，恐怖と不確実の状態に陥っていた。本書は，これらの人々と，何千人もの精神疾患に直面している人々，その多くは何の準備も警告もなく精神疾患になった人々のニードに応えることを意図している。

　本書は温かく受け入れられ，なかでもオーストラリア王室家庭医学会（Royal Australian college of General Practitioners）は診療に活用するために会員に配布した。1998年の会長ピーター・ジョセフ博士は「本書は医者や患者に人気があります。私もよく読みました。友人や患者さんに貸し出しして，いつもよい効果が出ています」と話してくれた。改訂版もまたこの学会に支持され，オーストラリア中の2万4000人の家庭医に配布された。

★　日本で行われた同種の調査であるストレスと健康・全国調査2013-2015（世界精神保健日本調査セカンド：WMHJ2）では，成人の約20人に1人が過去12か月にうつ病，不安障害，物質関連障害を経験し，気分障害，不安障害，物質関連障害の順に多かった.

2009年に出版社から新版を出すことを催促された。精神医学はさまざまな面で進歩し，本書の厳密な改訂が必要となっているのは明らかであった。残念なことに共著者であるブルース・シン教授は新しい役職に就いており，その仕事をする余裕はなく，私は恐る恐る一人で進めることになった。初版の際はシン教授との活発な意見交換によって執筆がはかどったのである。著者の自信は二つの要因で高められている。シン教授と著者は2007年出版の医学生向けの書籍の改訂版の編集を行った。それに貢献してくれた同僚たちは専門分野においてすばらしい仕事をしていたし，そのうえ，本書の改訂にあたって，彼らの努力の成果を使用することを許可してくれた。

　本書を改訂するにあたっては，初版がうまくいったことから，それと同じ構造を残した。第1章から5章は総論であって，歴史的な文脈，ヴァン・ゴッホの人生を例にした患者の見方，我々の仕事の進め方，コーピング，危機，ストレスなどの基本的概念，そして精神疾患の分類である。第6章から13章は臨床現場で出会う精神医学的問題の数々を取り上げた。第14章から17章は，児童・思春期，女性，高齢者，そして自己破壊的な人々という特定のグループについて述べた。第18章と19章では，現在利用可能な身体的，心理的治療を取り上げた。本書は，精神的健康の増進，臨床上の倫理的側面，そしてさらに学習したい読者のための推薦図書で終わる。

　参考文献について簡潔に述べる。各ページを著者名や発行年月日で埋め尽くすかわりに，著者は本書に引用したものの著者名と著書を簡単に表記した。最近のオンライン検索エンジンは非常に包括的なので，出版物の詳細へのアクセスは容易である。

　著者は，長く，こころの苦しみは精神保健専門家だけの閉鎖的な領域ではないという確信をもってきた。すべての種類の芸術家，哲学者そして人間性は，豊かに貢献して，科学を基盤にした知識を補っている。ウイリアム・ブレイクの幼児についての詩，シェイクスピアの描くライフサイクル，エドワルド・ムンクの絵画「叫び」，サルトルの人間の条件，シューベルトの悲嘆の曲「冬の旅」は，科学者の科学的知見と同様，こころと人間の行動について教えてくれる。人物を同定できないようにしっかりと書き変えてあるものの，本書のなかに実際の人々を

例に，精神疾患をもつ人々や家族の証言と，作家，詩人や哲学者の洞察を加え，本書に人間的側面を織り込んだ。科学と，こころの苦しみをもつ人々を支える技術の両方に，公平な取り扱いになっていることを願う。

目　次

日本語版への序文
序文

1. **精神疾患と治療の歴史** ································009
2. **ある人生を理解する** ································022
3. **精神疾患の定義と分類** ································036
4. **その人を理解する** ································048
5. **ストレス, 危機と対処** ································069
6. **不安スペクトラム** ································081
7. **気分障害(気分の上がり下がり)** ················104
8. **身体を通して語るこころ** ························126
9. **摂食障害** ································143
10. **パーソナリティの問題** ························154
11. **精神病** ································178

12. アルコールと薬物の乱用 …………………… 202

13. 性同一性と性障害 …………………………… 226

14. 子どもと青年期 ……………………………… 239

15. 女性 …………………………………………… 271

16. 高齢者 ………………………………………… 289

17. 自殺と故意の自傷 …………………………… 315

18. 治療薬と他の身体的治療 …………………… 337

19. 精神療法 ……………………………………… 355

20. 精神健康の増進 ……………………………… 396

21. 倫理的側面 …………………………………… 423

推薦図書 ……………………………………… 439

日本語版解説 ………………………………… 444

索引 …………………………………………… 448

著者・監訳者紹介 …………………………… 455

訳者・協力者一覧 …………………………… 456

1.

精神疾患と治療の歴史

　精神疾患についての治療法は着実な進歩を遂げてきた。また，人々の精神病に対する科学的知識も非常に向上した。その一方で，過去に対する歴史的な洞察は今なお有用である。確かに精神医学の歴史には，今では顧みられることのない無益な，ときには危険な治療法が少なくないが，かつて行われた進歩的で社会的な取組みは改めて振り返るべきである。今日の精神保健への強い関心を批判的に吟味するには，「過去を忘却する者は，過去を繰り返す」という哲学者ジョージ・サンタヤナの言葉があるように，歴史を学ぶことに立ち返る必要がある。

　精神疾患を理解し，治療しようとする試みは，何世紀も前にさかのぼる。病名の変更は，精神疾患へのさまざまな見方を反映している。例えば，「狂気（lunacy）」という言葉は，満月が人間の精神状態を悪化させると信じられていたことを示す。また，「精神異常（Insanity）」は，ラテン語で不健全な心を意味する*insanus*に由来している。「精神医学（psychiatric）」は，ギリシャ語で精神を表す*psyche*と治癒を表す*iatreia*から成る。

　錯乱した精神について歴史上初めて記述したのは，3500年前のヒンドゥー教典アーユル・ベーダだと考えられる。そこではある男性について，貪欲で汚く裸で歩きまわり，記憶を失ってふらふらと歩いている，と描かれている。サムエル記には，「ダビデ王は，死刑から逃れるために狂気を装った」とあり，「人々の前で，わざと挙動を変え，捕えられて気が変になったふりをし，門のとびらを打ちたたき，よだれを流して，ひげに伝わらせた★1」という描写がある。ダニエル書には，ネブカドネザル王の精神状態が，鮮明に表されている。「この言葉は，ただちにネブカデネザルに成就した。彼は追われて世の人を離れ，牛のように草を食

| 009 |

い，その身は天からくだる露にぬれ，ついにその毛は，わしの羽のようになり，そのつめは鳥のつめのようになった★2」。

　古代ギリシャ人は，単に狂気の描写に留まらず，それを体液や身体中の水分の平衡異常が原因であると説いた。紀元前4世紀のヒポクラテスは，そうした見方に加え，環境や肉体，感情的な原因を唱えた。600年ほど遅れて，ローマで活躍したギリシャ人医師ガレノスは，体液の平衡異常が原因で，黒い胆汁の過剰によってうつ病になるという仮説を立てた（ここから「メランコリー・うつ病（*melancholia*）」という呼び名が生まれる。黒（*melan*）と，胆汁（*khole*））。彼はまた，性欲等の情動もうつ病に影響するとも考えた。現代精神医学における気分障害の概念化の方法は，古代のそれとかなり似ている。実際に，20世紀には，「うつの特徴（melancholic feature）」という言葉が，うつ病にみられる身体の変化を表現するために再び使用されるようになった。

　修道院は中世期を通じて狂気を病気としてとらえ，それに罹患した人たちには罪はないという考え方を維持した。同時に，狂気は，悪魔に憑りつかれることが原因だとする暗黒の観念もはびこっていた。そのため，苦しむ人たちは，僧侶やシャーマンといった神霊治療師のもとに連れていかれた（所によっては，今でもこの習慣が残っている）。

　このような当時の型通りの治療が効かない人たちは，名高い専門家の助けを求めることもあった。悪魔の魂に苦しめられた青年ハウェータードがよい例である。彼は狂乱して人に歯を剥き出して飛びかかり，取り押さえようとする人たちに斧を振り回して3人を殺害してしまった。霊験あらたかな寺院にも連れていかれたが，彼は回復しなかった。絶望した親が隠遁生活をしていた修道士グスラックの噂を聞き，息子をグスラックに預けると，3日間の祈祷と断食の後に治ったと伝えられている。

★1　日本聖書協会『聖書　口語訳』サムエル記（上）21章13節（https://www.bible.or.jp/read/vers_search.html）

★2　日本聖書協会『聖書　口語訳』ダニエル書4章33節（https://www.bible.or.jp/read/vers_search.html）

（最終アクセス2018年4月19日）

宗教上の罪が，精神疾患の原因とみなされることはほとんどなかった。狂気は，むしろ外部からくるものであり，正しい行いをする人でもかかると考えられた。特に悲惨なのは17世紀で，宗教的な観念に突き動かされた聖職者階層は，魔女と認定した精神疾患患者への迫害を正当化していた。幸いにも同時期，治療を行うことができるのは医療職だけであるという主張が同時に起こり，それまでの聖職者との関係は断たれていった。精神病患者に対する治療は，宗教界における慈善の強調と，精神病の原因は身体的なものという医学界的な合意によって新しい公正さがもたらされた。

　産業革命前の生活は，平穏な毎日であったかのようによく表現されがちである。絵本に出てくるような村が点々となる田舎風景で，農夫は畑を耕し，祭事を祝い，村ではお互いを助け合って生きていくというように。ところが現実はそうではなかった。社会哲学者トーマス・ホッブズは，前近代の人々たちの生活を「孤独で，貧しく，不潔，粗野で窮乏した」ものとして記述し，精神異常者については「哀れな人間で，村や森のなかをうろつき，寺院から寺院へと連れ回され，あまりに暴れるときには縛りつけられた」と描写している。

　18世紀末は，精神医学史上の重大な分岐点となった。英国のジョージ3世の精神異常は，精神疾患に対する社会の両面性を露わにした映画 "The Madness of Kind George"（邦題「英国万歳！」）で鮮明に描写されている。フランスではフィリップ・ピネルが，何世紀にもわたって「狂人」を縛りつけていた鉄鎖から解き放ち，慈悲的な施設ケアという前代未聞の考えを取り入れた。下剤，瀉血，冷水につけるなどの前時代的な身体療法に代わって道徳療法（モラル・トリートメント）が最も進んだ時代であった。道徳療法は知性や感情に働きかけ，人間の内にある自制心や精神の均衡を得るように行われた。この方法は，ヨークリトリートを設立したクエーカー教徒が熱心に取り入れ，すぐに米国で大いに広まった。

文学の中の精神疾患

　1832年に出版されたオノレ・ド・バルザックの著書『ルイ・ランベール』には，精神疾患について強烈な描写が登場する。主人公である飛びぬけて知能の高

い青年ルイは，幼なじみの女性に夢中になり結婚するが，結婚後すぐに狂気の世界に陥ってしまう。ルイの幼なじみである語り手はルイを見て，次のように記している。

　　　……前に傾いた頭の重さで上半身がまがってでもいるように思われた。女の髪のように長い髪の毛は肩まで垂れていて，それが顔を取り巻いて……顔は完全に白かった。くせのように一方の臑を他方の臑にこすりつけていたが，その機械的な運動は何物をもってしてもおさえつけるわけにいかず，両方の骨がしょっちゅうこすり合わされて恐ろしい音を立てていた。彼のかたわらには乾いた苔を詰めこんだ敷蒲団が，一枚の戸板の上にのっていた。……それは墓穴から引き出された死人の残骸だった。生が死に対してというか，死が生に対してというか，とにかく一方が他方に対して行った一種の征服であった。……と，突然ルイは臑をこすり合わせることをやめて，ゆっくりした声で言った。
　　　「天使は白い[3]」

　同じ頃，ロシアの作家ニコライ・ゴーゴリは『狂人日記』を出版した。ゴーゴリ自身，重症のうつ病に罹患していたようで，深い罪悪感や絶望感に悩まされ，社会からひきこもるなどの兆候をみせ，最後には餓死した。小説は狂人の荒れ狂った姿を描写し，最後の嘆願は悲痛な叫びとなる：「おっ母さん，このあわれな息子を救っておくれ！　この痛い頭に，せめて一滴，涙を注いでおくれ！　あんたの息子がどんなにひどい目にあわされているか，まあ見ておくれよ！　このあわれな孤児を胸に抱きとっておくれよ！　広い世の中に身のおきどころがないんだ！　みんなが追いかけてくる！　──おっ母さん，この病気の息子をあわれんでおくれよ[4]！」

───────────────────────

★3　H.バルザック著，加藤尚宏・水野亮訳『バルザック全集　第21巻』所収「ルイ・ランベール」東京創元社，1975，311-312.
★4　N.ゴーゴリ著，横田瑞穂訳『狂人日記』岩波書店，1983，219.

フランスの作家ガイ・デ・モーパッサンは，短編『オルラ』のなかで，錯乱したこころの本質を鮮明に描いている。

> いったい，おれは狂人かしら。……それは，おれがいままでいだいていたような漠然とした疑念ではなくして，確然とした，絶対的の疑念なのだ。おれはいままでにも多くの狂人を見たことがある。彼らのうちのある者のごときは，ある一点を除けば，ものわかりがよくて，明晰で，人生の諸事に関して卓見さえもっていた。何事にあれ，こうして彼らが，明快と順応と蘊蓄をもって語るとはいえ，一度，彼らの思念が，彼らの持っている狂気の暗礁に突きあたったが最後，それはみじんに粉砕され，散乱し，いわゆる「精神錯乱」という，かの怒涛と濃霧と突風に封ぜられた荒れ狂う大海に沈んでしまうのである。……いまだ世に知られていない……神経障害の一つが，おれの脳髄のなかに起ったのにちがいない。……そのうち，一種いうにいえぬ不快な感情が，徐々に，おれのなかにしみこんできた。なにかしら，隠密な力が，おれを麻痺させ，引きとめ，これ以上先へ行くことを妨げ，あとへ引きもどさせようとするのだ。[5]

最後に語り手は，苦悩を取り除くには自分の家に火をつけることだと信じるが，苦しみは「あいつは死ななかったのだ……。すると……すると……つまり，おれが，このおれが，死ななければならぬのだ！」という最後の行に続いていく。

精神病院と身体治療の時代

都会に急増した貧民街に精神疾患患者が激増し，何らかの対応が必要とされた。ここに，施設という解決策が登場した。患者が人道的な介護を受ける安息の場として療養所（asylum：ギリシャ語で避難所を指す）が，田園風景のなかに建

★5　G.モーパッサン著，青柳瑞穂訳『モーパッサン短編集Ⅲ』所収「オルラ」，新潮文庫，1971，196-197.

てられた。平和な田園で簡単な作業を行うことで、日常の苦しみから解放され、狂乱の群衆から離れて、人間としての威厳を保つ生活を送る。しかしこの療養所について、英国の作家ダニエル・デフォーは「キリスト教国として、残酷きわまりない不当な行為で、不法、いやそれ以上にひどい」と表明した。

　療養所は、楽観主義的な情熱のなかで構想されたが、絶望と失意のなかに堕落していった。やがて療養所は混雑したごみ捨て場のように汚いところと化した。数百人を収容するように建てられた建物に何千人もの患者が詰め込まれた。退院できる患者は非常に少なく、多くは何十年と入院させられた。治療に代わって患者は虐待され、栄養失調や伝染病が蔓延した。入院した人たちは、このひどい環境に置き去りにされた。療養所は人里離れた所に設置されていて、家族との連絡も途絶え、忘れられ、社会も関心を失い、政治的にも無視された。英国のヨークにあるクエーカー教徒が設立したヨークリトリートは一つの例外である。

　丘の上に建つ陰気な建物は、精神病への恐怖と、残念なことに今日でも残るスティグマの象徴となってしまった。19世紀半ばになると、批評家たちは、療養所は病気がよくなる機会を奪われた人たちのたまり場となってしまったという懸念を表明した。療養所は弱者である患者を無視して、そこで働く人たちの便宜のために運営されるようになった。政府の検査も不十分で、資金不足も重なり、ひどい状態になった。療養所が普及するにつれ、精神医学は医学の本流から外れてしまった。このような状態から、療養所に勤務する医者を「狂気屋（alienist）」と呼ぶ言葉が生まれた。また医療関係者は敷地内に家族と居を構えるため、社会から孤立してしまった。

　このような状況は、オーストラリア人小説家ヘンリー・ヘンデル・リチャードソンの「リチャード・マホニーの運命」によく描かれている。リチャードの人格荒廃は、当時精神病患者の多くが罹患していた進行麻痺によるものと思われるが、小説の終わりの方で、妻が療養所にリチャードを訪問する場面がある。彼女は、廃人のようになったリチャードの口から、病院内での想像を絶するような患者に対する扱い方を聞くのだが、そこでは拘束具、監禁室、薬物、注射など、患者を抑圧するあるゆる手段が利用されたという。そして、患者の心は打ち砕かれ、完全なる病人にさせられるのだと。

リチャードのような人格的崩壊の多くは，何年にもわたる隔離の結果だと思われるが，当時は，脳が退化する過程によって精神疾患が発病するという考えが主流であった。脳に精神疾患の原因を求めることは，特に進行麻痺とアルツハイマー型認知症の神経病理において成果を収めた。ドイツの偉大な精神医学者エミール・クレペリンは，慎重な科学研究において早発性痴呆症の臨床的症状を調査し，退化の要素が根底にあるため，結果として人格の荒廃は避けることができないとした。1911年に早発性痴呆症を，今日使われている病名である統合失調症と変えたスイスの精神医学者オイゲン・ブロイラーも，同じように考えていた。ブロイラーは患者をよく理解していたが，病気は完全には回復しないという考えを普及させた。だがこれは，疑いようもなく，多くの患者が効果的な治療もなく，長期間入院させられていた事実と関係すると思われる。

切望される卓越した治療

療養所内においても，精神医学は医学の専門分野の一つとなった。何千人もの患者の蓄積は精神疾患を体系的に研究するよい機会となった。ところがそれ以上に必要とされたのは，圧倒されるような数の患者への対処であった。精神科医は優れた治療の出現を切望した。英国の精神科医で医学史家のヘンリー・ローリンは精神科医たちの熱望をこう表している。

> この当時の精神病の身体療法の文献を読むと，背筋が寒くなるようなもので，嘔吐，下剤，発汗，瀉血などによる体液の排泄は不可欠と考えられていた。……このような治療は人体への屈辱，トラウマ，侮蔑ではあるが，運の悪い患者に処方されたのであった。

治療は時に合理的な考えに基づいていた。例えば，マラリア療法は脳を冒す梅毒の治療として，ウイーンの精神科医ユリウス・フォン・ワグナー＝ヤウレックが1917年に創始し，彼は10年後にノーベル賞を受賞した。マラリア寄生虫を利用して高熱を引き起こす治療法の裏にある理論的根拠は，進行麻痺の原因となるスピロヘータが熱に弱いことである。ワグナー＝ヤウレックが，一年後に発表した

9人の事例では実質的な改善がみられ，ここまでは的を射ていたかもしれない。ところが，この治療法がほかの精神疾患にも効くのではないかという希望は，ほどなく崩れてしまった。期待された万能薬とはならなかったのである。いずれにしても，マラリア療法は患者の高熱を伴う危険で難しいものだった。

　1930年代には，マンフレート・ザーケルがインスリン昏睡療法を提唱し，やがていろいろな国で統合失調症の治療に使用されるようになった。インスリン注射を1週間のうち6日間，数週間続け，脳へ運ばれるブドウ糖の量を少なくすることで，1時間ほどの浅い昏睡状態を引き起こす。何年も後，当時の精神医学では先導的な研究所であったロンドン精神医学研究所による調査の結果，昏睡自体には治癒的効果は全くないという結論になった。どちらかというと，その患者が治療を受ける間，医療スタッフが入念に世話にあたったことが利益をもたらしたとされた。

　精神疾患の身体的治療で，広く利用可能で有効な最初の治療が開発されたのは療養所においてである。1938年，2人のイタリア人精神科医，チェルレッティとビニが電気けいれん療法（ECT）を発見し，重度のうつ病の人たちに劇的に効果のある治療となった。ECTは当初，熱意をもって使用されたが，精神医学におけるほかの治療法の典型的なパターンと同じ道をたどることとなった。科学的評価の長いプロセスの間に初期にみられる無限の熱意がしぼんでしまうのだ。精神外科に関しても同様のことがいえる。これは1936年に，ポルトガルの神経学者エガス・モニス（ノーベル賞受賞者）と外科医のアルメイダ・リマが先駆者となったが，この受賞はいまだに論争の種となっている。残念なことに，これらの治療法の一部は患者によっては恩恵も望めるのだが，否定的なイメージが強くて有用な使用の障壁となっている（18章参照）。

　1949年のオーストラリアの精神科医ジョン・ケイドが発表した躁病性興奮のリチウム治療は，重大な発見であったが，同時に，新しい治療薬を精神科治療に取り込むことが必ずしも順調にいくとは限らないことを物語るよい例である。ケイドは，リチウムが精神疾患に効果のある可能性を発見した最初の精神科医ではない。1870年代に米国の臨床医2人が，それぞれ個別に「神経の興奮」に処方していた。そしてデンマークの精神科医が1894年に重症のうつ病に効果のあることを

016　1. 精神疾患と治療の歴史

報告していた。このような先駆者のアイデアは何十年と忘れられ，ケイドが報告するまで無視されていた。その後もまた忘れられ，何年も経って，デンマークで重度の気分障害の再発を防ぐ目的でリチウムの効果が研究された（現代の処置では最初の適用）。最終的な研究報告は1967年に発表されたが，英国の指導者的な精神医学者2人が，不当にもリチウムに対する不信感を表明し，その理由として研究に用いられた科学的方法は質が悪く，リチウム使用上に危険性があると指摘した。

　1953年，抗ヒスタミン薬を手術前の患者を落ち着かせるために使用したところ，精神病患者の症状が眠気を誘わないで緩和されたことから，メジャートランキライザーが偶然に発見された。やがてネイサン・クラインが，結核患者への効き目を検査していた薬品が，抗うつの特性を有している事を発見して，これがうつ病の薬品としての先駆けとなった。これらの薬品は精神科医の診療を根本的に変えた（18章参照）。

心理療法の出現

　療養所とは別のところで，全く異なるタイプの精神医学が1890年代に浮上した。神経症への関心から新しい治療が生まれたが，同時に催眠術や意識を失わせることへの科学的興味も大いに影響した。ジグムント・フロイトは，抑圧された感情，痛みや恐怖の感情，記憶や心の衝動等が，自覚された意識となることを妨害する機制を通して，精神力動モデルを着想した。精神分析は，正常な精神の機能と異常な精神の機能，人格形成を一緒にとらえる。そしてそこから心理に基づいた新しい治療法が生まれた。精神分析は，このように現代の心理療法を支える主要理論となり，その影響はフロイトの思想が日常的な思考の一部となっていることからわかるように，精神医学を超えて広がった（19章参照）。

　また，二つの世界大戦が，この分野に大きく影響を及ぼした。第一次大戦での戦争神経症の高い罹患率は，精神疾患が，遺伝的に罹患しやすい者だけでなく，屈強な者にも発生することを知らしめた。やがて，人は誰でもトラウマとなるようなストレスにさらされると精神的な打撃を受けることが明らかになった。第二次大戦がもたらした成果には，大勢の新兵のスクリーニング技術の開発があげら

れる。その結果，青年たちの間には情緒的な問題が広く浸透していることが明らかになった。多くの精神的な障害を受けた兵士を治療する必要性から，軍の精神科医たちの間でグループセラピーが開発された。グループ内では，セラピストからの助けだけではなく，患者同士がお互いに学ぶことも多く，グループセラピーには，精神科施設にある厳しいヒエラルキーを破壊する機能もあった。同時に，病棟の患者全体が治療の不可欠な一部であるという考えに基づいた，いわゆる治療共同体への道を拓いた。

　1960年代に入ると，公民権運動の急成長に促され，脱施設化は一気に進展を始めた。当時，社会学者アーヴィング・ゴッフマンの書いた「アサイラム（Asylums）」には精神病院のような「全制的施設（total institution）」内で，患者が体験する抑圧感を緻密に観察した記録があり，その強い影響が，施設の閉鎖への大きな転機となった。何十万人もの長期入院患者は，1960年代からほかの代替的施設に移され，そのプロセスはまだ続いている。少なくとも先進国では，地域社会の環境のなかで暮らし，専門家によるケアを受けることが標準になりつつある。

現代の状況

　著者はこの分野で起こっている進化に大きな興奮を感じていて，大学で学生たちの前に立つごとに，それを伝えようとしている。例えば，脳の働きを研究する新しい技術，または新しい身体的または精神的な治療法，または精神保健ケアの革新的な考案（例えば，母子ユニット）と，あらゆる面で多くの発展がみられる。新しい抗うつ薬SSRIは不愉快な副作用が極めて少なく，うつから解放してくれる。そして以前の治療薬と比べると過剰服用による死の危険性もかなり低くなった。古い抗精神病薬にかわる新しい治療薬は，これまでの副作用である深刻な身体の不随意運動を引き起こさない。あらゆる状態に合う効果的で安全な治療薬の開発に，膨大な努力がなされている。例えば，脳の機能低下が進み長い間治療できないとされていたアルツハイマー病ですら，患者によっては，認知機能や社会的機能の低下を遅らせることができるようになった。

　心理療法も精錬され，治験と同じように，研究によって効果が測定できるよう

になった。精神分析的精神療法は，限られた問題に焦点を置く短い形式の治療へと進んでいる。認知行動療法（CBT）も効果のある治療法として浮上した。うつ病の治療として開発されたが，不安症，パニック発作，恐怖症，心気症の治療にも使用されている。うつ病治療にSSRIとCBTを組み合わせることは，別個に使用するよりもよい結果を出している。また，特に児童・思春期精神医学において，患者一人に症状がみられるものの，実際は家族全体の不適応の現れである問題に対応する方法として，家族療法も実質的に進化してきた。

　精神保健サービスの供給方法の変化も加速している。多くの国で，精神保健サービス予算の大半を地域社会に割当て，過去のような長期入院ではなく，入院期間は平均2週間ほどの短期間にするべきという考えが受け入れられている。救急アセスメントはコミュニティ基盤のチームが行い，専門家チームはより重症の患者を援助するようになってきた。

　総合病院の精神科病棟が着実に増えつつあり，精神病院と比べるとスティグマが少なく，患者の家により近い所にある。難治性の患者は，精神病院の長期入院病棟より地域の管理付きの住居に住み，その結果，精神病院のほとんどが閉鎖されたか，または非常に小規模になった。

　地域社会でのケアといえば響きはいいが，問題が全くないとはいえない。コミュニティケアはどちらかというとイデオロギーによって作られてきたもので，療養所の発祥と似たところがある。地方に療養所を設立したのは，自然環境で治癒するという考えが基になったが，それが裏目に出て精神疾患患者を隔離してしまって，非常に高い費用がかかるようになってしまった。

　今日，地域社会でのケアは肯定的にみられ，施設でのケアは嘲笑されるようになった。治癒のための環境を求めるのは全く同じだが，現代は，静かな遠く離れた地方ではなく，人々が暮らす街中の地域社会のなかにそれを求めている。ところが，療養所が裏目に出たように，このコミュニティにおけるケアにおいても，精神疾患の人々は孤立し，多くがホームレス，または仮住まいで，時には貧困地域にある食事付き住居に身を置くようになっている。

　精神病院が人間の吹きだまりとなり，後に，コミュニティケアの不足となった反動から，1960年代からコンシューマー運動が盛んになってきた。この支援ネッ

| 019 |

トワークは精神医学ケアの形成に大きく影響を与え，アドボカシーに重要な役割を果たした。特に地域を基盤とするサービスを発展させて，精神疾患の人々に権限を与えると同時に，社会や政治の舞台でも，精神疾患の人々の苦境が容易に話題に取り上げられるようになった。

混合状態

　各国政府は，精神疾患の社会的および経済的なコストについての認識を深めるようになっている。世界保健機関（World Health Organization：WHO）が中心となった報告書「疾患のグローバル負担」は，2020年には精神疾患が生涯続く障害の主な原因となると発表して，大きな衝撃を与えた。特定の状態としては，心臓疾患がその原因の1番で，うつ病が2番である。医療経済学者や政治家にとって特記すべき事項である。多くの国において，社会保障関係費全体の予算のなかで精神保健に割り当てられる割合は，ほかの疾病に比較して驚くほど少ない。公正な制度を作り上げるための課題は膨大にある。最適な精神保健ケア制度は，達成困難な課題であり，1992年の国連の「精神疾患を有する者の保護及びメンタルヘルスケアの改善のための諸原則」にあるように，道徳にかなったケアに関する倫理的原則は，政府に改革を促す材料となった。

　精神疾患の人々とその家族は，スティグマが生み出す苦々しい体験に今なお直面している。精神疾患に罹患するのは恥であるという考え方はいまだにみられる。精神病院の歴史から生まれた恐怖心の影響はまだ強く残っており，精神科医の助けを求めることや，精神科医に紹介されることを躊躇しがちである。偏見や個人のもつ否定的な考えが，社会や職場への復帰を妨げるという点で，スティグマは精神疾患の回復にも大きな影響を及ぼす。扇情的なメディアは，地域をさまよう精神疾患の患者が，地域住民に危害を与えるという劇的な報道をして，事態を悪化させている。実際は，一般市民が暴力をふるうのとまったく変わらず，逆に患者は一般市民の暴力の被害者となることの方が多い。

　残念なことに，これらが注意を引くのは否定できない事実である。しかし21世紀に我々が成し遂げてきた大きな進歩もまた確かなものである。その業績には少しふれたが，本書を通して，特に治療に関する二つの章において，そのほかの業

績も強調したい。驚くべきことに、過去50年間に成し遂げられた進歩は、古代ギリシャ時代に狂気についての体系的な研究が行われて以来の2400年間にみられる展開を遥かに凌駕している。現在，多くの国でなされている科学的な研究が，精神医学を大きく前進させ，何年か後には，より効果的な治療の開発に繋がると確信をもっていえるだろう。しかし，我々は辛抱強くあらねばならない。科学的な発展は積み重ねであって，一夜にして発見されるようなことはまれである。過去と同じ間違いを繰り返さないよう警戒しなければならない。その意味で，科学と臨床と同様に，倫理的分野も常に重視される必要がある。

2.

ある人生を理解する

1879年，26歳の男性が宗教伝道に夢中になり，所有物をすべて処分した後，布袋で作ったシャツを身にまとい，最低限必要なものまで断念した生活を物置小屋で始めた。そして10年後，彼は左の耳の一部を切り取り，「これを大切に保管するように」と売春婦に渡した。

このような異常行動にはどのような意味があるのだろうか。精神医学では，一般に遠近法と呼ばれる方法を用いる。遠近法として利用されるのはいくつかあるが，特にすぐれているのは「理解」と「説明」の二つである。本章では，偉大な画家の一人であるヴァン・ゴッホの悲劇の人生の意味を，この二つの遠近法を使って探ってみよう。

まず，「理解」とは以下のようなものである。日頃，我々はあまり意識をせずに自身や他人の行動の意味を見つけようとする。我々は，特に意識することもなく，あらゆる他人の行動に，皆が共有できる意味を読み取る能力があるのだ。ほかの人を理解しようとする手段の重要なものに，感情移入（empathy）がある（英語のempathyはギリシャ語の「中へ」を意味するemと，「感情」を意味するpathosから成る）。英語のことわざで「その人を理解するには，その人の靴をはいてしばらく歩くとよい」というのがあるが，そのようにしてその人の経験していることを想像する。対象者が自ら語る信念，感情，意図，希望など，そして自分のこころや行動に関してどのように説明するか，これらは有益な情報である。また彼らの過去の経験，いつもの感じ方や考え方，現在置かれている状況も考慮する。これらから彼らの特異な行動の意味の「常識」的理解にたどり着くのである。

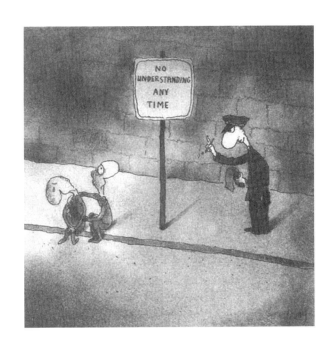

　「理解」では感情移入や関連する理解を通して対象者の世界に入り，彼らの行動の意味を探ろうとする。例えば試験に失敗するという経験は，その人のそれまでの経験，将来への希望，競争心等によって，異なる意味をもつ。我々は，感情移入や関連した理解を通して，その人のこころのなかで心理的な出来事がどのように生じているのかわかる。例えば，風邪で最悪の状態にあるまじめな学生が，周りから反対されながらも，親や恩師を失望させたくないという思いから試験を受けて，最も重要な質問を読み違え，試験に落ちたとしよう。それは，非常に大きな打撃となる。ところが，別の学生は実はその科目に全く関心がなく，留年しようと考えているとする。彼にとって試験に失敗しても留年を正当化する理由となるだけだから，試験に落ちても楽天的だ。

　次に，もう一つの遠近法である「説明」とは以下のようなものである。他人の気持ちを理解しようとする能力は，素晴らしいものであり，必要なものであるが，限界がある。ある人の経験や行動が全く意味をなさず，心理的現象がまとまりを欠いている場合は，外面から探るしかないのだ。例えば，ある人が理由もな

く悪魔に憑かれたと信じこんでいて，根拠が全くないのに訂正不能の場合，我々は妄想と判断する。妄想の重要な特徴は，内容ではなく形式にある。本人はCIAや，すべての教師，国連につけ回されていると確信しているかもしれないが，妄想内容は，彼らのなかで起きていることと関係なく存在する。

この説明を基盤とする遠近法によって，つまり妄想内容ではなくあくまで行動や体験の形式に焦点を絞ることで診断が可能になるのだ。診断の理由，おおよその予後，効果的な治療が明確になるからである。これによって，疾患の分類，遺伝の影響，脳の機能不全との関連性，治療といった精神疾患の本質に関する重要な知見が得られる。

さて，ヴァン・ゴッホに話題を戻し，臨床家がどのように理解や説明を使うかをみてみよう。ゴッホを取り上げるのは，彼が偉大な画家であるというだけではなく，彼が書いた手紙や周りの人の詳細な記録が残っているからである。ゴッホの人生の出来事を年表に表してみよう。

ゴッホの人生

ゴッホは，厳格な牧師の父のもとにオランダの中級家庭に育った。母親は執筆や絵を描くことに長けた強い女性であった。家系に聖職者と美術商が多く見られる。また，家系図には精神疾患が多くみられる。ゴッホの同名の叔父ヴィンセントは，神経症に悩まされ，しばしば南部へ療養に出かけた。母親の家系にはてんかんがみられる。

ゴッホの生活歴

年齢	年	出　来　事
	1853	3月30日　オランダのズンデルトで誕生。1年前の同じ日，母親は男児（同じくヴィンセントと名付けられる）を死産
11	1864	10月　寄宿舎付き学校へ入学
13	1866	9月　新しい学校に入学
16	1869	3月　学校を終了，帰宅する 7月　ヘーグへ移動し，美術商共同経営者である叔父ヴィンセントの計らいで美術商に弟子入り

年齢	年	出　来　事
20	1873	1月　ブリュッセル支店に転勤，6月　ロンドン支店に転勤
21	1874	6月　ユージーン・ロイヤーに結婚を申し込むが，断られる 　　　美術に関心をなくし，宗教にのめり込む
23	1876	3月　業績不振を理由に解雇される 4月　英国ラムズゲートの小さな学校で教職に就く 7月　英国アイルワースでメソジスト牧師の助手となる 12月　牧師を目指しオランダに戻る
24	1877	1月　ドルトレヒトの本屋で働く 5月　アムステルダムに移り，大学神学部入学に向けて勉強
25	1878	7月　勉強を断念しキリスト教学校に入学。3か月後に退学
26	1879	1月　ベルギーの貧しい鉱山地区で無資格の牧師となる 7月　迷惑行為を理由に解雇：浮浪者となり，自分自身を「のけ者」と 　　　みなす
27	1880	8月　画家になる決意 10月　ブリュッセルに住み，絵を描くことを主とする
28	1881	4月　実家に戻る 8月　未亡人のいとこキー・ボスから拒絶される 12月　家を出てザ・ヘーグに移り，いとこと同居するが，いとことの関 　　　係が悪化
29	1882	4月　アル中で妊婦でもある売春婦シエンと出会い同棲生活を始め，シ 　　　エンとその子どもに尽くす 7月　油絵を描き始める
30	1883	9月　シエンと不仲になり，意図的に放浪 12月　実家に戻り2年ほど留まるが，家族との関係は緊迫が続く。ある 　　　女性と悲惨な関係をもち，彼女の自殺未遂で終わる。絵画に励む
32	1885	3月　父死去 11月　アントワープへ移転
33	1886	1月　アントワープ美術アカデミーに学生として登録 3月　アカデミーを退学，パリへ移転し弟のテオ（美術商）と2年同 　　　居。ゴーギャンやトゥールーズ・ロートレックなどの画家と交際， 　　　大酒を飲む
35	1888	2月20日　プロヴァンスのアルルに移転 9月20日　ゴーギャンが訪問するが緊迫した関係となる

年齢	年	出　来　事
		12月23日　自身の耳を切除してシエンに託す。翌日病院に入院して2週間の入院をする
36	1889	1月21日　友人で郵便配達をするローリンがマルセイユ転勤 精神疾患再発，再入院：2月4日から19日と2月26日から4月中旬 3月19日　隣人から危険で異常な人物だと告発され，市当局に受理され，病院内留置所に拘束される 4月　テオ結婚，直後ヨハンナ妊娠 5月8日　精神科病院に自主入院，1年の入院生活
37	1890	2月1日　テオに男児誕生，ヴィンセントと命名 5月21日　絵画に特別な関心をもつ医師ガシェの観察下，パリ北部オーヴェル・シュル・オワーズへ転居 7月27日　ヴィンセントは自分を銃で撃ち，2日後に死亡 テオ，6か月後に慢性腎疾患で死亡

　ゴッホの子ども時代については多くの矛盾がみられ，目立たない子どもだったという説もあれば，「ほかの子どもとは違う」様子で，家族と疎遠で孤独だったという説もある。彼は自然に魅了され，短期間だったが村の学校に通った。11歳から16歳まで寄宿舎付きの学校で教育を受けた。成績は普通だったが，読書家で言語の才能があった。

　素晴らしいコネをもっていたが，経歴は常軌を逸していた。裕福な叔父の世話で美術商見習いとなり，叔父の看板を受け継ぐのは明らかだったが，下宿先の娘に振られた後，興味をなくし宗教にのめり込んだ。アムステルダムで神学を勉強して宗教家になろうとしたが，彼の挑発的な態度が原因で失敗に終わった。それでもベルギーの貧困地区の無資格牧師としての任命を受けたが，極端な自己主張で解雇となった。1年ほど惨めで孤独な生活を過ごした後，画家になると宣言して2年ほど両親の家に戻り，弟のテオと一緒に暮らした。(テオは叔父のように美術商となり成功していた。)ゴッホの唯一緊密な関係は弟だけであったが，それも時には緊迫した。2人は手紙の交換を頻繁に続け，1886年にはゴッホは経済的にテオに頼りきるようになった。その後，ゴッホはプロヴァンスのアルルに移り，最後にパリの北部オーヴェル・シュル・オワーズへ転居した。

　ゴッホは4人の女性と重要な関係をもったが，すべて屈辱の結末となった。ロ

ヴィンセント・ヴァン・ゴッホの系図

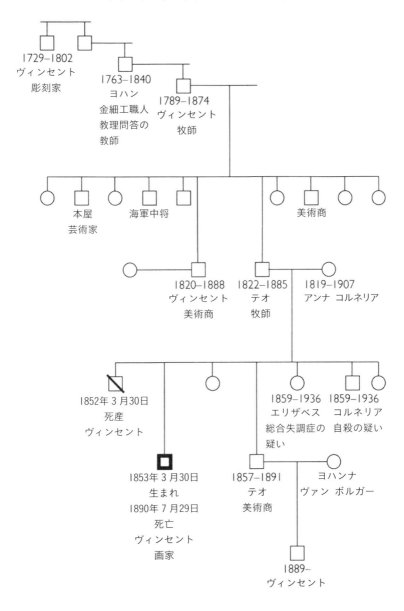

ンドンでは，情熱をもって結婚を申し込んだユージーン・ロイヤーは既に婚約者
がおりゴッホの申し出を断った。未亡人のいとこキー・ボスに惚れたが彼女にも
断られ，執拗に迫ったため家族の間に気まずさが残った。翌年，未婚で妊娠を
している売春婦のシエンと関係を結んだ。シエンはすでに 5 歳の女児の母親でも
あった。ゴッホはシエンの面倒をよくみたが，彼女は昔の習慣に戻ってしまい
ゴッホは去らざるを得なくなった。そして最後に10歳年上の未婚女性に夢中にな
るが，彼女の家族は猛反対をした。この女性は危機的状況のなかで自殺未遂を図
り，療養所に送られた。

　そのほかの関係もすべてうまくいかず，特にアルルでのポール・ゴーギャンと
の関係が最も決定的なものだった。2 人の関係は緊迫したもので，ゴーギャンが
去ったことで最高潮になった。ゴッホはひどく荒れ，自分は醜く荒っぽく（皮膚
はイノシシのように分厚い），自堕落だと批判した。「道徳的なエネルギーを消耗
するひどい落胆を感じる。運命は愛情に障壁を作り嫌悪感が押し寄せ息が詰まり
そうだ」「私は恐ろしい檻に閉じ込められた囚人だ」とゴッホは記している。

　その一方ゴッホは，時には非常にエネルギッシュでもあった。ゴッホは「感情
は時折非常に強くなり，全く意識せずに仕事に没頭できる」「絵のアイディアが
次から次に湧いてくる」「まるで機関車のように絵を描き続ける」「私には時に気
分高揚が起きる，そうなると突き詰めることができる」。しかしエネルギーの爆
発の後にはメランコリーが彼を襲った。そうなるとゴッホは身なりも構わなく
なった。時には寒さのなかで眠り，しばしば食べることすら怠った。そして大酒
を飲んだ。「嵐がひどくなったら，もっと飲んで気絶すれば嵐も聞こえないだろ
う」と。

ゴッホの病歴

　1882年，淋病のため 3 週間の入院を要した。1886年には梅毒に罹患した可能性
もある。時には，胃腸系の問題や食欲不振，めまい，頭痛を訴えた。

　1889年12月24日から翌1890年 4 月中旬までに，少なくとも 7 回の重度の精神的
不調のエピソードがある。最初はアルルでゴーギャンとの関係が険悪になった
後，ゴッホは左の耳の一部を切り取りシエンに託した。エピソードは突発的に始

まり，混乱，まとまりのない発話，恐ろしい幻覚，宗教的な妄想，被毒妄想など
を伴う。挑発的とまではいかないが攻撃的になる。また自分の絵を食べようとし
たり，ガソリンを飲もうとした。こういった行動をゴッホは後に「計りしれない
ほど恐ろしい経験」と話し，再発を考えるたびに「恐怖と狂気の恐れ」に悩まさ
れた。「説明できないような苦しみ」のために，何時間も一か所に座ったままで
いる事も多かった。1年ほど精神科病院に自主入院したが，病院でも絵は描き続
けた。そして37歳で自殺した。

ゴッホの人生を理解するには

　ゴッホの変わった行動はそれなりに理解できるかもしれないが，その原因を探
索すればよりいっそうわかるだろう。注目すべきは，ゴッホの気分障害や，自身
の耳の一部を切り取るという行動，精神病エピソード，そして最後の自殺であろ
う。

　まずゴッホの気分から探ろう。20歳の頃からゴッホは抑うつ状態と興奮からな
る気分変動に悩まされている。さまざまな心理学的解釈によりこの気分変動は説
明できる。伝記作家の一人は，ゴッホが生まれる1年前の同じ誕生日に同名をも
つ兄が死産したことが鍵だという。母親は悲しみに暮れ，新たに生まれたゴッホ
には愛情を注ぐこともできなかった。兄の墓は家のすぐ隣にあり，それを毎日見
て過ごした。母のなかで理想化された死産の兄と競うようになり，母は自分への
愛を拒み，自分は愛されていない，そして愛されるべき者ではないと感じるよう
になった。そしてこの感情は後に，うまくいかなかった恋愛関係に反映し，また
強化されるようになった。恋愛関係がうまくいかないと，うつになり，自罰的に
冷たい世の中から離れようとした。それでも親密な関係を願望し，相手に，彼が
幼児期に得られなかった無条件の愛情を強いるような，耐えられない要求をし
た。そして愛する神に救いを求めて，自己を否定して他人に尽くすことを欲する
ようになった。そうすることで，自分のように愛情を否定された人々に愛情を注
ぐことができると信じた。ゴッホが家族と疎遠となったことは，彼の手紙に母親
への優しい言葉が一言も書かれていないことが示している。

　誤解され苦労を重ね，そのうえ迫害された人々に尽くしたキリストに自分を重

ねた。キリストと自身を重ねることで，ゴッホは人類から自身を切り離し，最終的には皆から愛されると自らを慰めた。シエンとの関係は，ゴッホが自分を評価していない証拠ともみられるが，同時にシエンは彼にとってマグダラのマリアでもあった。彼のあわれみで彼女を善人に変えることができると信じた。ゴッホは父親と同じように，伝統的な教会や偽善的なパリサイ人を拒み，感情が高揚しているときは，熱狂的に神に奉仕した。最後に彼自身や家系の芸術や霊的な素因がうまく融合し，画家になる決心をした。そして夢中になり，飢え，露出，疲弊，飲酒で感覚を麻痺させ，苦痛を寄せつけないようにした。

　理解（共感）に基づいて解釈すれば，ゴッホの人格的側面から彼を理解することはできようが，しかし気分変動の激しさを説明しきれない。時に，彼は周囲のことに全く無関心で，一点を悲しそうにじっと見つめ，食べることすらやめてしまった。また時には，気持ちが興奮状態にあり，風変わりな服装をしたり，人に迷惑なほど話したり，大声で笑った。そして，聖書を同時に四つの異なる言語に翻訳するなどの奇妙な計画に没頭した。ゴッホは自身の気分を「了解できない自生的感情」と描写した。このようなとき，周囲から見て，ゴッホは変わった人から，狂気の人へと変わったのだろう。

　精神科医は，この時点で，恐らくゴッホの気分変動は生物学的なものであり，明らかな躁うつ病であろうと説明するだろう。実際ゴッホの経験や行動は精神科医から見れば典型的な躁病エピソード・うつ病エピソードである。精神疾患に罹りやすい体質は遺伝的なものだが，不幸な出来事や病弱な体質が疾患を引き起こす原因となったのは間違いない。

　ゴッホが自分の耳を切り取ったのは，おそらく最も興味をそそるエピソードである。さまざまな解釈があるが，どれ一つとして完全に説明できるものはない。精神疾患に罹患してということで説明できるだろうし，アブサン酒（精神障害と関係の深い神経毒を含んでいる）を大量に飲んでいたのも恐らく原因となったのであろう。ゴッホの栄養失調や身体を痛めつける生活も要因だろう。

　ゴッホの狂気の形式だけではなく，その発症時期や内容をみることも忘れてはならない。ゴーギャンとの関係が険悪になった頃には，彼の精神状態はすでに危うくなっていた。天候は悪く，2人は否応無しに室内で窮屈な生活を強いられ

た。彼にとってクリスマスは常に危険だったが、同時にゴッホはその時既にテオの結婚が近いことを、感じていたのかもしれない。テオからの支援が唯一の救いであったが、それがなくなることを恐れた。発病の直前、ゴッホはゴーギャンと口論をして、アブサン酒の入ったグラスをゴーギャンに向かって投げた。カミソリでゴーギャンを脅したという情報もある。ほかの多くの友人と同じく、ゴーギャンもまた「自分を裏切った」と信じた。しかしゴッホは罪悪感から怒りを内に閉じ込め、自らを傷つけたのである。

　ではどうして耳を切り売春婦に託したのだろうか。いくつかの納得できる説明がある。アルルで人気の闘牛では、闘牛士が勝利の証に牛の耳を、お気に入りの女性に送るのが習わしだった。また、その当時、売春婦を殺害して身体を（しばしば耳を）切り裂いた「切り裂きジャック」の記事が、新聞をにぎわしていた。あるいは、当時ゴッホはゲッセマネ庭園のキリストの話に没入し、それをテーマに2枚の絵を描いたが、恐怖のあまりその絵を破ってしまったという。この話のテーマはキリストへの裏切りであり、このなかでペドロは、キリストを捕らえにきた長老の召使いマルコスの耳を切り取るのだ。

精神病の原因

　狂乱状態に陥った頃のゴッホの人生には、いくつかの深刻なストレスの原因となるものが考えられる。一つには、テオからの支援が途絶える恐れがある。1889年の1月から4月の間に、婚約、結婚そして妻の妊娠と非常な早さでテオの人生も変化した。そしてゴッホはまたしても宗教に救いを求めた。ところが、彼の宗教心は、ほかの人には理解できないほど（そして、正気の時は彼自身にも理解できないほど）奇妙で、最後には自己管理もできなくなり、しばらく精神科病院で過ごすという勧めに従うことになった。精神科医は、現代の精神疾患分類に近い診察をしただろう。つまり錯乱、記憶の喪失、短期精神病エピソードの原因は脳の機能不全であり、アブサン酒も影響しただろう。

自殺

ゴッホが自殺をした時の精神状態をみてみよう。オーヴェルではいつもうつ病

に悩まされた。彼は自分自身を銃で撃つ1か月ほど前,「私の人生は根底から脅かされていて,足下は揺らいでいる」と書きとめた。彼の絵画「カラスのいる麦畑」は悪の予兆である。狂気の恐れに苦しんだが,医者を信じることができず,むしろ自分と同じように病気だと考えた。医者に対する怒りは大きく,医者はゴッホがピストルを自分に向けるのではないかと恐れたこともあった。

テオを失う恐れもより深刻になった。テオは1児をもうけ,子どもをヴィンセントと名付け,それが事態をさらに悪化させたうえに,不運にもその子どもは病気となった。テオの健康は衰え,そのうえ経済的に苦しくなり,仕事を辞めることも考えていた。ゴッホは何度もテオに,オーヴェルで休暇をとるよう勧めたが,その度にテオは断った。ゴッホは,自分が「生きるか死ぬか」はテオの支援次第だと言いながらも,テオに対するうらみをうまく表現できず,憤りを内に秘めた。

このころゴッホの描いた絵が初めて評価された。賞賛は,普通は喜ばしいことであるのに,ゴッホのような人には不安のもととなる。ゴッホは「賞賛の記事を読んだ時,私は悲壮感に浸った。というのは,私はこういう状態でなければ成功できないのだと思えて,劣等感を抱いた」としている。自責感で自分の成功を喜べず,むしろ大きな精神的負担となった。

理解と説明を組み合わせる

ゴッホの例から理解という遠近法には限界があることは明らかだ。精神科医は当事者の言説を理解しようとするが,理解を超えた言説には途方に暮れるしかない。そうなると,当事者の体験に意味は見出せず,狂気であり,精神疾患の領域に入っていると認めざるを得ない。

理解という遠近法にはさらなる限界がある。特定の説明や解釈が必ずしも正しいと証明することができないし,またそれぞれの解釈によって強調される要素が異なる。例えばゴッホの場合,一つの解釈は彼のテオに対する心理的な依存に重点を置き,ほかの解釈では彼の宗教的な信念に重点を置くのである。穏健な解釈とは,単なるお話であってはならず,事実関係に基づいて批判的吟味に堪え得るものでなければならない。説得的な解釈とは,すべての検証に耐え,ほかの解釈

に勝るものである。

　そして新たな情報が得られたら解釈は修正される。新たな情報により，過去にはわからなかった行動や経験の意味が明らかになる。理解が深まり，それぞれのつながりの意味もわかる。臨床では，理解とは対象（患者）と観察者（臨床家）の相互作用であり，それによってストーリーが形作られる。しかし観察者が対象のなかに自ら見たいもの，例えば自分にとって望ましい心理学的ストーリー，などを見出してしまうというリスクもあろう。

　理解という遠近法は一般法則に至らないし，したがって予測には役立たない。同じような経験をする人々はだいたい同じような意味を見出すだろうが，個人差は常にあるし，極めて大きい場合もあるのだから。

説 明 の 限 界

　自然科学の方法は精神医学に大きく貢献し，今後も神経科学の分野にみられるような急激な進歩をもたらすだろう。科学的方法によってのみ本当の知識が得られるとか，精神医学によっていつの日かすべての因果関係が解明されるだろうと述べる人がいるように，この方法は特に熱心な人々に過大評価されがちである。

　この方法は苦境にある人々にとって，心理学用語や心理学的方法を使った方が置かれている立場を周囲によく理解してもらえるという点で重要かもしれない（例えば，大切な人を亡くした悲しみ）。明らかに精神疾患に悩まされている人でも，因果関係の説明は病気を理解するのにわかりやすく，その人と接するときは，その人を医学の対象としてではなく一人の人間としてとらえる。病気のためにどのような経験をしているのかを知ることは，その人を理解するために必要なことだ。たとえ最も重要な治療が薬の処方であっても，それを守るか否かは患者と臨床家の関係性に影響される。疾患によって患者や家族が被る影響，一方で疾患からのリカバリー，これらの重要なプロセスは理解を通してなされる。

　精神療法こそは精神医学の治療の基礎であるが，二つの主体の経験の間でなされ，究極的には意味の探求である。意味とは，ある人の苦悩の意味であり，人生から苦悩が出現する仕方であり，そしてそれを緩和するには，その意味をどのように変えるのかということである。

その他の重要な遠近法を使った見方

　理解と説明のほかにもさまざまな見方が，患者の話に隠されている事実を発見するのに役立つだろう。精神分析的，多元的，家族的，文化的などの見方が広く用いられる。これらの理論的根拠と適用については，各章で触れる。

　精神分析とは無意識のなかに隠された思考，感情，記憶，そして空想のなかに横たわる意味のつながりの探求であり，患者に自由連想法を通して気づくように促すものである。典型的な精神分析志向の精神療法家は理論的概念が意味の探求を導くように仕事をする。例えば，何も意味のないような夢も，明らかな内容の先をみる必要がある。夢をみている当人が恐怖を感じないように自我の夢感知器が，フロイトが「潜在的」内容と呼んだものを巧妙に偽装してしまうからである。精神分析理論の強烈な批判として，この方法で行う解釈は正誤の証明ができず，個別のあるいは一般の精神について何ももたらさないというものがある。たしかに精神分析的概念では，定義，測定，実験のいずれもできないものの，科学を非常に教条的に考えない限りは，自我や防衛の仕組み，治療効果を科学的に研究することは可能であろう。

　次に多元的な見方とはなんだろうか。精神疾患は一般に現在あるかないかという次元でとらえられるが，この横断的な考え方は人間の二つの側面を無視しがちである。まず，人間の特定の心理状態に関してはさまざまな測定ができるということである。例えば，ゴッホの気分の変化は，もし死別や身体の病気や失業などの不幸な出来事に直面したら，私たちの多くにも生じるだろう。気が沈むからといって，必ずしもうつ病の診断にはならないのである。衝動性，依存性，移り気等の生来のパーソナリティはその人の状況への反応性を決定するものではなく，一定の幅を示す程度だ。現在問題になっていることが意味するものは，パーソナリティと生活状況の相互作用のなかで生じるので，ここでは「理解」の遠近法が妥当だろう。後の章では，さまざまな精神状態においてパーソナリティの要因が果たす役割と，そしてパーソナリティ自体が問題を起こすときの考え方をみてみよう。

　ゴッホの例のように，家族の文脈でその人を研究することは，著者の重要な仕

事であった。一定の家族構成，家庭環境で育ってきた意味を考えることは，理解の射程にある。家族機能は，家族を個人の集合としてみるのではなく，家族を一つのシステムとしてみた方がよくわかる。すなわち，お互いの接し方，例えば親対子どものような小グループの間の境界，あるいは患者の症状は家族を一体にしているか否か，世代間の行動パターンの連鎖，である。ゴッホの家族においては，同じ名前が何度も使われ，その名前が運命を暗示している。強者は弱者のために，テオがゴッホを支え，そして彼らの父親テオは彼らの伯父ヴィンセントに支えられ，というように兄弟間の関係も暗示される。

　人生の出来事をどのように経験するかは，文化的な特質が強く影響する。ゴッホのカルビン的環境が，彼の人生のいろいろな面で中心的であった。苦悩の表現，あるいは症状の現れ方も，文化によって条件付けられたり，彩られたりする。たくさんの文化のなかで，精神的苦痛を言い表すのに身体不調の語彙が用いられ，症状は精神的な形ではなく身体的なものとして現れる。症状は，たとえそれが脳の機能不全によるものでも，文化的価値を反映する。このようにして，ゴッホの妄想は，彼の社会的背景に沿った宗教的な妄想として現れた。

結論

　ある人が精神疾患になった理由を考えるとき，理解と説明の両方が重要な働きをする。これらによって，現在知られている範囲での科学的原因とともに，その人にとっての疾患の意味もわかり，臨床家は包括的に理解できる。この二つ以外の見方によって問題はさらに明確化される。

3.

精神疾患の定義と分類

　精神保健専門家は精神疾患の診断とその治療に対処するのであるが，何が精神疾患で，何がそうでないかという質問は複雑で，よく議論の対象となる。我々の多くは，人生のどこかで不安やうつの感情を経験するが，人生では多くの試練に遭遇するのだから当たり前のことであり，必ずしも臨床診断を必要としない。不快な感情のすべてが精神疾患に結びつくわけではない。しかし精神科医，精神保健専門家やカウンセラーらは，診断につながる症状がなくとも，苦痛を感じている人や，日常生活がうまくいかない人たちの相談を受け，何とか助けようとする（後でみる二つのカテゴリーの一つ，「臨床的な注意が必要となるその他の状態」や，それに含まれる宗教的またはスピリチュアルな問題，諸問題の積み重なり，人生の特定の段階にあるという問題といった漠然とした状態）。

　精神障害と，生きていれば普通に生じる問題とを区別するには，「精神障害とは心理学的現象（または傾向）であり，苦痛（不快な現象）と関連しているか，または機能不全（日常生活において，一つ以上の重要な部分での機能障害）を伴う，あるいは死または障害の危険性が大いにあるものである」という定義を使う。

　診療の場で，ほとんどの精神疾患は，一定のパターンに従った特徴，発症の仕方，経過によって定義づけられる。一方で，それぞれが独自の異なった疾患単位だという見方は，厳格過ぎる医学モデルの名残りであり，現在の精神医学では通じないという批判もある。科学的根拠がより確固としたものになれば状況も変わるのかもしれないが，現状ではこのような見方はほとんど当てはまらないだろう。

036 ｜ 3. 精神疾患の定義と分類

多くの専門家団体の見解は，精神疾患の診断は，考える，学ぶ，理解する，思い出す，または感じる，のいずれかに，客観的な心理的機能障害のエビデンスがある場合にのみ，確認されるというものである。異常で，型にはまらない行動は，このような心理機能障害が伴って初めて精神疾患の兆候である。英国の有名な精神医学者オーブリー・ルイス卿は「特定の心理的機能に障害がみられず，行為全体にのみ不順応性がみられたときは，疾患ではない」と表明した。

　詩人のエミリー・ディキンソンは，不適切に精神疾患と診断することの危険性を次の詩で鋭く表現した。

> 非常な狂気は明敏な目にとって──
> もっとも神に近い正気──
> 非常な正気は──まぎれもない狂気──
> ここでも，あらゆる場合と同様，
> 幅をきかせるのが多数派──
> 賛成なら──正気とされ──
> 反対すれば──立ち所に危険人物とされて──
> 鉄の鎖に繋がれる──[★]

　19世紀半ばのブラック・アメリカにも適切な描写がある。「黒人の疾病および身体の特性」でアラバマ出身の精神科医サミュエル・カートライトは，奴隷の精神疾患二つを紹介し，ギリシャ語の名前をつけた。ドラペトマニアの主な特徴は，奴隷の身から逃げ出したいという願望で，この症状を防ぐには，奴隷を優しく人道的に扱う方がよいとした。しかし，それでも効き目のない時には鞭で打つ。ジセステジア・アイティオピスまたは悪党根性とも呼ばれる疾患は，黒人奴隷の怠惰，無為，盗み，破壊を指す。この症状は，白人の監督下に置かれていない自由の身の黒人に一層よくみられるとした。

　不順応者の何が精神疾患で，何がそうでないかという問題は，精神科医として

★　中村孝雄訳『エミリ・ディキンスン詩集』松柏社，1986，102.

の著者にも重大な問題であった。報道によると1970年代初めに旧ソビエト連邦の政治的・宗教的反体制派の人や人権活動家の多くは，精神疾患のレッテルを貼られ，考えを改めるまで牢獄に留置されたという。当時の有名な反体制派のピョートル・グリゴレンコがよい例で，彼は公然とある少数グループの人権を支持した。赤軍の将軍がこのような裏切り行為に出るのは，旧ソビエト政府にとっては大きな打撃であった。国家政府は，将軍の精神状態が不安定で混乱しているため，緊急に治療が必要であると決定した。著者は，個人的に何人かの反体制派の人に会ったが，優れているうえに常識的な人々であった。彼らの精神状態はごく正常で，過酷な刑罰の可能性があるにもかかわらず，信念と勇気から人権活動家を支持しているのだった。

　このような医学のパロディーは，どこから発生したのだろうか。当時のソビエトの精神医学界は完全なるヒエラルキー制度から成り，政界の管理部の要求に合わせるごく少数の精神科医が力をもっていた。精神疾患に対する見解，特に精神病に関しては，あまりにも幅広い解釈が適用され，専門家でしか認識されないようなほんの微妙な心理の変化ですら，エビデンスとして解釈された。ものぐさ統合失調症（sluggish schizophrenia）は，旧ソビエト連邦の作り出した独特のものである。カフカ風に解釈すると，40年余りにわたって何千人もの反体制派の人が，革新主義という妄想をもっているとして病気とされた。このような精神医学の悪用に関して書くならば，それだけで1章設ける必要があるだろう。関心のある読者には，著者がソビエト連邦の政治専門家ピーター・レッダウェイと共著した『政治と精神医学──ソヴェトの場合』（1977年）を勧める。この本では表題が示すように当時の慣例を描写し分析した。

　あるいは反精神医学として知られる精神疾患の社会学的モデルでは，精神疾患というものがそもそも存在しないのではないかという疑問を呈し，精神医学とは単に社会の仕組みに過ぎない（精神科医は社会の代理人に過ぎない）と主張するまでに至った。それによると精神疾患の診断は，社会をコントロールするために行われる。この運動の主導者である精神科医R. D. レインは，「体制派の精神医学で診断された人びとは排除され，その結果として症状が現れている。つまり異常なのは社会だ」と唱えた。

ほとんどの精神科医はこの過激な考えに反対である。しかし，レインと英国の彼の賛同者や米国のトーマス・サスによって，精神科医の社会における役割の複雑さや，誰のために働くかという倫理的難問について，我々が再考させられたのも事実である。私たちは反精神医学の代わりに生物・心理・社会的アプローチによって精神疾患を広い視野からみることを支持した。これが本書の基礎でもあり，症状だけをみるのではなく，患者の心理的，社会的な要素もすべて包含してみるものである。

診断分類はなぜ必要か

精神疾患の定義づけに伴う問題や，診断名が誤用される可能性，また人間を無理やり分類すること等問題はあるが，分類の試みは非常に重要なものである。ほかの医学と同様，疾患を類似点と相違点とでグループ化する。分類は次のような理由から，患者と精神科医の両者に非常に重要である。

・精神保健専門家間，および精神保健専門家と患者と家族の間のコミュニケーションを効果的にする。
・精神疾患のアウトカム研究の体制を作り，患者や家族に今後の経過の見通しを伝える。
・治療の効果が予測でき，患者と家族に特定の治療法を選択した理由を説明する。
・精神疾患の原因究明の科学的研究を促進する，それにより患者を救う治療の研究も促進される。

身体疾患の場合は精神医学より比較的分類が容易である。というのは，すでにわかっている原因や，原因らしいものに基づいて疾患を同定し分類ができるからである。例をあげると，心臓発作の場合，まず，最初の診断は，突然胸に痛みが走り，脂汗をかき，吐気を伴うといった典型的なパターンの症状に基づいてなされ，その後，心電図や血液中の一定の酵素の急増を測定して確認できる。精神医学の場合，多くの症状の原因は明らかになっておらず，客観的な検査方法もないので「症候群」（ギリシャ語で「共に走る」という意味）を構成する臨床的な特徴をもつ一群を基に分類される。

治療を求める人の訴え（症状と呼ぶ）は，痛みや息切れや動悸のような身体的なものであったり，悲しい気持ちや，侵入的思考といった心理学的なものであったりする。臨床所見は徴候としてとらえるが，それは心拍数の異常のような身体的なものや，場所の失見当のような異常な精神状態もある。一連の症状や徴候から症候群を作れば，経過が予想でき，一定の治療の効果も予想できる。こうして症候群に名前がつけられ，分類システムに組み込まれる。

　従来，分類は異なるカテゴリー間で重複しないように作られてきたが，一人の人が複数の診断名を患っている場合も多く，それぞれの診断名に臨床像が重なる場合もあるので，実際難しいものである。よくみられる重複例に，うつと不安があげられる。

　広く使用されている精神疾患分類は二つあり，一つはWHOの「国際疾病分類」の第10版（1992年）で，ICD-10のことである。もう一つは，米国精神医学会（APA）出版の「精神疾患の診断・統計マニュアル」で，現在DSM-5（2013年）が最新版である。両者の作成過程では，何を入れ除外するか，一つの診断名グループのもとに何をまとめるか，またその下の小グループ分けをどのようにするかなど，さまざまな組み合わせが検討された。例えば自閉症とアスペルガーに関して，全く異なるものか，または同じ基礎疾患の変形なのかという討論は，現在でも引き続き行われている。両者の原因が発見されていないので，確信はもてない。また摂食障害でも臨床症候群の多くが，神経性食思不振症，神経性過食症の二つの主な障害に当てはまらず，「特定不能の」のグループに入っている。その他多くの症例が，分類にグループ入りするのか，または分割すべきか，という難題になっている。これは分類の過程が，診断の基になるものが原因ではなく，症候群に依存していることから起こる問題である。

　分類を改訂する必要があるもう一つの理由は，精神医学診断が，程度の差はあるが，社会的概念であるからである。明確な例が同性愛で，これは従来ICDでもDSMでも性的逸脱として列挙されたが，米国で1960年代半ばに起こった人権運動で際立った批判を受けた。1973年米国精神医学会は，当然のことながら，社会の意見が性の表現の自由を認める方へと大きく移行したことに影響されて，本件を会員たちの投票で決定することにした。投票結果は予想通りで，同性愛は精神

疾患ではなくなった。その代わりに「性的指向に固執して著しく悩む」という新しい診断が作られた。ICDも同じような修正をして，特定の性的指向からくる心理的な問題とした。そこでこの問題は終わったかのようにみえたが，今度は米国心理学会が宗教的保守派からの圧力に対して，性的指向を変えようとするいわゆる修復療法に反対を表明する必要性にせまられた。15万人の会員からなるこの学会は，このような治療に「明確な科学的根拠」はなく，同性愛は性的特質の正常変異であるという結論を出した。

同時期，皮肉にも新たなセックス嗜癖と呼ばれる性的障害が検討されていた。1997年にはセックス嗜癖の自助グループが発足した。異常性欲症を何人かの権威者が提案し，衝動強迫的な性的行為のため，家族や友人から離れて行く人びとを対象とした。

また従来の依存症とは全く異なる形の依存症もインターネット時代の到来と同時に現れている。有害なインターネット使用（PIU：電子メディアの病的な使用）という名称が，専門家たちによって提案されている。これは，インターネット使用の衝動を抑えられず，結果的に社会的な義務や，その他の重要な義務を怠るようになるものだ。インターネット依存度という尺度が開発され，これを用いた調査では全人口の1％が依存症で，5％がリスクの高いグループに入ると判明した。この依存症が実際に存在するのかどうか合意に達していないにもかかわらず，さまざまな治療薬や心理療法がPIUに提案されている。

新しい形の精神疾患の最後の例は，非常に興味深く理解に苦しむものである。この症状には名前がないが，長期間継続して（子どもの頃から，または思春期早期から），手足の一部を切断する必要に迫られるのである。典型的には中年の男性にみられ，全く異常のない健康な手足を切断してくれる外科医を探し求める。妄想とは違い，本人たちはそれが全く異常な要求であることも承知しているが，本当の自分になるためには切断が必要と信じている。切断後，彼らは満足し，初めて気分もよくなる。当然，外科医たちはこの要請を受けようとはしないので，そうなると自分自身で切断を試みる。精神療法や治療薬は何ら手助けにならない。著者は40年ほど精神科医として患者を診ているが，数年前に初めてこの種の患者に出会った。この患者の場合，自分の希望が叶い，初めて幸福の絶頂を経験

した。彼を理解するのは不可能だが，彼が完治したことは明白である。

　ICD-10の基盤は，1885年のアントワープで開催された精神医療世界会議に遡る。ここで作業部会が設定され，世界各国の精神医学会が使用できる分類を開発することが提案された。これは画期的な一歩だった。それ以前は，この分野で影響力の大きい指導者の考え方が診断システムとされていたからだ。続く1889年の世界会議では11分類が採択された。1955年度のICD第7版出版後，WHOは英国シェフィールド大学のアーウイン・ステンゲル精神医学教授を招聘し，国際的な診断システムの原則を作成するよう依頼し，ステンゲル教授の報告がその後のICD各版の基盤となった。

　各精神科医がさまざまな違った診断をするのは事実だが，これは各人が精神疾患の診断の際に異なる理論を適用することから起こる（前述した旧ソビエトの例のように）。こういった状況への不満から，APAは1970年代半ばに新しい取り組みを行い，三つの革新的な事が起きた。一つ目は，疾患の診断分類を，考えられる原因からではなく，観察を通して得た臨床像によって行うこと（心的外傷後ストレス障害と急性ストレス障害を除く）。二つ目は，精神科医たちの間での診断の合意を促すために診断基準を明示すること。三つ目は身体的症状の有無，生活上のストレス原因，患者の精神的な機能と社会的機能の定量的推定等を含む5軸制度の使用（第5版では最後の要件が削除された）。

　明示的な診断基準のよい例として，統合失調症の診断を取り上げよう。診断には，患者が五つの臨床像の内二つ以上の症状に，1か月以上悩まされていて（幻覚，まとまらない考え等），加えて社会や職場での機能障害を有していることが必要である。薬剤性の精神病状態のようないくつか似たような病態は，除外されねばならない。このように明確化することで，より多くの精神科医の同意を得ることができるが，科学的に強固とは限らない。またこの方法は，患者の状態がある特定の状況によって起きているのかそうでないのかを決める必要がある。あるいは，明示された全症状に当てはまらないが，精神的に悩んでおり，専門家の助けを必要とする患者の場合はどうであろう？　また一つの診断要件のうちいくつかの症状を有しているが，ほかの診断要件も満たしている人は，どうであろう？　この人は二つの精神疾患を患っているのだろうか？

正確な診断をするにあたって我々が直面する難題すべてにDSMが答えをもっているわけではないが，研究を行う場合や同業者同士が話し合いをする際，少なくとも同じ言語を使用することを可能にするので，DSMは必要だ。

精神疾患の中核群

二つの主要な診断分類制度には，いくつかの中核的な精神疾患がある。中核群は有用だが，悩んでいる人それぞれの複雑な臨床像や個別性をきちんと扱えないことは認識するべきだ。ICDとDSMにはグループ分けの異なるところもあり，用語も多くのところで異なる。

本書では，WHOの公式の診断分類であり，広く一般に使われているICDを使用するが，特殊な症状にふれる章では，ICDおよびDSM両方を参考にする。ICD-10では10の主要なグループに分けられ，それぞれはさらに細分化されている。例えば，第1ブロック（F0）は器質性精神障害であるが，アルツハイマー病，血管性認知症，その他の認知症，せん妄，脳の損傷によるその他の精神障害，脳の疾患・損傷による人格および行動の障害を含む。

ここに10のグループに関する簡単な説明を示し，それぞれの詳細はそれぞれの章で取り上げよう。

〈器質性精神障害〉

これは脳に直接（外傷，脳梗塞，アルツハイマー病など）もしくは身体全体の間接的な影響（肝不全，甲状腺機能低下症など）による同定可能な身体的プロセスであって，心理状態や行動に影響が生じるものである。アルコール離脱のせん妄のように原因が明確であるものや，アルツハイマー病のように少なくとも現時点では詳細な原因が不明のものがある。

〈薬物乱用（処方薬あるいは違法薬物）〉

脳が直接に影響を受けてさまざまな精神状態を呈する。アルコールは確かに世界中でもっともありふれた例である。ほかに広く乱用されている薬物はベンゾジアゼピン，マリファナ，アンフェタミンである。それらの効果は短期の可逆的なものから，永続的な記憶の喪失や高次の精神機能の障害まである。

〈統合失調症および関連する妄想性障害〉

これらは古典的な精神病であるが，精神病（psychosis）という言葉には長い歴史と多くの意味がある。実際，精神機能が障害され，現実とのかかわりを維持できなくなり，その結果として日常生活の要求に応えられなくなることを意味する。統合失調症では，思考，認知，情緒的な状態が著しく障害され，自我が分裂する（スキゾフレニアの語源はこころの分裂である）。妄想性障害の主要な特徴は，奇妙な，非現実的な思考や，迫害されている，追跡されているという確信である。

〈気分障害〉

基本的な障害は大きな気分の変化，うつまたは発揚（躁）である。思考の異常（うつ病における不適切な悲観的な見方，躁病での抑えのきかない楽観主義）や活動のレベル（うつ病の無気力や，躁病の精神的・身体的なエネルギーの過剰）のようなさまざまな症状がみられる。

〈神経症性障害〉

「精神病」のように，「神経症」という言葉は曖昧さに包まれている。実際，米国精神医学会は疾患分類から外している。もともとは19世紀前半のスコットランドの神経学者ウィリアム・カレンが，心理的なものによる神経症に言及したのが最初だが，幅広く（しばしば安易に）適用されたため意味のない言葉になってしまった。ICD-10では，恐怖症，パニック，全般性不安，強迫性障害を含む不安状態，大きなトラウマ（たとえば拷問やレイプ）のような重大なストレスに関連したもの，心理学的要因による身体的障害（カレンの最初のグループ）を含む。

〈生理的障害に関連した行動症候群〉

これらは，食，睡眠，性という基本的な生物学的機能をカバーする。これらは心理的な要因の結果としてさまざまな問題を生じる。もっとも明確なものは神経性食思不振症である。身体的な原因がないにもかかわらず，食思不振と体重減少によって，餓死に至るまでになってしまう。早漏や無オルガスム症などの性機能不全も含まれる。

〈成人の人格および行動の障害〉

これらの障害のある人々は，個人的および社会的状況の幅広い範囲にわたっ

て根深くて持続的な柔軟性のない行動パターンをもつ。彼らは同じ文化に属するほかの人々とは明らかに違った認知，思考，感情そして対人関係をもつ。これらのパターンは変わることがなく，苦痛の感じ方や人間関係の問題を含めた心理的機能の多くの局面を支配している。これらの障害の人々の特性は，我々すべてがある程度はあるものだが，有害な結果につながっているうえに，長期に続く場合は「パーソナリティ障害」という言葉（私は使用したくないので10章では「問題のあるパーソナリティ」と言い換えている）が使われる。病的賭博，病的窃盗，放火癖のような診断に至るレベルのパーソナリティの変化をいう。

〈精神遅滞（知的障害）〉

　　心の発達が長期に不完全なままで止まっている状態をいう。思考，論理，言語などの領域が軽度から重度に障害され，社会的機能はその結果である。わかりやすい例として，遺伝性の染色体異常であるダウン症があげられる（知的障害は本書の射程外である）。

〈心理的発達の障害と小児期の行動および情緒の障害〉

　　これらは幼児期と思春期に出現する二つの主要な状態に分けられる。前者は特定領域の障害（読字，書字，言語など）あるいは全般的な障害（自閉症など）に分けられる。後者は，行為障害，情緒障害（社会不安など），チック（トゥレット障害）や情緒と行動障害の混合型などを含むごた混ぜである。

診断分類の使用法

ジルの例は，ICD分類の有用性をはっきりと示す。

　　28歳の女性ジルが女性の友人に付き添われて病院の救急部を訪れました。彼女の両手首には浅い切り傷がありました。ジルは３日ほど前にボーイフレンドと口論となり，その後眠れず仕事にも行けないほど感情的になってしまったのです。そのうえ，口論してからボーイフレンドからの連絡がなく，友人に自殺をすると電話してきたので，慌てた友人はジルに病院に行くよう

諭して同伴してきたのです。ジルは「過去何年かにわたってしばしば抑うつ気分になります。一回なると数時間続きます。ボーイフレンドや家族との葛藤があり，状態が悪化していました」と話しました。自分は感情的な性格である，と言いますが，不眠や食思不振，体重減少の経験は全く無いとのことです。また彼女の人間関係は，けんかや自殺関連行動を含む激しい行為でいつも終わっていました。

　最初，ジルは泣いていましたが，しばらくすると，生き生きとした，ジェスチャーまじりの話振りになりました。まるで劇を演じているかのような話振りで，自身の苦痛を印象づけようとするかのような話し方でした。ジルは自身のことを，友だちができやすく，人好きな性格であると話します。ところが，彼女の友人関係は深いものがなく長続きしません。ほかの人たちは彼女を，あまり気がきかない未熟な人とみています。彼女は，女性より男性と仲良くなりやすいし，女性は皆自分のボーイフレンドの注意を引こうとするライバルだ，と思うのです。

　精神科医は彼女の診断にあたり，彼女が病院に連れて来られた理由を考え，パーソナリティ障害を検討します。ジル自身，過去何年間もたびたび抑うつ気分を感じたと訴えますが，それは長く続きませんし，食思不振や体重減少，中途覚醒等の臨床的なうつ病の特徴はみられません。同じように彼女は気分障害の条件にも当てはまりません。

　ボーイフレンドとの口論から自傷行為につながり，その後嘆いて3日間仕事に行けなかった等から考慮して，神経症性障害およびストレス関連障害のブロック内の適応障害を示しますし，より細かくは短期抑うつ反応と診断できます。

　ジルの行動パターンや人間関係からは，確実な診断を下すには情報が十分ではありませんが，パーソナリティ障害（恐らく傷つきやすい，注目されたい，自己中心的といった特性をもつ演技性パーソナリティ）が考えられます。これには長期的で特殊な精神療法が必要となることもあり，精神科医は

この診断を容易に下しません。

　実際にはセラピストが適応障害としてカウンセリングを始めました。そして同時に表面化していない性格の特徴の評価も組み入れました。カウンセリングを続けていくにつれて，ジルとセラピストは，ジルの性格のなかに人との緊密な関係や一般的な関係を難しいものにしてしまう要素があることに気づきました。そこで，セラピストは長期的な精神療法の必要性について説明して，ジルの同意を得ました。

　ジルの話は，精神保健専門家がどのように患者の状態の評価をしつつ同時に治療するのか，わかりやすくみせてくれる。

4.

その人を理解する

　毎日の診察の基本をなすのは臨床インタビューである。その目的は，患者の話を聞いて精神状態を診察し診断に至ることであるが，患者を一人の人間として理解し，患者がその時，どうして助けを求めているのか，その理由を見つけることも重要だ。患者との信頼関係を作り上げる際にも，インタビューは非常に重要な役割を果たし，その信頼関係のうえで初めて治療がうまく進むのである。この信頼関係の核は，まず患者が助けて欲しいと願うこと，問題を共有する機会がもてること，そして確かな助言ができることである。

　患者の尊厳を大切にすることは医学においてもっとも重要なことだが，特に精神疾患に悩む人たちは，社会のスティグマや無力化されることに非常に敏感である。患者の自律性尊重の問題に直面する場合も多くある。例えば，告知に基づく同意が困難な場合，すなわち本人にとって最善であるものを選べない場合である（自殺念慮のあるうつ状態など）。守秘も患者と精神科医の間で，最も重要な要素である。ヒポクラテスの誓いは「医に関すると否とにかかわらず，他人の生活についての秘密を守る」と強調する。患者の個人的情報が打ち明けられるので，秘密厳守は非常に重要である。守秘は必ずしも絶対的なものではないが，患者の利益とほかの人々の安全と利益を保護する目的でのみ，不履行が認められる。

　患者はインタビューを受ける際，特に脆弱な状態にあるときは，羞恥や屈辱を受けることを恐れて当惑しているかもしれない。その場合は機転をきかせて受容的態度を示すことで信頼を得るようにする。性急なインタビューでは繊細な話は難しいが，常にいい状態でインタビューできるわけではないのだから，どのような状況でも最善を尽くすべきだ。場所が不適切であったり（例えば，病院の救急

部），また人手が足りない場合もある。

インタビューでは，まず始めに目的を説明する。そして患者の話を親身になって聞き，その間に患者の態度や情緒的な反応を観察する。明らかに聞き役に回るので患者は不安かもしれないが，インタビューの過程は活動的なものである。常に患者の話に用心深く聞き入り，質問をしていないときでも患者に気を配り，患者の話が進むような戦略を用いる。インタビュー時に「もう少し詳しく話してください」とか「そして？」と口を挟むのがよい例である。また，聞いているということを表わすには，うなずく，関心を示す表現をするなどの態度で患者の話を促すこともできる。患者のいろいろな面を探るため，まず間接的な質問をして，次に患者の答えをより明確にするために，より深く進んだ質問をする。患者の話を聞きながら，その人の背景の事情を理解しようとする。例えば，初めての子どもの出産後の母親が直面している問題と，妻を亡くして間もない高齢の男性の抱える問題とは，言うまでもなく全く異なる。

インタビューのなかには非常に気を遣う要素もある。例えば性的経験に関する質問をするときには，かなりの気を遣う。人々は，罪悪感と羞恥心から婚外交渉やホモセクシュアル関係，性的夢想，性的不能等に関して話をするのをためらう。その場合，性急に聞き出す必要はなく，待つことが重要である。その他，性的虐待の経験をした人やきょうだいなどを亡くした人たちの心的外傷も，十分気を遣う必要がある。患者が泣いている場合でも，信頼による安心感があれば，患者の苦痛を認め，感情を表出するよう促すことができる。

自殺に関係のないような場合でも，ほとんどのインタビューで，自殺に関して触れる。表面的にはないかもしれないが，自己破壊の衝動は精神疾患すべてに共通して存在する。生死に関する深刻な質問であるので，慎重にそして優しく尋ねなければならない。

インタビューにはどれ一つ同じものはない。精神疾患はコミュニケーションを障害する可能性があり，それぞれの患者に適したインタビュー方法をとる。微妙なことを，非常に詳細に説明をしないと気がすまない患者でも，我々は話の腰を折ったり途中で話を止めるようなことはしない。病気で猜疑心の強い患者は，どうしてそんなことを聞くのかと尋ねるが，できる限り明確に説明をする。また患

者にインタビューを続けてよいかどうかを尋ねることで患者が場を支配しているという気持ちを大切にできる。認知機能の障害のある患者は，精神の疲労から長時間のインタビューに耐えられないこともある。質問を明確に発音して，難聴の高齢者でも答えられるようにする。精神病の患者の場合は，患者の興奮や奇妙な態度をとることを理解すると同時に，インタビューとは関係のない思考に支配されていることも考慮した特別な技術を使う。

　価値観や文化が違うと，共通の言語がないのと同じように，コミュニケーションは障害される。その場合，患者とうまく繋がるようにインタビューの形式を変えて，患者との接点を見つける。

　親族の見方は非常に重要であり，彼らの協力は大変頼りになるが，深刻な精神疾患が家族にもたらす影響は破壊的であることも理解する。また，情緒的になるので家族の観察には偏りがあることもよく理解しておく。我々は患者に対する責任と家族の助けたい気持ちの板挟みになることも多い。家族に話す前にできる限り患者の同意を得るよう努め，家族の秘密は極めて慎重に扱う。

インタビューでできること

　インタビューでは患者の氏名，年齢，婚姻関係，家族構成，職業を尋ねるほか，下記のような事項についてできる限り詳細に尋ねる。

・最も大きな問題のこと。いつはじまったのか，どのように進行したか，現在どうなのか。初発症状や生活上の変化。ストレスの度合いや特徴，どのように対処しているか。

・患者の抱えている問題が，仕事や人間関係，自己管理等患者の生活にもたらす影響。

・これまでに何か治療を受けたことがある場合は，治療内容と効果。

・精神的な特徴とほかの疾病との関連（ここで，精神科医たちの受けた医学教育が役に立つ）。

　リーの例で典型的なインタビューの内容を示そう。

リーは45歳で３人の子をもつ既婚の母で，コンピュータープログラマーです。彼女は，自殺未遂をしてかかりつけの一般医から精神科医に紹介されて来ました。リーは，夫と別れた直後，６か月ほどうつ病の症状に悩まされていると話しました。不眠で，いつもしていたことも楽しめず，体重が減り，自分は役立たずの人間だと思うようになりました。自殺を考えるようになり，仕事も身が入りません。インタビューの２週間前，リーは仕事に行かなくなり，子どもの世話どころか自分の身の回りのことすらできない状態になりました。その５日後，長女に連れられて家庭医を訪れました。医者は彼女の状態からうつ病と診断して，抗うつ薬を処方しました。そして専門医にかかるよう手配してくれました。専門医に会いに行く前日，一人っきりになり，「私は妻としても母親としても駄目でした」と書き置きを残して，薬を過剰にのんだのです。

　多くの精神疾患は再発するため，現在のエピソードは前回のそれと強く関連するので，過去の疾患，入院経験，治療に関しても尋ねる。患者が次の例のように神経衰弱（nervous breakdown）を患ったことがあると話す場合もあるが，この名称は実に幅広く使用され，例えば不安症で２日ほどの病気休暇をとる程度から，精神病で長期入院するほどの重度のものまで含まれるので，症状や治療について詳細な説明を促す。

　カーラによると，彼女は神経衰弱で10年ほど前に精神科病棟で治療を受けたことがあるそうです。しかし精神科医は，そのときに，易刺激性，興奮，幻聴，自分がイエス・キリストだと言っていたことから，実際は躁病であったと判断します。したがって，抗精神病薬とグループプログラムによる数か月間の治療がなされ，その後，カーラはよい状態が続いています。

　次に現在・過去の身体疾患および治療にも注目する。特にそれが現在の精神状態に関連している場合はなおさらである。

55歳のペニーはリウマチ性関節炎があり，痛みが激しく，身体も自由に動かない，薬の反応が弱くなってきたといったことから，身体の衰弱と絶望感を感じていました。この絶望感は，新しい治療薬に変えた直後に起こり，その治療薬には抑うつ気分の副作用が考えられました。そこで治療薬の再評価を行った結果，その治療薬を中止しました。

　「疾患自体よりも疾患に苦しんでいる人の方がより重要である」ということからも家族や本人の背景を重視する。患者の生活史はまず家族の出自から始まり，両親のことや両親の関係，兄弟姉妹の構成と関係，家族の雰囲気，特に患者の精神状態が家族にもたらす影響と，家族の関係が患者の精神状態に及ぼす影響，そしてほかに精神疾患の家族がいるかを含む。患者の生活史から，精神疾患の進み具合の特徴の説明がつく。我々はできる限り広く情報を集めて，あたかも伝記のようにその人だけの独自の世界を見出す。そのためには，さまざまな情報のなかから，例えば下記のような点に気をつける。
・母親の妊娠中の問題の有無や，授乳，発達の問題の有無。
・子どもの頃に関して，過活動，夜尿症，恐怖症，友だち関係の問題，喘息のような大きな病気。
・学校での成績，しつけの問題，友人関係。
・思春期の適応。
・職歴，職場での業績，満足度。
・初潮を迎えた年齢，生理に関する問題，更年期の問題。
・性に対する考え，行動，性指向，性機能不全。
・求愛はどうだったか，配偶者または同棲者との関係，現在の婚姻状態，結婚歴，離婚歴。
・子どもの有無，子どもとの関係。
・ソーシャルネットワーク——家族と友人。
　次に主要な例を二つあげよう。

18歳のジーンは大学生で３人姉妹の一番下。深刻な飲酒と嘔吐で医者を訪れました。彼女の母親は45歳で小学校の教員，父親は50歳で電気技師です。ジーンによると，両親はある宗教の信徒で，子どもたちには非常に厳しく，両親の結婚は表向きだけでふたりの間には会話はなく，身体に触れもしないそうです。家庭の雰囲気はいつも張りつめていて，ジーンは両親のどちらにもあまり親近感がなく，相談ごとはいつも姉ふたりにしていましたが，その姉たちは一年前に家を出ました。

＊　　　　　　　　　　　＊

　ある青年は勉学に集中できず，成績も落ちるばかりで，大学のカウンセリングサービスに紹介されてきました。彼は，非常に恥ずかしがり屋で，学校でもいつも孤独でした。大人になってからも友人はできませんでした。ガールフレンドももったことがなく，性的な接触は皆無で，プラモデル作りのような一人でできることに集中してきました。家族ともそれほど接触はなく，「一人で居る方がよい，人には関心がない」と言いますが，社会とのつながりがないことを心配して，「このままでは駄目だ」と話します。

患者の家系図を作成すると，患者の家族関係が詳細に理解される（第２章のヴァン・ゴッホの系図がよい例である）。

精神状態の検査

　患者の生活史を聞いている間，彼らの精神状態，つまり現在の精神機能も評価する。生活史が何年も前に遡る一方，精神状態は患者の現在の様子でわかる。医者が身体診察に頼るように，我々は現在の精神状態を診る。

　まず，患者の外見と行動を慎重に記録する。これには服装，髪や肌の手入れから態度，視線が合うか，馴れ馴れしすぎないか，内にこもりがちかなどがあげられる。ほんの小さな行為，例えば配偶者の話をするとき目を閉じる，自分の言った冗談を大声で笑うなど，すべてがヒントになる。

053

45歳の女性。非常に派手な服装で，厚化粧で紫のマニキュアをしていますが，明らかに洗髪はしておらず，服装は乱れています。表出はちぐはぐです。じっと座っていることができず，落ち着きがありません。精神科医にウインクをしたり，身体に触れようとするなど抑制がありません（これは躁状態の可能性を示します）。

患者の話し方は重要である。話の早さ，声量，話の内容に注意をする。

自発語は極端に少なく，質問の答えも非常に短く，小さな声でゆっくり話し，間が長い。このような話し方は，患者が非常に恥ずかしがりやで，回避性パーソナリティであることを示唆します。

話し方は思考を反映するので，我々は患者の話をじっと聞き，観察する。そして，話の形式と内容の二つを引き出す。典型的な異常は，統合失調症における思考障害で，思考の関連性を失っているのは重症例である。

思考は関連性が弱くまとまりがありません。考えが次から次へと移り変わり，時には造語もみられます。「猫の場合，いつもそう言われている。どうして行ったの？最後には神のみ勝利を得る」というように，内容は全く意味をなしません。

話の内容からは，強迫思考や妄想を把握できる。妄想とは訂正不能な誤った信念であり，患者の文化的背景からみても妥当ではないものである。例えば，秘密警察が彼の商売を妨害しているという確信や，新生児の母親が自分の赤ちゃんは悪魔で殺す必要があると信じている場合である。

五感のうちの一つ以上に障害を受けているのは，多くの重度の精神疾患に顕著な特徴である。幻覚は誤った認知であり，時には，そこにないものが見えたり，聞こえたりする。幻聴が最も多い。

054　4. その人を理解する

> ある男性の患者は、2人の男性が口論している声が聞こえると言います。そして彼らはこの男性の行動について口論して、弟を殴れと命令します。この声は、毎日一日中続き、時には実際に弟に暴力を振るうまで続きます。インタビュー時もこの声に答えるかのように、後ろばかり振り向いています。

すべての精神疾患は、その人の持続的な感情である気分に影響する。その質、程度、適切さはそれぞれ異なる。気分を表す用語には、高揚、うつ、猜疑心、当惑などがある。また、気分は変化しやすく、生気がないともいう。その人の環境に対する気分の適切さは非常に重要である。

> ある女性の患者は、悲観的で陰気な様子で、面白い話にも全く反応しません。そして感情も非常に限られたものです。椅子に前屈みに座り、抑揚のない声で話します。

我々の高次機能はとても脆弱で、特に認知症や頭部損傷などでは明らかである。詳細な検査は神経心理学者によって行われる。集中力、時間と場所の見当識、短期または長期記憶、知能、判断力（合理的決定をする能力）等が検査される。特に高齢者に広く使われるテストにミニメンタルステート検査（MMSE）がある。

ミニメンタルステート検査

見当識

　　時間見当識：年、季節、月、日、曜日

　　場所見当識：地方、都道府県、市町村、建物、階

即時再生

　　三つの物の名前を言う。その時一つに1秒ずつ与える。そして患者にすべてを繰り返すように言う。患者が三つすべて覚えるまで繰り返させる。

注意と計算

いわゆるシリアルセブン（100から7を引く，そしてその答えからまた7を引く，そしてこれを繰り返す），5回答えが出た後止める。あるいは"w-o-r-l-d"のように五つの語からなる単語を逆から言う。

遅延再生

前に紹介した三つの物の名前を覚えているか尋ねる。

ことばと複写

鉛筆と腕時計を示し，名前を言わせる。

次のことばを繰り返す：「No ifs, ands or buts」（訳注：わが国では「みんなで力を合わせて綱を引きます」などが臨床では長年使われてきた）。

三つの連続的な指示に従う：「右手で紙を取り，半分に折って，床に置いてください」。

紙に書かれた次の言葉を読んでその通り行う：「目を閉じてください」。

何か文章を書く。

形を複写する（二つの多角形が重なっているような形）。

最後に患者が自分の病気を理解しているかどうか評価する。これは病気の原因と考えられるもの，患者にとっての意味，治療の役割などである。これは患者が治療にどこまで協力できるかを決定するので，最も重要な部分でもある。

マックスは，秘密の暗号がわかる特殊な能力があるので，警察に追われているという鮮明な妄想をもっています。自分の状態については全く内省はなく，自分は完全に正常であり治療薬も全く必要ないが，警察と政府の企みで病院に入院させられている，と信じています。そして警察や政府の悪魔のような企みをメディアに訴えて，退院を要求しています。

身体所見と特殊検査

身体の病気と精神の病気はしばしば併存するので（アルコール障害が明らかな例），身体の診察も必要である。ニューロイメージングやホルモンレベルのよう

な特殊な検査も，臨床所見や可能性のある診断を確定するために必要となる場合がある。

結果をまとめる

患者の生活史と精神状態の検査結果（および身体診察やその他の検査の結果）を含む全資料をまとめたら，診断や治療に関する思考を明確にする。いま疾患をもっているこの人は一体どのような人なのだろうか，中心的な臨床問題はいかなるもので，どのように出現したのか。これらの質問の答えは，例えば次のようにまとめられる。

> 45歳の既婚者で弁護士の元来健康な女性です。徐々にさまざまな体の症状が出てきて，医者に行きますが原因がわかりません。それは，非常に仲のよかった姉の死を含む，さまざまな喪失体験とともに現れました。彼女の家族には精神疾患の家族歴があり，母親は彼女が10歳の時に自殺しました。彼女にはほとんど友達がなく，夫も支持的ではありません。

次に行うのは診断である。診断は精神疾患のどの診断分類が，臨床所見をもっとも適切に反映しているかを判断する作業である。検査結果が非常に複雑，または不完全で診断ができないとき（例えば神経心理学検査が必要とされるとき），暫定的な診断をいくつか選び，最後に最も信頼のおける決定に至る。

ほかの診療科と同様，診断は治療の有無による予後を暗示することができる。ただ精神医学では，この部分がほかの領域ほど明確にいえない。患者の性格や社会的な支援，治療に協力的か，ストレスがあるか，といったさまざまな要因が大きく左右して，予後が変わってくるからである。疾患の自然経過は良好でも，患者の生活や人生にある一定の要因が，悪い方に，あるいは良い方に予後を変えてしまう。

系統的論述（formulation，フォーミュレーション）

臨床家は患者の複雑な状態をきちんととらえるには，診断分類だけでは十分で

はないということをよく認識しており，それを補う為に，系統的論述（formulation）を作成する。それは，発症の遠因となり，発症を早め，疾患を持続させるような，生物-心理-社会的な根拠である。これに加えて，理解（共感）という遠近法，および可能な限りの説明という遠近法，これらが合わさって患者のことがわかる。

　系統的論述は精神科医が習得しなければならない重要な技能である，次に表す3例でその過程を説明しよう。臨床経過を記述して，それから系統的論述を説明する。ジャニーヌとウォルターの場合は，フレームワーク表を利用している。

　25歳のケマールは独身の倉庫番でトルコ人家族の長男です。彼は1年半ほど続く食行動の変化の結果，倒れる寸前まで体重が減り，医者を訪れました。家族との摩擦で症状は悪化しました。精神疾患の家族歴はありません。

　外来治療で効果が出ず，ケマールは精神科病棟に入院しましたが，体重は依然として減少し，自殺念慮が持続しました。体重増加を恐れ，身長と年齢に合った体重を維持できないこと，自分を肥満と信じるなどボディイメージのゆがみがあることから，神経性食思不振症と診断されました。自殺念慮がみられたので頻回の観察を行うことを当面の目標とし，体調の悪化を考慮すると入院がよいだろうと決定されました。全身の身体精査と，栄養状態と代謝障害の修正がなされました。栄養摂取プログラムが行われ，その間にケマールと専門チームとの関係を強固にし，家族の評価も行われました。

系統的論述：神経性食思不振症は男性にはまれですが，本例については了解できます。ケマールの状態を理解するには，家族との問題，特に伝統的な価値観の違いが非常に重要な鍵となります。ケマールの病気は，家族間に長く続く不調和から起こりました。文化的伝統と新しい文化への同化との摩擦が，父親と息子の間に緊張感を生み出しました。彼は部分的には家族よりももっと広いトルコ人コミュニティの一員ですが，母国語がトルコ語の移民であってオーストラリア社会の一員でもあるという不確かさもあり，ケマールの忠誠心は引き裂かれています。

ケマールは，この二つの文化に不安定な形で属している不安を誰とも共有できず，苦痛がひどくなるばかりです。ケマールの性格はバランスがとれていますが，自己主張は弱く，家族に反感をもちながらも自分の不安や失望を簡単に伝えることはできません。そのうえ，このようなことを言うことはトルコ人の文化では不適切なことかもしれません。

　ケマールの自分を肥満であるという思い込みは，一般社会の見方が原因で生まれたものかもしれません。またケマールの減食は，身体の大きな男性が強くて，魅力的で裕福だとほのめかすトルコの文化に，反抗する手段であったかもしれません。

　ケマールは，父親が自分を落伍者だと思っていると考え，一方で食事制限には成功したと思い込み，この行為を続けたのでしょう。やっと成功したことを諦めるのは難しいことです。彼の病気は家族にとって大きな打撃となりました。彼のケアで忙しいために，彼の独立心とそれを受け入れられない家族との間で生じた問題は忘れられたようです。ケマールの病気は，家族全体の問題を表しているといえるでしょう。彼の怒りは，直接ではないにしても家族に向けられています。神経性食思不振症においては表に出せない怒りこそが重要な感情なのです。

＊　　　　　　　　　　　　　　＊

　21歳のジャニーヌは，3歳の時に父親が家族を捨てて出て行った後，母親エミリー一人の手で育てられました。母親はその当時，うつ病で治療を受けていました。その後，仕事に出るようになり，ジャニーヌは一人で置き去りにされるか，または母親の友人たちに預けられました。母親には多くの男性関係があり，一人として長続きはせず，それどころか関係をもった男性は，彼女を言葉で罵ったり，身体的に虐待しました。ジャニーヌは，学業に優れていましたが，恥ずかしがりやで，自尊心も自信もなく成長しました。学校で知り合った男子に性的に利用されて，16歳で妊娠しました。その後，家を出て女児を出産しましたが，その子は病気がちで，育てていくにも苦労が絶

えませんでした。児童福祉当局は，彼女に手を差し伸べましたが，彼女は一人のソーシャルワーカーを除いては自分を「悪い親」であると批判していると決めつけてしまいました。ジャニーヌは，3か月ほど体調を崩し，悲しみ，気分の落ち込み，不眠症，食思不振，無力といった症状を訴えました。昨晩，睡眠薬を過剰服用したのですが，偶然に発見されました。実は，その数日前，6か月ほど付き合っていたボーイフレンドと別れたのですが，ジャニーヌは妊娠しているかもしれないと思っています。ジャニーヌの症状は，重度うつ病エピソードの診断基準を満たします。主な症状は，抑うつ気分，睡眠障害，食思不振，自己評価の低下，自殺企図（おそらく自殺念慮に続く）があげられます。

系統的論述：母親のエミリーはうつ病の経験があり，ジャニーヌの遺伝的脆弱性を強めています。子どもの頃，母親は留守がちで，何人か無責任な人たちに預けられるという落ち着けない環境で育ったために，ジャニーヌは自分の価値を感じられなかったのです。母親が何人もの男性に虐待されたところを目撃したために，自分も同じように虐待を受けるようになるのだろうと不安を感じるようになりました。自分に親としての技能がないことはわかっていましたが，それを認めると子どもの親権を失うのではないかと恐れていました。そのうえ，ボーイフレンドの支援もなく，もう一人の子どもを育てないといけないと考え，絶望的になり，自殺を企てたのです。

ジャニーヌの症状をフレームワーク表で考える

	生物	心理	社会
準備因子 (Predisposing)	母親はうつ病で治療歴あり	低い自尊心，低い自信，継続的な人間関係の欠如，不信感	崩壊家族，親の不安定，役割モデルの貧困，性的搾取
促進因子 (Precipitating)	妊娠？	将来の子ども育成に不適格と信じる	ボーイフレンドに捨てられる
維持因子 (Perpetuating)	現在の身体的不健康	他人を信頼できない	児童福祉の監視下

	生物	心理	社会
保護因子 (Protective)	高い知能指数	子どもに対する責任 とこだわり	ソーシャルワーカー の一人と良好な関係

　ジャニーヌの権威を受け入れがたい性格，それに被虐待歴からも，彼女の信頼を得て，援助を受け入れてもらうことが重要です。また彼女は批判に非常に敏感なため，治療についてジャニーヌと慎重に話し合いをすることが重要です。彼女が子どもの世話をうまくできるように手助けをして，適切な支援サービスを受け入れるように仕向け，また学力を評価することで彼女の自尊心を向上させることができます。学力評価は，満足の行くキャリアに向けて訓練を受ける機会にも繋がります。同時に，ネグレクトが世代間で連鎖しないように，ジャニーヌの娘にも注意を払う必要があります。

　うつ病に関しては，認知行動療法で治療できます。この選択はジャニーヌの自己統制感を高めるという意味もあります。ジャニーヌのうつ病が初診時と比べて一層悪化した場合，抗うつ薬が必要となる可能性もあります。

　一見するとジャニーヌの予後は，あまりよくないようにみえるかもしれませんが，うまくいけば効果的な治療と支援それに雇用によって，この危機は母子の新しい出発点になるかもしれません。

＊　　　　　　　　　＊

　ウォルターは64歳。10か月ほど前，彼の妻ヨハンは何年もの闘病生活の後，乳がんで亡くなりました。妻の発病前は銀行に勤めていましたが，退職して妻が亡くなるまで最後の2年間は看病に専念しました。ヨハンが亡くなった今，以前の同僚とも連絡が途切れています。亡くなる直前の数週間は，妻のヨハンと3人の子どもは，特に娘のアミーは，ヨハンが自宅に帰ることを強く望みましたが，ウォルターは専門家のケアを受けることができる私立病院に留まるよう主張しました。子どもたちは，ヨハンが亡くなってから，ウォルターと会おうとしません。彼は失望して狼狽しています。いつ

も，計画性があって手際よく，主導権を握っていた彼にとって，自分が狼狽していること自体が非常に心配です。彼の父親はアルツハイマー病で亡くなったので，いつか自分もそれを発病するのではと恐れています。夜になるとアルツハイマー病への恐れや，子どもとの関係の修復について考え始め，なかなか寝つけません。体重が減り，ひきこもるようになり，いつも亡き妻のことを考えています。日中，何も手につきませんが，気分は「ふつう」といいます。経済にはいまだに興味があり，新聞の経済記事には目を通します。この段階では，ウォルターの症状は大うつ病エピソードと診断できる条件を満たしているか，また認知機能の問題が彼の気分その他の変化に関係しているかどうかは不明です。

系統的論述：ウォルターの強迫的傾向，ほかの人のために労をいとわずに決定する意欲は，職場では評価されたのでしょうが，同僚と退職後もずっと繋がりを保つには邪魔になったでしょう。彼は自分の職場でのやり方を，ケアにおいても続けようとして，家族との関係が緊迫したのでしょう。妻を亡くし，早くに退職したことから，役割を失い，同時に自尊心も失いました。社会から孤立することによってよりひどくなったのです。彼は一人で生活することすらできません。父親のことを考えて将来アルツハイマー病が発病するのではないかと恐れていますが，認知障害はおそらくうつ病によるものでしょう。

ウォルターの症例の系統的表現マトリックス

	生物	心理	社会
準備因子 (Predisposing)	父親のアルツハイマーによる死	強迫神経的で傲慢な性格	妻の病中，ひきこもる
促進因子 (Precipitating)	認知機能低下	妻の死後の心痛，子どもへの罪悪感	子どもたちからの拒絶
維持因子 (Perpetuating)	加齢	目的喪失	社会から孤立
保護因子 (Protective)		妻には十分正しいことをしたという自覚	子どもたちとの和解の可能性

これはあくまでも暫定的な系統的論述であって，今後の評価の手引きとして使用します。ウォルターの性格や，家族との関係のより詳細な情報が必要とされます。同時にうつ病と認知障害の鑑別をより精緻にしなければなりません。二つが並存している可能性もあります。ウォルターは長年管理的な役割をしてきたため，アドバイスを受けることへの抵抗感があるかもしれず，治療の選択肢を考える際に本人にも積極的に関与してもらう必要があります。

　上記の三つの系統的論述の例は，重層的で複雑なものである。もちろんこれが決定的なものではなく，患者や家族とともに考えて行くうえでの手引きとなる考え方である。臨床像がより明らかになるにつれて，見直す必要があるだろう。

治療計画をどのように立てるか

　系統的論述（formulation）を作成した後，治療計画を立てる過程を説明しよう。まず，生物-心理-社会的なフレームワークを使って，目前の，短期の，そして長期的な戦略を備えたプランを作成する。

　患者は自身の状態や治療に関して十分に説明を受ける権利があり，担当の保健医療専門家は患者のわかる言葉で説明を行い，告知に基づく同意を得る必要がある。患者は提案された治療の特徴，目的，恩恵，そしてリスクをよく知ることが重要である。守秘に関する限界も明確にして，同意は強要ではなく自由意志で得るべきである。

　インフォームド・コンセントは，精神医療では特に問題である。患者の精神状態のために情報を理解する能力がない可能性があるので，提案された治療に対して，告知に基づいて判断ができるかどうか決定しなければならない。判断力に欠けると認識する場合は，近親者や保護者から同意を得る。

　治療の一環として内服治療や身体治療が必要となる場合，自律性尊重や告知に基づく同意といった医療の基本原則が問題になる。薬が不快な副作用を起こす可能性があるのは事実だが，障害によって判断力が低下して深く考えられない可能

063

性もあり，治療の必要性を理解できないために，有益さを信じることができないかもしれない。躁状態のような症状は本人には快適であり，高揚気分を維持したいために治療に抵抗することがあるかもしれない。

治療の方法はかなり異なる。例えば，初発の患者と慢性疾患が再発した患者では，注意点が異なる。誰が，どこで，どのような治療を行うのがよいかは，疾患の種類や重症度，患者のストレングスや脆弱性，可能な社会的支援，当面のストレス要因によって決まる。

どこで誰によって？

精神的な苦痛は，しばしば，まず一般医または病院の救急部の医者が診察して，精神保健専門家に照会する必要があるかどうかを決める。この一般的な理由は，診断が不確か，患者が一般医の治療に全く反応しない，または併存身体疾患が非常に複雑であるなどがある。

治療は静かなオフィスで行われることもあれば，忙しい病院の慌ただしい入院病棟で行われることもある。また個人で治療を行うときと，精神科医，心理職，精神科看護師，作業療法士，精神科ソーシャルワーカーなど，異なる分野の専門家との多職種チームで治療を行うことがある。

まずは，患者を入院させるべきかどうかという重要な決定をしなければならない。その判断にはいくつかの要素があり，なかでも最も重要なのは，困惑し，混乱し，うつ状態にある患者や，精神病状態または危険な患者で，保護や支援の必要があり，破壊的な社会環境から逃れる必要がある場合である。病院ベースの治療は，急性症状の治療を行うことができ，患者と家族の必要とする総合的なニーズに応えることができる。入院が必要となるその他の理由としては，総合的な診察が可能である，複雑な治療を始めることができるなどのより緊急性の低いものもある。

長期の居住ケアは，今日ではまれとなった。必要な場合は，地域社会のなかに設定された社会復帰を目的とする施設で行われる。このようなケアを要するのは，疾患の影響が長期にわたる患者や，社会で必要とされる技能をもっていない人，独立して生活できない人や，他人（薄情な家主など）に利用されやすい脆弱

な人たちである。

強 制 治 療

　精神疾患の人は，自由を奪われたり，自分の意志に反して治療がなされる場合がある。ほかの医療とは異なる驚くべき事態である。公的精神病院への入院がすべて非同意であったのは，それほど昔のことではなく，その後間もなく，精神疾患の患者もほかの患者と同じように扱われるようになったが，強制の恐ろしさはいまだ脳裏に迫ってくるのだ。

　なぜ精神疾患の人たちは，彼らの市民権を無視するような法律の対象になるのだろうか？ 第一の理由は，それが彼らにとって最善の策であることがあるからだ。精神疾患のために，本人にとって何が最善かという判断能力を損なうことがある。うつ病の人は，しばしば罪悪感にとらわれ，自分たちを役立たずで将来が無いと心から思い込むが，それが疾患によって判断力が低下しているからだなどとは全く考えない。このような精神状態で，自殺を考えたり，自分自身のケアができなくなる。専門家は，うつ病がよくなると考え方がすっかり変わることがわかっているので，彼らを彼ら自身から守り，抵抗があっても治療を行って回復を図る任務を引き受けるのである。世の中には自分にとって最善のことに反して行動する人が多くいるものだが，精神疾患への関心は，自己破壊的な行動を起こしているのはその人ではなく疾患なのだということが理由だ。第二の理由は，精神障害によって，ほかの人に危害が及ぶ危険性のある場合である。

　精神保健法によって強制治療を正当化する条件には違いがある。一般的に自傷他害のおそれのある場合，強制治療が許される。攻撃性や自殺行為の具体的な証拠を必要とする法律もあるが，多くの場合は自傷の意志を示したり致死的物質を貯蔵しているような潜在的な危険性がある場合に考慮される。

　患者の健康のための保護は，より難しい問題である。法によっては健康の意味を明確にしないものもあるが，ほかの法律では患者が身の回りのケアができず，自身の健康や安全性が脅かされる場合という条件を定めている。治療可能な精神疾患に罹患している人にとって援助を拒むことは健康を損なうことにほかならず，健康のためという条件を持ち出すと，法に広範な権力を与えてしまうため，

議論がある。

　精神保健法の多くは，長期的な保護引き渡しを許し，病院やコミュニティで監督や強制治療ができる。その結果，時には比較的安定している人にも治療が強いられるが，これは監督下での治療がなければ，状態が悪化するだろうと思われる場合，または過去に何度も悪化したことがある場合になされる。

　患者の権利保護規定は，精神保健法上，重要な展開であった。強制入院はすべて自動的に法廷で審理され，患者は再審査を要求することができる。法廷では，判事一人に任される場合もあるが，一般に法律家，医療関係者および市民弁護人が加わる。強制入院となると，患者の居住地と治療の決定権が本人から剥奪される。多くの法律では，強制入院患者（一部は任意の入院患者でも）の隔離，精神外科，電気けいれん療法（ECT）は施行に際して一定の制限を受けている。とくにECTの場合は，医学的に正しいケースで適切に行うために，このような制限がある。

多職種アプローチ

　精神疾患の人たちは，複雑で多様なニーズを有するので，多分野の専門家がチームとなって取り組むようになっている。本人や家族をよく知っている家庭医が中心となるのがよい。アセスメントと治療には，精神科医，精神科看護師，精神科ソーシャルワーカー，心理職，作業療法士などの多職種の精神保健専門家が，それぞれの専門分野で貢献する。患者の精神状態や行動は，看護師が細緻に観察して，心理職は心理学的検査・治療を行い，作業療法士は作業や生活の技能評価を行う。そしてソーシャルワーカーは家族やその他の社会的環境を調査する。

　薬剤師は患者の長期にわたる治療歴を知っているので，大きな役割を果たすことがある。家族も患者に助けを提供できる重要な要員であるが，家族自身にもまた支援を求める権利があり，またケアを継続するために支援が必要な場合もあることを決して忘れてはならない。長期にわたる障害のある人たちの家族は，特に支援が必要である。また，頻回に再発・増悪する人たちも困難が極めて大きく，多くの支援が必要である。

患者自身が，多くの専門家の助けを借りて，身の回りの世話に能動的な役割を果たすことは，治療の基本的考え方である。家族も含めた自助グループは支援の重要な源であり，その数が多ければ強さが増し，孤立感や疎外感や恥辱を軽減することができる。オーストラリアで最初に立ち上がった団体GROWは1957年に発足し，それ以降MindやSANE等多くの機関が発足した。これらは精神疾患を有する人たちや，特定の状態に焦点をあてて活動している。

治療はどのくらい続けるべきか

精神疾患の過程にはいくつかのパターンがある。完全に回復するのにあまり時間がかからない場合もあれば，回復しても再発する場合もある。なかには長期的に安定しているものから，無慈悲に進行するものもある。

その人の精神疾患が完全な回復が期待できる場合には，疾患にかかわる要因を見つけて治療に努め，早期の回復を目指し，また合併症の予防と最小化を目指す。それとは対照的に，その疾患が進行性の場合は，症状を最小限にする治療を続ける。ストレスが伴うときは特にサポートし，悪化を最小限に抑える必要がある。再発する疾患の場合には，エピソード間の安定を保ち再発を防ぐことに焦点をあてた長期的な治療が必要だ。

次に症例に沿ってみてみよう。

うつ病の症状のある中年の男性が，結婚生活の問題についても悩んでいます。同時期に高血圧の治療を始めました。そして抱えている問題から逃れようとして過量飲酒をするようになっているようです。

この男性の治療で即必要となるものには，
・高血圧の治療がうつ病の原因かどうかの判断（高血圧の治療薬は，時にうつ病を引き起こす）。
・飲酒量の推測と，身体の健康への影響の判断。
・身体的健康の全体的評価（身体疾患がうつ病に合併することがある）。
・うつ病の重症度評価，特にセルフネグレクトや自殺のリスクに関する評価。

・過去のうつ病エピソードに対する治療の詳細な探索。
・男性の妻に男性の気分変化と，結婚生活における問題に関するインタビューを行い，特に因果関係を探ること。
　この男性のうつ病が重度である場合は，入院のうえでさらなる評価をして安全を確保し，断酒を助け，治療を開始する。病院での初期の治療は以下のようになる。
・アルコールの離脱症状が出現した場合，その治療。
・うつ病の診断が確定した場合，抗うつ薬の処方。
・ストレス要因を探るための個人精神療法。
・結婚生活での問題を軽減，明確にするための夫婦で受ける心理療法。
　これに引き続く治療は以下のようになる。
・再発を防ぐための一定期間の抗うつ薬の処方，過去にうつ病エピソードがみられる場合には長期使用も考慮する。
・結婚生活における摩擦が続く場合はより抜本的な変化を導くための個別の心理療法（カップルセラピーなど）。

　本章では精神保健専門家の任務を，最も一般的な形で示した。続く章では，実際の診療で遭遇するさまざまな精神疾患についてより詳細に触れ，どのようにアセスメントし，治療を行うかをみてみよう。

5.

ストレス，危機と対処

　古代ローマの哲学者エピクトスの言葉で「人を不安にするのは出来事ではなく，それについての思惑だ」というものがある。これがまったくの事実であればよいのだが，出来事があまりにも苦しく痛々しい場合，快活で精神的に非常に強健な人でさえ影響を受けるものである。その影響は，軽い不安から一時的な精神的変調まで幅広い。それらを説明する前に，ストレス，危機，対処，防衛機制について理解しなければならない。

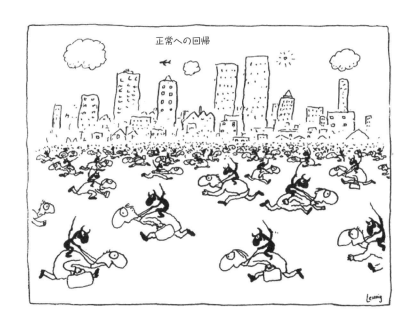

ストレス

　ストレスは，ラテン語の*stringere*から派生し「きつく締めつける」という意味である。この言葉は17世紀から使用され，人間の苦しみ，逆境，苦悩を表す。心身共に健康でいるための努力に抵抗し，最終的に元の状態に戻るために相当な精神力を要する状態を示している。ストレスは通常，身体的または精神的に過度な要求を強いて，我々の均衡を脅かすものである。人生の重大な出来事はストレス源となり，それらに適応しなければならない。

危 機

　ストレスに関連するもので「人生の危機」という概念がある。これは心理学的用語では，一定の問題から生じる要求と，それに対処するために必要な資源との不均衡を指す。通常の方法では対応できず，問題を最小限にすることもできない。危機には2種類あり，ライフサイクルに沿って起きてくるものと予期できないものがある。前者は青年期（サリンジャーの『ライ麦畑でつかまえて』に生き生きとした描写がある），中年期，定年退職後（映画『黄昏』で美しく表現されている）というように，人生の移り変わりによって起伏するものであり，内的な均衡を乱すものである。このような危機は予期できるものであり，皆が経験するものである。後者は，突然で予測できず，喪失，恐怖，対立などをもたらす悲惨な出来事である。

　危機は通常，次のように分類され，同時に起こることもある。
・ライフイベントのなかでも，身体的，抽象的な幅広い範囲におよぶ喪失。これには親愛する人を失う，健康を失う，身体機能の一部を失い（例えば脳卒中の後遺症），自信や誇りを失うなどがある。典型的な反応は悲嘆で，心理状態が激しく変化することが経験される。
・結婚，定年退職または移民など，新しい生活環境がもたらす変化によって問題が発生し，精神的な健康が脅かされる。
・家族または家族以外の親密または表面的な関係のなかでの対人関係の困難が実質的なストレスの原因となる。

・対立の板挟みとなって身動きがとれなくなる，間違った選択肢を選んでしまうのではないかと選択できない。対立は後々にも影響することがある。ハムレットの優柔不断がよい例である。

> どちらが男らしい生き方か，
> じっと身を伏せ，不法な運命の矢弾を堪え忍ぶのと，
> それとも剣をとって，押しよせる苦難に立ち向い，
> とどめを刺すまであとには引かぬのと，一体どちらが。[1]

対処（コーピング）

危機への対応法は，苦痛を和らげ，より効果的に適応できるように働く。対処は問題解決への努力であり，コーピングによってバランスのとれた状態に戻り，仕事や人生の問題に取り組むことができるようになる。

ストレスに取り組むには，まずストレスの特徴とそれが意味するものを知らなければならない。「対処（coping）」は，ギリシャ語の「打つ」という意味の言葉から派生している。これは故意の対応を示し，日常的な問題解決から，より綿密に計画した行動まで広範囲にわたる。コーピングに熟練すると，柔軟に合理的に行動ができるようになる。

対処は認知的なもの（特定の考え方を採用する），行動的なもの（一定の行動をとる）に分類されるが，危機に陥った人は通常，認知的な方法と行動的な方法を組み合わせた戦略を用いる。以下によく使われるコーピングの戦略を示す。

・気晴らし，または行動を慎んでストレスの原因となるものを避ける。
・家族や友人，時には専門家に適切な援助を求める。
・さまざまなリラックス法を使って，緊張感やストレスによる不愉快な感情を軽減する。
・ストレスの高い状況の不快さをもたらす特徴を認識する。

---

[1] W.シェイクスピア著，福田恆存訳『ハムレット』新潮社，1967, 94.

・問題解決法を用いて，問題を明確にし，その特徴を明らかにして対処の選択肢を考え，最も適切な解決法を選び，その効果をモニタリングする。
・ストレスに関係する過去の経験を用いる。
・バランスのとれた見方ができるようにユーモアを取り入れる（例えば「まだましだ」という考え方）。
・平然とした態度をとる（例えば「なるようにしかならない，感情的になっても仕方がない」）。

　このような選択肢があっても，重大な危機に直面して緊張感に圧倒されると，いかに精神的に強い人間でも融通がきかず，適切に対応することができなくなる。

防衛機制

　コーピングの一つの形である防衛は，精神分析理論において特定の意味をもつようになった。いわゆる防衛機制と呼ばれるものは，無意識に決定する，すなわち我々の即座の認識を超えたものである。我々は意識的に上述の対処戦略を選択し自発的に実行するが，防衛に関しては直接意識していない。一部の"成熟した"機制を除いて，防衛機制は融通が利かないものである。これらは，対立や脅威から発生する不安，罪悪感，恥などの不快な感情から守ってくれる。また，息をつく間を与えてくれる。特に緊急時には息をつく間を与え，対処方法を考える間を提供する。状況によっては，防衛が助けとなるかならないかを判断することが難しい場合もある。

　防衛は，さまざまな方法で分類されてきた。最初は，ジグムンド・フロイトの娘の児童精神分析医アンナ・フロイト。ジグムンド・フロイト自身，精神的なバランスを保つためには防衛が非常に重要な役割を果たすと認識し，さまざまな防衛を記述した。父親の仕事をさらに進め，体系的に分類したのはアンナ・フロイトである。彼女の古典的な著作『自我と防衛機制』は，それぞれの防衛を順に取り上げ，日常の心理的な生活と異常な精神状態でどのように作用するかを表した。娘自慢のフロイトは次のように賞賛した。

…ego（自我）は，その役割を果たすためにさまざまな手段をとる。例えばわかりやすくいうと，不安や危険や不満を回避するなどである。我々はこれらを防衛機制と呼んでいる。しかし，防衛機制に関してはまだ十分にはわかっていなかった。アンナ・フロイトはその著書（1936）のなかで，その多様性や多くの重要性についてはじめて深い考察を提供した。

　アンナ・フロイトの業績をさらにより精巧なシステムとして構築したのが米国人精神科医のジョージ・ヴァイヤンである。彼は今日の防衛の理解に大きな影響をもたらした。彼は防衛を発達段階で分類し，「精神病的」（レベル１），「未成熟」（レベル２），「神経症的」（レベル３），「成熟」（レベル４）に分類した。成熟した機制はすでに述べたコーピング戦略とよく似ている。ヴァイヤンのシステムは複雑なので，ここでは例をあげ，日常生活や医療環境の簡単な説明を加える。

　「否認」は，我々が受け入れたくない考えや情緒や衝動を最小限にする過程である。現実の苦痛や脅威を寄せつけないようにすることである。例えば，末期の病気であると告げられた女性がその診断に気づいていないような振る舞いをしたり，深刻な心臓発作を起こした男性が医者の忠告に反して激しい勤務に戻るなどである。

　「抑圧」は，受け入れたくない考えや衝動，または苦しい感情が意識の外に追いやられ，意識から排斥されて忘れ去られる機制である。抑圧されたものは依然として活発で，我々の行動に影響を与える。よくある例は，有名な名前を，特にその名前が不快な事柄と関連している場合に思い出せなかったり，前夜の夢が思い出せなかったりする。

　「退行」は，精神的機能が早期に戻るものである。人はその時期に合った形で行動し，幼児期や児童期の自分に責任のない時期や，保護者に依存するのが適切な時期に戻る。例えば，５歳の男児が弟や妹が生まれると親指をしゃぶったり赤ちゃん言葉に戻ったりして，嫉妬心や拒否感を表現する。

　「合理化」は，もっともらしいが説得力に欠ける考えで，ストレスのある現実を避けるために使われる。例えば，心臓血管疾患集中治療部（CCU）に入院して

073

いる男性が同室の患者の死について「彼は非常に高齢で心臓発作に耐えられないほど弱っていた」と納得しようとしたり，リストラで職を失った人が「メアリーは仕事ができなかったから解雇されたに違いない」とつぶやく。

「知性化」は，個人の重大な事柄の細かいところに注意を払うことで，感情表出を避けて，そのことから遠ざかろうとする。例として，女性が自分の病気についてまるで無味乾燥な本に書かれているかのような話し方をする。まるでその病気が自分に生じているのではないかのように話す。

「置き換え」は，感情を向ける対象を，本来の感情の原因となるものから，より恐れの少ないほかの人や物や状況に置き換えることである。そうすることで元来の問題は持続するが，苦痛を和らげることができる。例えば，乳房のしこりの生体組織検査の結果を待つ女性が「待合室にいる夫はひどい喘息もちなので心配でたまりません」と外科医に打ち明けたり，夫との関係がうまくいっていない女性が自分の結婚生活の問題より娘が学校でうまくいっていないことに気を取られている。

「投射」は，無意識に自分の感情や考えを他人のものとする。恥，恐れや嫌悪感のような不穏な感情は他人に投射される。統合失調症の人は，投射は明らかな妄想（誤った信念）の形をとり，通常，迫害を懸念する。多くの場合，自分の苦痛を他人を通してみる傾向がある。例えば，腎透析の患者が「人の気分を害するからシャント[★2]を隠さないといけない」と言うのは，実は「自分のシャントに嫌気がさす」と言っているのである。乳房にしこりがある女性が「すごく心配しているようで，あなたが顔に出す表情が嫌だわ」と言うのは，実は「何か大変なことだと思う，すごく心配だわ」と事実を知るのを避けている。

「取り入れ」は，恐れる人または憧れる人の性質を取り入れるものである。例えば，青年が亡き父親の性質をまねることで喪失感を軽減し，父親に対する入り混じった感情による緊張を和らげる。

「昇華」は，社会的に受け入れられないものを価値ある行動に転換して衝動を満足させることである。例として，無意識に怒りをもっている男性が荒々しいス

★2　ここでは血液透析のために動脈と静脈を直接つなぎ合わせた血管のこと.

ポーツに長けるのがあげられる。

「補償または反依存」は，否定の極端なもので，通常行動に表れる。病気で不自由な部分を，活発でエネルギッシュで楽しそうでないといけないという切迫した気持ちで，全力で行動して補おうとする。心臓発作で死の淵にあった人が，職場に戻り自分の仕事以上の責任を負い，新しいスポーツにも挑戦して精一杯生きることで安心する。一時的な死からの救済が，人生を悔いなく生きようとさせる。未亡人になった女性が夫の死を悲しむ代わりに，夫の生前時より忙しく社会活動に参加し，追悼の苦痛を避けようとする。

適応，またはそれを構成するもの

「逆境に遭遇したことのない者は，自分自身の強みを知らない」と劇作家ベン・ジョンソンは400年ほど前に述べている。ジョンソンは，我々が人生の重大な出来事に遭遇した時に示す反応を観察した。そして，その観察は米国人精神科医ジェラルド・カプランが生み出したモデルの核心に触れる。このモデルはストレス，危機，コーピングそして防衛の概念をまとめるものである。

カプランは，普通の状態では，我々は一貫して最小限の努力をもって取り組むと想定している。そして反応が必要とされる状態になると，習慣となっていたり，前回役に立ったコーピングの機制を用いるのである。このような反応をする前に，問題を解決するのに必要な緊張状態になり，元のバランスのとれた状態に戻ろうとする。危機は，問題の困難さと重大性，またはそのどちらか一方と，習慣となっている問題解決法の間に不均衡が生じて起こる。発達性または偶発性にかかわらず，新たなストレスを通常の手段で処理できない場合，緊張はさらに高まり，当惑して無力で役立たずと感じてしまう。緊張が持続すると，取っておいた内部と外部両方の資源を呼び起こし，新たな問題解決法を使うのである。例えば，同じ問題を違った見方でみることによって違った特質を見つけて，それに取り組む。また試行錯誤の後，特定の目標は達成できないと判断して，新しい目標を定める。

危機に遭遇すると，我々自身のレジリエンスと，利用できる社会的支援が重要な役割を果たす。逆境に直面したとき，レジリエンスが行動する力となり，役に

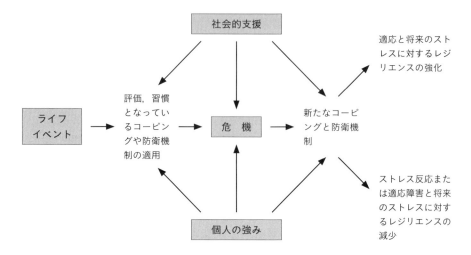

立つさまざまなコーピング戦略を動員して成熟した防衛をする。それとは逆に，脆弱性はレジリエンスが充分ではない状態であり，多くの問題に取り組む能力を減弱させてしまい，より未熟な防衛に頼らざるを得ない。

社会的支援とは，家族や親戚，親密な友人や同僚，そして我々が機能する社会での広範囲な人々のネットワーク（これには専門家やそれ以外の援助者も含まれる）のなかで提供される支援である。社会的支援の有無，適切性，有用性はストレスの影響を和らげるか悪化させるかという点で重要な要因となる。

自身がもつさまざまな資源を使って問題に対処することができる場合もあり，うまく行けば，ベン・ジョンソンが語るように，レジリエンスと将来のストレスに対処できる能力を強化することができる。ところが，問題に対応できなかった場合，または諦めるなどで問題を避けた場合，緊張はさらに悪化して精神的混乱を起こすこともあり，将来のストレスに対処するレジリエンスを下げ，後に述べる臨床状態に陥ってしまう。

ストレスと身体疾患

ライフイベントや心理的要因が健康に大きく影響するように，医学的疾患も情

緒に大きな変化をもたらす。一般医療の場面では，患者は，急性の致命的な疾患から，慢性で障害をもたらす疾患のようなさまざまな状態で，病気と向き合おうとしている。病気と向き合うその反応が，苦痛をもたらすだけでなく，治療の妨げともなる。

身体疾患の患者は，病状がもたらす痛みや不自由さ，病院の脅えるような環境や，検査や治療によって体験する不快，時には乳がんの手術で乳房を切除するなど身体を不自由にする苦痛等などでストレスを感じる。ストレスの最も大きな原因は，恐らく，疾患がもたらす不確定さであろう。疾患の重症度，死の恐れ，長期の影響や最終的な結果などがストレスの要因となる。

心理的な反応には，前項で述べたような防衛手段（否認，退行，合理化など）や，関係する情報を求める，ほかの人に援助を求める，現実的な目標を定める，冷静な態度で向き合う，体験を意味のあるものにするなどが含まれる。

不適応反応には，多くを要求する攻撃的な行動，憂うつ，不安，依存，ひきこもりなどがある。このような反応は，治療を拒む要因になるかもしれない。集中治療部（ICU），心臓血管疾患集中治療部（CCU），がん病棟や熱傷治療部などでの治療は，非常にストレスの多い環境にあるため特殊な問題が起こる。

適応障害

適応障害は，苦しい状況をもたらすような生活上の大きな変化によって起こる。大きなトラウマとなるライフイベントの結果，急性ストレス反応（次頁参照）を引き起こすことがある。

前述のように，ライフイベントは広範囲な精神疾患の要因となりうる。ストレスと疾患の関係は必ずしも明確ではないが，その人の脆弱性に左右されることがしばしばある。感受性の強さは社会的支援と同様に，ストレスをうまく対処できるかどうかを決める要因ともなる。

適応障害の一番の特徴は同定されたストレスに対する無益な反応である。反応は，ストレスを感じて2～3週間以内に現れ，その後何か月も持続する。前述のように危機には2種類あり，発達性（学校に行き始めた，家を出る，結婚するなど）と偶発性（自動車事故，窃盗，レイプなど）がある。これらの出来事は，単

発であったり，複数で起こったり，一時的であったり，持続的であったりする。

　臨床の場で出会う，さまざまな状態の適応障害に用いる用語は以下の通りである——不安な気分を伴うもの，うつ気分を伴うもの，身体の訴えを伴うもの，ひきこもるもの，仕事や学業の困難を伴うもの，またはこれらの組み合わせをもつもの。ほかの章で述べる症状はすべてストレスの結果として表れることがある。症状によって，日常生活や，社会や親密な対人関係に障害の起こることもある。

急性ストレス反応

　健康な人が一時的ではあるが深刻な状態になるもので，非常に大きなストレスへの反応として起こり，普通数時間または数日で回復する。ストレスには，その人または愛する人の安全を脅かすような圧倒的なトラウマであったり（自然災害，戦争または身体的虐待等），突然の脅威となる環境の変化（自動車事故で複数の人を亡くす等）である。

　イベントの発生後，即座に非現実感に包まれる。呆然として混乱し，明らかに否認のメカニズムが働く。悲嘆，恐怖，絶望，怒りなどの入り交じった感情でいっぱいになる。その数日後，または数週間後には，理解しようという作業が働き，事態を受け入れるようになり，新たな適応のレベルに達する。否認，情緒的な覚醒，「克服しようとすること」や決心は，ストレスの高い環境に対する基本的な反応である。

　最も混乱した反応は，現実を把握できなくなる急性の精神病状態に陥ることである。これは，多くの人が神経衰弱と呼んでいる。特徴は精神病と同じようなもので，妄想，幻覚，奇妙な行動があげられるが，極度なトラウマに曝露された人に突然起こるものである。症状は違いが大きく，その強さも変動し，通常，トラウマへの曝露がなくなった時点で，または長くとも数週間で治まる。下記に表す例は，まれではあるが劇的な急性反応で，精神病様の症状を呈している。

　　ジェーンは，海外勤務中の外交官の妻で35歳。二人はジェーンが神経衰弱になる一年ほど前に，政治的に不安定なアフリカのある国に赴任となりまし

た。ジェーンは新しい環境に何とか適応していました。しかし政治危機が悪化するとともにジェーンの順応性が崩れ始め，戸惑いがでるようになりました。市民戦争勃発で，彼女を支えていたものがとうとう崩れてしまい，ある夜，急に混乱して，公共の場で夫を戦争国のスパイであると責め立てました。秘密の声が聞こえるようになり，戦争を止めるには，彼女が自分の喉を掻き切るしか方法がないと言う声に従おうとしました。鎮静薬を飲み始め，母国に帰って一週間以内で症状が完全になくなり，かろうじて苦しい体験を思い出すくらいになりました。セラピストとの話し合いで，ジェーンはこの嫌な体験を客観的にとらえ，コーピング戦略がストレス環境に対処しきれず恐怖に押し潰されてしまったことを認識しました。ジェーンは夫を含むすべての人が脅威と思い込む「原始的」情緒の状態に退行していたのでした。

治療と長期的な問題

　適応障害や急性ストレス反応は回復が期待できるが，それは治療が重要ではないという意味ではない。それどころか，危機時の介入は，可能性のある最良の結果を得て，将来の脆弱性のリスクが最小になるようにする。治療のタスクは，脳卒中で動きが不自由になる状態になった場合のように，急性症状に取り組み，本人が元のバランスのとれた状態に戻れるように援助することである。持続するストレスに適応できるような援助が必要である。重要な点は，その人自身の資源を使って，これらの目標を達成するよう支援を提供することである。危機介入のアプローチは，実用的でしかも短期のものである（19章参照）。その人の環境を少し変えるのも助けになるかもしれないが，「2，3日休めばよい」という誠意のない提案はあまり有効ではない。

　共通のストレス（例えば地域の災害）を経験した人たちには集団精神療法も有効である。支持的なグループのなかで，共通の経験について語ることによって，強い感情からうまく解放されることがある。また経験したトラウマを振り返り，心理的な反応を思い起こし，ほかに取りうる思考や感情を検討することも有益で

079

ある。単純にストレスの高い経験の詳細を繰り返し話すことで，口にできなかったことも受け入れられるようになることがある。

　薬物療法も有用であるが，通常は控えめにした方がよい。短期の薬物療法は不安を減らし，睡眠を改善することができるが，抗うつ薬は一般に必要ないであろう。薬物療法は，精神病的な経験による混乱を乗り切るのに有用である。

　適応障害や急性ストレス反応は，強いストレス状態に対する理解可能な反応であり，時間とともに治まっていく。しかし時には持続的な精神病様状態に発展する場合もある。ストレスを引き起こす状態がなくなっても，その後長く持続するようになると理解が難しくなる。外傷後ストレス障害（6章参照）は，ストレスに対する遅れた反応，または長引く反応で，何か月または何年も続く反応につけられた名称であり，ストレス自体が非常に心を痛めるものであったり，有害であったり（例えば，拷問，レイプ，天災，複数の死亡，戦争等の体験），被害者が特に脆弱であることによる。

　うまく適応できなかった人は，夢や起きているときに侵入記憶を通して，繰り返しトラウマを追体験する。その人の情緒やパーソナリティの活気が失われ，対人関係に困難が生じるようになる。恐れのためにひきこもるようになるかもしれない。フラッシュバックは，トラウマ体験を克服するための繰り返し失敗した試みとして理解されている。

　ベトナム戦争以来，外傷後ストレス障害を認識して，トラウマ時またはその直後に，優れた心理的介入の必要性が強調された。心理的介入によって，被害者はその体験を客観的に理解して，将来の問題発生を減少させることができる。

結論

　本章では，ストレスへの一般的な反応を理解しようとした。著者は，本章で多くの人が影響を受けやすい状態について述べた。これらは，誰もが人生の浮き沈みで実際に経験することである。これらの反応は，ストレスが破滅的なものであっても，ライフサイクルのなかで予期できるようなものであっても理解できるものであり，この後の章で述べるより複雑な精神状態を考える手がかりとなる。

6.

不安スペクトラム

　不安とは我々が危険に遭遇したときの適応的な反応である。人間を含むほとんどの動物が，突然，予期できない状態が起こったとき敏感になり警戒する。チャールズ・ダーウィンは著書『人および動物の表情について』で，動物が進化するにつれて不安という警告サインを感じることで危険を察知する能力を習得して恩恵を受けていると述べた。しかし，我々が臨床的に不安と呼ぶのは現実的な危険はないのに起こるもので不可解で気が滅入るものである。適応的な不安も臨床的な不安も極めて不快なもので，不吉な予感と身体に広がる苦痛を伴い生活を激しく脅かしうる。

　より心理学的には，フロイトは外界からの危険のシグナルである客観的な不安と神経症性の不安とを区別した。彼は神経症性の不安を抑圧された情緒的葛藤が意識のなかに噴出する状態と関連していると説いた。その後，フロイトの弟子アーネスト・ジョーンズは恐怖，心配，おびえ，パニック，懸念などの不安と関連した現象や生活環境に比べて不釣り合いに大きな不安に注目した。

　不安は，今日，脅威が存在しない場合，または不安が現実の脅威に不釣り合いな場合ほど大きく，身体的にも精神的にも症状がある場合は治療の対象と見なされる。強烈な恐怖感や持続する心配は，平常の生活を妨げて元気づけの言葉でも改善されず，誇大された，時には馬鹿げた思考や行動を伴うこともある。例えば，多くの人は蛇を嫌うが，蛇に遭遇したらいけないからといって山中を歩くのを諦めはしない。ところが，蛇恐怖症の人は街から出ようとしないかもしれない。飛ぶことへの恐怖もよくあるが，それが理由で海外旅行をしないという人は少ない。しかし飛行恐怖症の人は，この恐怖にあまりにも影響を受けて，旅行を

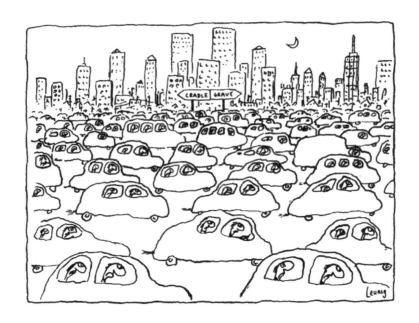

伴うような仕事を諦めるだろう。

　いくつかの不安のパターンはよく理解できるものである。自動車事故の直後，運転を躊躇したり，事故の夢にうなされたり，事故が起こった場所を避けるなどの行動は全く自然である。このような経験は通常，短期間であって，急性ストレス反応または不安を伴う適応障害と呼び，時間とともによくなり，外部からの助けは必要だとしても最小限と考えられる。数週間，または最長でも2，3か月以上続く場合は不可解である。

　交通事故から派生するような否定的な感情(エモーション)は，我々の世の中をみる目や将来の見方に影響を与える。異常に心配性の人は，人生はいつも危険がつきまとうものと思うようになり，不安感が持続し，世の中は危険な場所であると考えるパターンが確立してしまう。例えば，パニック発作のある人は，息ができない，動悸が激しく心臓発作を起こす，めまいで倒れるといった身体に感じる感覚をもうすぐ死ぬサインだと解釈してしまう。外部の刺激（例えば，パニックが起こった戦争の前線に戻る）や人間の内部にある刺激（考え，イメージ，身体の感覚など）も不安の発作を引き起こす。その傾向が具体化すると，人は異常に警戒して

自分の身体の状態を細かく観察したり，普段は無視するような感覚にも気づいたりする。

　不安障害は精神の混乱を反映する精神症状や身体感覚や経験によって特徴づけられる。精神面での特徴の核となるものは，死ぬ，理性を失う，罠に落ちる，当惑する，恥をかく，正気を失うなどの抑圧的で不快な恐怖である。恐怖はぼんやりしたものであるかもしれず，それは不吉な予感あるいは恐ろしいことが起ころうとしているという見込みであるかもしれない。心のなかの緊張感，落ち着きのなさ，恐ろしい世界として目に映るものを絶え間なく探索していることなどが密接に関連している。また自分の感覚の歪曲（離人症）や世界感の歪曲（現実感喪失──現実ではないと感じる，世界が奇妙にみえる）を実際に経験する人もいる。言うまでもなく，高度な精神機能である集中や思考に支障が生じる。睡眠も避難場所とならず，不眠症，不十分な睡眠，鮮明な夢は典型的なパターンである。身体的な症状が全身に現れ，不安症の人たちは動悸，胸の痛み，荒い息づかい，息ができない感覚などを経験することもある。口のなかが乾く，吐気，下痢はストレスを消化管で受け止める人たちに多く，筋肉痛，心臓の痛み，全般の痛みを感じる人もいる。またその他に神経に関する症状──めまい，気絶，しびれなどもある。

　このような精神や身体の混乱はほかの精神疾患にも共通であり，特にうつ病にはよく見られる。うつ病の人たちの多くは，悲しみよりもそれに関連する不安がより苦痛であると訴える。精神病の人たちも彼らの世界が分裂して彼らもばらばらに壊れる恐れを感じるとき，非常に強い不安を経験し得る。アルコール中毒や薬物依存症の場合，不安はその原因にも結果にもなる。不安な気持ちを消すために化学物質を使用するが，離脱の間，不安は悪化するのである。不安はその他身体の疾患にも伴う場合がある。例えば，がんのような疾患が暗示するものへの懸念から生じたり，甲状腺機能亢進のようにその疾患固有のものとして生じたり，治療の結果として生じることがある（例えば，喘息の場合，ステロイドがどういうわけか不安を引き起こす）。

不安は単数あるいは複数？

　臨床医のなかには，不安の中核となる情緒に苦しむ場合，いくつか異なる形があると考える人がいる。そのなかには，パニック，広場恐怖，強迫性障害が含まれるが，これらには共通の基盤があり表現型が異なるだけと考える人もいる。彼らは不安障害はしばしばほかの疾患と共存しており，時にはどちらかがより強く現れる事実を指摘する。異なる形の不安はそれぞれ特別な治療を要するので，議論は決して学術的なものではない。

　不安障害は人生を通して発症するもので，どの時期にでも発症し得るが，ストレスの高い状況の後に発症するのが通例である。6人に1人が何らかの形で不安障害を経験する。蜘蛛を怖がるといった特殊な恐怖症が最もよくある例だが，きまり悪さから，あるいは怖い状況を避けることができることから，専門家の助けを求めるのはまれである。強迫性障害は不安の最もまれなケースと考えられていたが，今日ではそのように考えられてはいない。

　一般的な不安のパターンは，特に全般性不安障害の場合，ストレスに直面したときに悪化してそれが長期にわたることが特徴である。広場恐怖で悩む人が，その恐怖から完全に解放されたことがないと打ち明けるのも珍しくはない。社交恐怖や特定の恐怖症も，治療を受けない限り持続する。強迫性障害の人の多くは症状をときたま経験するだけで普段はまともに生活できるが，そのうち3分の1は完全には回復しない。

不安障害の原因

　これには数多くの解釈があり，精神分析的な理論から生物学的なモデルまで幅広くある。歴史的には，最初に不安について解明しようとしたのは精神分析理論であった。フロイトは精神機能に関するモデル（自我，本能的衝動の源泉イド，超自我）を開発し，不安を自我に危険を知らせる信号であるとみた。特に表出を求めるイドにある願望と関連しているとみた。不安に対して抑圧や知性化や合理化のような自我防衛の心理過程が発動する。そこで臨床医や患者は，攻撃性のような無意識のなかに存在する力で，歯止めがきかなくなると葛藤を引き起こした

り（例えばもともとある劣等感を抑える必要性），患者が恐れる結果を実際にもたらしてしまうものを識別して理解するよう努力する必要がある。

　フロイトは性的エネルギーあるいはリビドーが閉ざされ，それが不安へと向けられるという面白い見解をもっていたが，今日その見解は信用を失っている。不安は，例えば強迫観念や恐怖症のように，一見無害な物や状況や考えに関連づけられ，強迫性障害の儀式的行為のような行動や，恐怖症のような回避として表現される。後にフロイトは，不安は多くの神経症的な状態の中核にあって，その影響を複雑な形で織り込んでいると示唆した。そしてフロイトは，精神のなかにある無意識なレベルの圧力と外の世界の要求がうまく処理できない葛藤となり症状を作りあげていくと指摘した。

　学習理論家は，誤った学習が不安障害の基となると示唆する。すなわち，ある状況にはふさわしい恐れが，比較的無害あるいは脅威のない状況につながったり，またはその恐れがさまざまな状況に汎化するのである。例えば，ある試験に失敗した学生が，その後の試験すべてを恐れるようになり，より悪化すると，学問，スポーツ，社会活動，仕事等の能力すべてにおいて自分が試されていると恐れるようになる。

　この見方は当初は受け入れられたが，今日では認知的な見方が取って代わり，情報プロセスの混乱が起こったと考えるようになった。例えば，強迫性障害では，自分の清潔さが気になる，家に鍵をかけたか気になる，愛する人に敵意をもつなど（多くの人が時々するように），普通の思いに真剣に取り組むときに崩壊的な考えが起こり，その考えに多くの労力を費やすことになる。わかりやすく説明しよう。子どもを愛する母親が小さないたずらをした子どもを叩こうとふと思うことが子どもに危害を加える，さらには殺すのではないかという恐ろしい思いに発展してしまうことがある。これは自身を清める儀式のような強迫的行為で，暴力を働くという恐ろしいイメージに対処しようとするからである。

　実存主義では，不安すべての核心には命に終わりがくる（ドイツ語 "angst" が，この懸念を表す用語としてよく使われる），人生の意味や目的がないなどの有限性に関する基本的な懸念があると仮定する。このような人々は，自分が実在しないという考えに怯えて，その不安 "angst" を神経症的ないろいろな症状に

置き換えて自分を騙しながら生きて，実存に直面するのを避けているのである。（このような症状を治療するのに使われる精神療法については，19章で述べる。）

　不安の要因として心理的なものとともに，神経解剖学的なものから神経化学的および遺伝的なのものも含めた生物学的な要因に関するエビデンスも多く報告されている。例えば強迫性障害の場合，患者の一親等血縁者の5人のうち1人もまた発症する。双子の研究でも似たような遺伝性が指摘されている。脳化学の機能不全──すなわちセロトニン脳化学システムの感受性が増加する──が原因となることもセロトニンに影響を与える抗うつ薬だけが強迫性症状に効果的であるという観察から支持されている（19章参照）。特に気になるのは，脳のある部分のみ過剰に活発であるというエビデンスである。人によっては不安に対する特殊な生物学的脆弱性を有するようで，急性の不安に敏感に反応したり，カフェインのような薬剤や呼吸亢進や一定の化学物質などの刺激にパニックを起こすこともある。これは彼らの脳が高度なレベルに調整されていて危険に反応する周到性によって特徴づけられているかのようにみえる。

　では，次に特定の臨床像の特徴によって不安障害の種類をみていこう。全般性不安障害はその名前が示すように最も一般的なものである。パニック障害はこれに似ているが，その発作は短い激しいものである。不合理な恐怖は三つのグループに別れ，特定なものに対する恐怖症（例えば蜘蛛への恐怖），社交恐怖（他人に遭遇する恐れ），そして広場恐怖（スーパーマーケットや映画館など人ごみの場所に，閉じ込められるという恐怖）である。強迫性障害の場合，不安はある考えやイメージ（例えば手が菌で覆われている）に関連し，それに対して強迫的な行為（何度も手を洗う行為）を繰り返して問題を解決しようとする。外傷後ストレス障害は，たとえばレイプの被害や軍隊における戦闘という過酷なトラウマの後に発症する一群の不安である。

全般性不安障害（ＧＡＤ）

　全般性不安障害（GAD）は人口の5％が経験する[★1]。さまざまな不安症状を有し，生涯内部にくすぶり，ストレスに影響されると症状が強くなる。GADに苦しむ人は典型的に心配性の資質がある。心配が日常生活に支障をきたし，──仕

事，子どもの安否，結婚，金銭，屋根の雨漏り，身体に表れる症状の心配などのささいなことから深刻なものまで——心配の種は尽きない。このような心配に伴うさまざまな不安の特徴は下記の通りであり，これら症状の重度はさまざまだが絶え間なく続くことが多い。発症は徐々に起こり，青年期や成人になりかけの時期に男女別なく発症がみられる。不安障害全体にいえることだが，20代から30代まで彼らは診察を受けないでいる。多くはこの悲観的な経験を自分の一部ととらえて治療が効くと思っていない。症状には次のものがある。

・自分でコントロールできない日常生活の出来事を，過剰に心配する。
・過度の覚醒の影響（例：いらいら感，落ち着かない，集中できない，心が空白になる）。
・筋肉の緊張（例：頭痛，身体の痛み）。
・めまい，ふらつき感。
・発汗。
・心血管（動悸，胸の痛み）。
・呼吸（息切れ，息苦しい，過呼吸）。
・排尿（頻度な排尿）。
・胃腸（口渇，腹部にざわめきを感じる，吐き気，下痢）。
・睡眠障害（寝付きが悪く，昼間倦怠感がある）。
・アルコール，薬物乱用。

　身体の症状で何度も医者にかかることで，真の診断を遅らせてしまう。頭痛や胸の痛みを調べる特殊な検査を行い，結果が異常なしとなった場合，治療薬が処方されるが，なかでもベンゾジアゼピンは特に治療薬そのものが問題を起こす可能性が高い。より適正な治療は，説明，支援，限定された医学検査の組み合わせであり，服薬は避けるかまたは短期に絞ることが望ましい。

★1　ストレスと健康・全国調査2013-2015（世界精神保健日本調査セカンド：WMHJ2）によれば，日本ではGADを成人では年間人口の0.6％が経験する．

28歳のテレサは秘書をしており，がんで入院している母親の看護師から精神科医に紹介されました。看護師は，テレサが母親の治療についてしつこく質問を繰り返し，看護師の説明に聞く耳をもたない状態であると報告しました。テレサ自身，母親が最善の治療を受けているかどうか疑っていると語りました。そして看護師が少しでも違った答えをすれば，テレサのいらいらが増すのでした。普段，テレサはすべてのことに心配して，同僚たちは彼女を心配性と呼ぶほどでした。そして過去１年半ほど絶え間のない頭痛と肩こりに悩まされてマッサージを受けているのですが，緊張すると頭痛や肩こりは悪化します。テレサは，もう何年も彼女の「神経症」を医者にみてもらうべきかどうか考えていました。

パニック障害

　パニック障害は突然起こる強い恐怖で，恐怖感と不安の身体症状が出るもので年間人口の１〜２％の人々が経験する[2]。症状は全般性不安障害と似ているが，発症は理由もなく何の警告もなく突然起こる。発症すると圧倒的に強い不安を感じ，身体の症状もさまざまである。これには，卒倒するかもしれない，気が狂ってしまう，コントロールできない，さらには死んでしまう，あるいは破壊的なことが起こるのではないかというぼんやりした感じなどがある。症状は短くて何秒間か何分間であるが，時には１時間ほど続くものもある。パニック発作のある人は身体に病気があると思いがちで，医学検査で異常が見つからない場合でも身体の症状があまりにもひどくて安心できない。パニック障害経験者は発作を起こすかもしれないような場所や助けが求められない場所を避けるようになり，「パニックの起こりやすい人」となり得る。極端な場合，場所や状態を避けるところから広場恐怖（「恐怖症」90頁参照）とされる。

★2　ストレスと健康・全国調査2013-2015（世界精神保健日本調査セカンド：WMHJ2）によれば，日本ではパニック障害を成人では年間人口の0.4％が経験する.

不安を和らげようとして，何度も医者や救急部で診察を受け，心配な身体疾患の検査を受けようとする心気症の人もいる。その他，よく関連して起こるものに，うつ病，アルコールやベンゾジアゼピンの乱用，社会生活や職場生活における支障，対人関係や結婚生活での問題，自殺未遂などがあげられる。

　　レンは45歳の既婚者で，20歳の時初めてパニック発作を経験しました。その後，不安を「コントロール」しようと深酒をするようになり，飲酒による交通違反を起こして，その結果，禁酒しましたが，パニック発作は悪くなる一方でした。レンは運転もできなくなり，エレベーターに乗ることも店に行くこともできなくなりました。携帯電話は常に身につけてないと助けが必要なときに連絡が取れないと落ち着かず，奥さんにも同じように携帯を身につけるよう主張し，そのうえ奥さんの行動一つひとつを彼に報告するよう，要求するようになりました。また13歳の娘の安全が非常に心配になり，惨事が起こるといけないという理由で娘が友だちと出かけることも禁じるようになりました。

＊　　　　　　　　　　＊

　　33歳のハンナは，運転中，突然奇妙な感じに襲われ，非常に怯えてしまいました。やっとのことで目的地の安全な場所にたどり着いた安心感で身が震えたほどでした。彼女の家庭医は神経内科医に紹介しました。神経内科医は，脳波検査は正常であったにもかかわらず，てんかんの暫定診断をして抗てんかん薬を処方しました。そしてハンナに運転中は特に気をつけるようにと注意しました。その結果，ハンナは自分がてんかんであり発作がいつ起こるかわらないと決めつけてしまって外出を拒み，仕事も辞めて友人とも会わなくなってしまいました。こういった恐怖が何度か繰り返されたので，主治医が精神科にハンナを紹介したところ，パニック障害と診断されて適切な治療を受けるようになりました。

089

恐怖症

　物または状況に理由なしに過度な恐怖を感じ，その物または状況をいつも避けるようになる。この過度な恐怖が恐怖症の中心であり，限局性恐怖症，社交恐怖そして広場恐怖に分けられる。

　限局性恐怖症は10人に1人が経験する非合理的な恐怖で，特定の物または状況を避けるようになる。これは進化論に基づけば少しは理解できる。恐怖の対象となる物体や状況には蜘蛛，蛇，稲妻，雷，飛行機に乗ること，バスや電車での旅行，高所，エレベーター，出血を伴う外傷などがある。恐怖に続いて起こることは予測できる。恐怖症の人は，自らの恐怖をよく知っており，その物または状況を真剣に避けようとする。以前の単一恐怖という呼び方は，非合理的な恐怖が生活に支障をきたす事実を重要視していない。例えば，仕事で旅をしなければならないビジネスマンで飛行機を恐れる人や，注射がひどく嫌いで歯科医に行くのを延ばしている人のことを考えてみよう。このような重度の恐怖は，蛇や蜘蛛に出くわすのを嫌うがわざわざ避けようとはしない正常な恐怖とは異なる。

　若いザーラは羽毛恐怖で治療を受けようとしました。鳥が怖くて，特に羽毛が怖いのです。鳥を見たり鳴き声を聞くだけで外出を控えるだけではなく，常に羽毛が空中に舞っていないか確かめるのでした。鳥や羽毛のせいで公園には行けませんでした。

* 　　　　　　　　　　*

　定年退職後の67歳のパメラは生涯にわたって雷を恐れているのですが雷の何が怖いのかわかりません。天気予報を詳細に調べて，嵐の予報があるときは外出を避けて約束もすべてキャンセルしました。雷雨が起こるとすぐにカーテンやブラインドを閉めます。特にひどい雷雨の場合，実際ベッドの下

★3　2003年から2006年にかけて日本で行われた調査では，特定の恐怖症は成人では年間人口の2.3％が経験する．

に潜り込み，最悪の状態が通り過ぎるまでじっとしています。そのせいで自分の人生はひどく惨めであると嘆くのですが，利用できる治療があるとは知らずに神経質なのだと思い込んでいたのです。

社交恐怖は特定の恐怖症に似ているが，恐怖が社会的な状況に関連する。一般に青年期に発症して，成人期を通して社会から孤立するのも特徴である。社交恐怖の人は，ほかの人たちが自分をどのように思うかを恐れ，おかしく見えるのではないかと苦しむ。典型的には，新しい人たちに会う，パーティに参加する，職場の会議に出席する，同僚の前で話をするといったことを非常に恐れる。彼らは，公共で嘔吐するかもしれない，食べ物が呑み込めないかもしれない，手が勝手に震えるかもしれないと恐れて，公共での飲食を避ける。また人前で汗をかいたり赤面したりするのを恐れて社交を一切避ける。社交恐怖の青年は，教室で先生に質問をされると心配になり，学校の旅行や社交行事や友だちと一緒に泊まるのが非常に苦痛になるという。もう少し年齢の高い人たちの共通点は，友だちがいない，密接な関係がもてない，働くのが難しいなどである。年齢グループを問わず，社交恐怖に苦しむ人たちは恐怖症そのものよりうつ病やアルコール乱用などの合併症で受診することが多い。

社交恐怖と，人前で話したり口頭試験で起こるあがり症，抑制，不適切という感覚や批判に過敏という特徴をもつ回避性パーソナリティ（10章参照）との見分けを慎重に行う必要がある。それぞれの治療は異なるのである。

40歳のイサベルは教員をしていて，公共で嘔吐するのではないかという恐怖があって診療を受けました。子どもの頃から人前で吐くのではないか，それが愚かにみえるのではないかと心配していました。友だちと休暇に出かけることやほかの人の車に乗るのを避け，教員室での飲食や友だちを食事に誘うことも避けていました。診療を受けようと決意したときにはもう日々の活動はほとんどなくなっていました。

　　　　　　＊　　　　　　　　　＊

　ジョエルは19歳のテニスのコーチで，急に注目されると自分を強く意識してしまいます。学校では非常に不安で，先生に質問されるとひどく赤面してどもってしまうのです。高校生になると教室で自分の作品を発表することを避け，自分の番の日には仮病を使いました。ジョエルは卒業してテニスのコーチとなりましたが生徒との会話が難しく診療を受けることにしました。特に電話での会話が難しく，母親にテニス指導の仲介役を頼むことにしました。この作戦は成功しましたが，テニスコートで生徒に関するたくさんの問題に直面しました。生徒はジョエルとのコミュニケーションが難しく無礼でぶっきらぼうだと言って彼のクラスから離れていきました。

　広場恐怖は20代前半で始まる傾向があり，1871年に初めて「ある通りや広場を歩くのが不可能となる，強いて行えばひどい不安に襲われる」と説明された。広場恐怖はよく空間を怖がるものと間違ってとらえられるが，ギリシャ語agoraは市場や人の集まるところを指す。広場恐怖に苦しむ人は閉じ込められた気分になる状況を避けるのである。店，人の列，劇場，公共交通機関，橋，トンネルなどがそれである。恐怖があまりにもひどい人は家から出られなくなることもある。

　不安を軽減するための戦略には，誰かと一緒に旅行をする，電車に乗るときは止まる駅が多い電車に乗る，スーパーマーケットでの買い物は夜遅く人気のないときを選ぶ，劇場や映画館では通路側に座るなどがある。また親戚や友達に用を頼んだり子どもの学校の送り迎えを頼むこともある。

　24歳のアンヌは，胸の痛みと発汗と息切れの症状で救急病院に行き，その6か月後に精神保健のアセスメントに紹介されました。心臓病の検査を受けた結果，ストレスと診断され退院しましたが，それ以降4度も救急病院を訪れ，心臓専門医2人に診察を受けました。心理職のインタビューで，アンヌは家でテレビを観ていて，胸の痛み，発汗，息切れを経験したと話しまし

た。それ以降，死ぬのではないかという気持ちになり家族が救急部へ急いで連れて行ったのです。最初の診察で安心したのですが，再度発作を起こしました。ほかにめまいやふらつき感，戦慄，発汗，暑かったり寒かったりする，膝ががくがくするなどの症状がありました。

　アンヌは，健康が非常に心配になり，発作がもっと起こるのではないか，ひょっとすると深刻な疾患に罹っていて死ぬのではないかと恐れるようになりました。一人のときに発作が起こっても助けが呼べないという心配から，活動を減らして，地域の医院を詳細に地図に描いて，どの病院に救急部があるか調べ，外出のときはその病院からあまり遠くないところを選びました。運転中に発作が起こるかもしれないと恐れて運転を諦め，助けが必要なときに人ごみでは抜け出せないので，人ごみも避けるようになりました。

強迫性障害（OCD）

　不安が現れるもう一つの形態がある──特別な考え方に取り憑かれ（強迫観念），その観念に関連する行為による反応（強迫行為）を伴う。強迫観念は苦悩を与え，いつまでも続く思考，衝動やイメージであって，侵入的で意味のないものとして経験されるが，こころから消すことができないものである。この観念は，道徳的に，または性的に不快な思考や，電気を消したか，鍵をかけたかという不確かさや，汚れている，汚染されていると思うこと，人に危害を加えるイメージなどをめぐって起こる（OCDの人は，実際，他人にそのような危害を加えることはない）。

　17世紀に『天路歴程』を書いた作家ジョン・バニヤンは，彼の精神的な観念について「伝導していると，神を冒涜する考えに襲われ，集まった信徒にそれを言ってしまいたい気持ちに強く襲われる」と，生き生きとした描写をした。

　強迫行為は，本人がまったく無駄で，不適切で，部分的・一時的な救いでしかないとわかっていても，強迫観念を扱うために繰り返し行う定型的な行為である。本人にはまったく選択肢がなく，強迫観念からの不安を振り払うには，馬鹿

げた行為を実行するほかない。その行為の後，また不快な考えやイメージが襲う
のでその行為を何度も繰り返し行わなければならない。最終的にこの行為が不安
を振り払う力を失い，その時点で非常に込み入った時間のかかる儀式が生まれる
のである。調べる，洗う，数える，買い貯めるなどがよくある強迫行為である。
著者の患者のなかに，毎日小さな子ども2人のお尻を何度もごしごし洗い，そう
でないと2人の子どものお尻についている大便のかすが，子どもの身体を汚染す
ると恐れた若い母親がいた。彼女は自分の考えは馬鹿げていると知っていたのだ
が，それに逆らうことができず，子どもを洗うことで一時的ではあるが救いを感
じたのである。彼女のそういう苦しみや，子どもたちへの影響をみる夫や周りの
身内家族は非常に苦しんだ。

　ジェームズ・ボズウェルが書いた，作家サミュエル・ジョンソンがその境界を
交差するとき繰り返し行う儀式的な行為は，強迫行為を鮮やかに描写する。

　　　現に私は無数と言ってよいほど多くの機会に，彼が途中で突如立ち止った
　　後に自分の歩数を真剣な表情で数え始め，彼がこの種の摩訶不思議な動きで
　　うっかり間違った場合には途中で後戻りして，この儀式を始める然るべき姿
　　勢を取ってそこを通り過ぎて初めて，熟考から解放された感じで急いで歩き
　　出し，一座の者と合流する情景を目撃した。[★4]

　人口の2〜3％がOCDを経験して，多くは成人期の早期から始まる。発症は
徐々に始まり，治療の効果がなければ持続して，人生のストレスで再発するのが
よくある例である。OCDは，秩序正しい計画性のある毎日を送る強迫的なパーソ
ナリティの人によく起こる。秩序と時間を守る几帳面さのような強迫的な特性
は，本来，OCDの臨床像ではなく，人生の要求に応えられる人をつくる。

★4　J.ボズウェル著，中野好之訳『サミュエル・ジョンソン伝1』みすず書房，1981，
359.

40歳のジョンは独り住まいで，覚えている限りいつも心配性でした。人と会って間違ったことを言ってしまうといけないので，人に会うのを避けていました。そして人に会った後は，いつも電話や手紙でその人に怒らせることを言ってないか確認するのでした。そうすれば少しは気が楽になるのですが，できる限り人と会うのは避けていました。このほかにも強迫観念があり，それに関連した強迫行為もありました。家を出るときは，玄関の扉の鍵をかけ忘れているかもしれないと思い，何度も戻って確かめるのでした。また彼は過去にAIDSに感染するような行為はしていないのですが，AIDSを非常に心配して，過去にHIV検査を10回も受け，その度に陰性の結果を受け取りました。彼の洋服はすべて左右対称に並んでなくてはならず，それぞれのラックにはスーツが両端で，その中央にシャツとズボンをかけました。家のなかの多くのものは，洋服と同じように整理整頓され，同じように並べました。対称性が少しでも崩れると，ジョンは非常に不安になり，何時間もかけて並べ直しました。

心的外傷後ストレス障害（PTSD）

　これまでにみてきた不安と異なり，PTSDはその名が示すように，同定できる原因，つまり心的外傷（トラウマ）がある。戦闘でみられたトラウマに対する異常な反応が始まりで，米国市民戦争での兵を描写するのに「精神的消耗」が使われ，第一次世界大戦では「砲弾ショック，または戦争神経症」，第二次世界大戦では「戦闘疲労」と呼ばれた。

　パット・バーカーは，第一次世界大戦と大戦後をテーマにした「再生の三部作」で，このような精神の状態を鮮やかに表現した。彼女は，物語のなかに歴史上の人物リバーズ医師が1917年に王立医学学会（Royal Society of Medicine）に提出した患者の報告をうまく織り込んでいる。リバーズ医師はスコットランドのクレーグロックハート戦争病院で戦争神経症の患者を診療した。負傷した若い兵士の上に土がかぶさり埋められ，その土を掘って抜け出す様子は典型的なもので，

負った傷は完治するのだが，眠れず，「戦争の悪夢」や，完全に元の健康を取り戻せるかという不安に悩まされる。医者から言われたように，頭からトラウマ的な記憶を消そうと努力するが，眠っている間はその記憶を遠ざけることができずに寝るのを恐れるようになる。リバーズ医師はそのような悲惨な経験の記憶を自分の意志だけで消すのは不可能だと認めた最初の医者であった。この不快な記憶に直面し，日中にそのことを深く考えるという革新的なセラピーで，その兵士は精神状態を大きく改善し，任務に戻ることができた。

リバーズ医師はフランスやベルギーの塹壕でひどいトラウマを経験した兵士に救いをもたらそうとして苦労した。ウィルフレッド・オーエンは『精神病患者』で，彼自身の戦争体験を描写した。

それ故，未だに彼らの眼球は苦しみに縮み
脳の中へ落ち込んでいる，なぜなら彼らの感覚では
日光は血痕に思われ，夜は血の黒さをもたらすからだ。
夜明けは新たに血を流す傷口のように大きく口を開ける。[5]

心的外傷の影響への関心は戦闘での犠牲者から始まったが，その後，山火事，地震，洪水などの自然災害や，拷問，暴力的犯罪，レイプなど一般市民が犠牲となる人為的な心的外傷の精神的影響についても考えられるようになった。

このような出来事は，精神的に混乱しやすい人にのみ精神的な影響を与えるのかどうかという議論は，客観的な研究によって強靭な人にも影響を与えるということが明らかになるまで何年も続いた。重要なのは悲惨なトラウマとなる出来事への曝露である。新しい診断名PTSDは，米国精神医学会の1980年版の診断分類で深刻なストレスとある種の精神症状との関連性を表したものである（改訂前の分類は60年代後半のものであって，「一時的な状況から生じる混乱」という分類に入り，戦争関係のもののなかに一例があるのみだった。その例は，「戦闘に関

★5　W.オウェン著，中元初美訳『ウィルフレッド・オウェン戦争詩集』英宝社，2009，107.

連した恐怖で震える，走る，隠れる等の行為によって表現された」と説明があり，興味深い）。70年代になるとこの見解は明確になり，ベトナム戦争から帰還した多くの兵士たちにみられる症状が同じようなもので広く浸透しているところから正式な診断名を加えることが強く支持された。

　しかし，PTSDを精神医学的診断名として容認するところから大きな問題が起こってきた。外傷的ストレスはどれくらいの重度のものでないといけないのか，これは人間が普通に経験する範囲を超えたものなのかと問われるようになった。WHOは「ほとんど誰にでも広範な苦痛を起こすような出来事」という散漫な基準を用いている。この議論はまったく学術的ではない。男であれ，女であれ，子どもであれ，無数の人が生涯一度はトラウマ的ストレスに曝露される。では，一刻も早く，精神保健カウンセリングを全員に提供するべきなのか？　という質問が出てくる。そのようなニーズは決して満たされることはないので，PTSDという長期にわたって消耗する疾患になる人を予測できる方法はないのか？　というより現実的な質問の方が適切である。これまでその答えは見つかっていないが，それは不思議なことではない。なぜなら，社会的支援，さらなるトラウマの経験，過去のトラウマ経験，トラウマの重症度，精神疾患の病歴，レジリエンスの程度，感情麻痺の重症度，怒り，罪悪感，恥，その他関連する情緒など，関連要因のリストは限りなく続くからである。

　精神科医にとって非常に役に立つ2組の知見があるが，両者とも時間がかかるものである。一つは，すぐに治療を提供しようとしないことである。いわゆる危機ストレスのデブリーフィングは，通常，トラウマとなる出来事の2〜3日後に1回のセッションで行われるが，まったく効果がないだけでなく，悪化させてしまうこともある。被害者は，トラウマを理解して受け入れるのに，より自然な過程を必要とする。それとは逆に，治療が不当に遅れることの問題もある。PTSD症状に苦しむ人のなかには，これが真の精神的状態ではなく，専門医の助けを要しないと考え，何年も1人で苦しむケースがある。この場合，症状がうつ病やアルコール乱用などの精神障害の合併によって固定化する前に，助けを求めるよう促される必要がある。

　PTSDの人たちは，そのトラウマを再現してしまうのが典型で，出来事の詳細

が彼らの意識に絶え間なく侵入してくるのである。出来事を頻繁に思い出す——目が覚めている間のフラッシュバックを含む思考やイメージは起きていても眠っていても経験される——ことは特に目立つ症状である。そのことで感じる苦痛によって，彼らが麻痺，分離，ほかの人たちからの疎外感を経験するのも不思議ではない。同時に彼らは周りにある危険に非常に敏感になり，自分の経験したトラウマと少しでも関係のある状態を避けようとする。PTSDは睡眠障害やうつ気分，時には苦しい記憶や憤りを和らげようとして始める飲酒や薬物の乱用の問題も絡んで複雑なものとなる。

　　22歳の料理人であるディーンは，職場で起こった銃撃事件に巻き込まれ，若い同僚が殺害されるのを目撃しました。彼自身には傷はなく，次の日に職場に戻りましたが，その後何週間も何か月もいらいらして憂うつで緊張が取れませんでした。ディーンはいらいらして，道路の車の騒音も我慢できず大きな音にびくびくするようになりました。そして予期しないときに頭のなかに事件現場がよみがえり，睡眠も障害され，眠りにつくと悪夢にうなされます。そして，殺害された同僚を何とか助けられたのではないかと自分を責めるようになりました。以前は，活発な気前のよい男性でしたが，友人から離れるようになり，孤独な世捨て人のようになってしまいました。また深酒をするようになり，それが彼の苦しい思いを和らげる唯一の手段のようでした。

不安障害の治療

　不安がどのようなものであっても，臨床家は患者からの話を聞き，適切な場合，家族からも患者の話を聞き，状態の性質を理解する。また可能性のある身体的原因（例えば，低血糖，甲状腺機能亢進症，過度なカフェイン摂取，物質の離脱症状で脳に影響するもの）を除外する。うつ病やアルコール・薬物乱用などの他の精神症状が併存する場合は，不安が主か，あるいは副次的かによって治療法が異なる。また我々は不安症状を持続させたり，悪化する要因を探索して，治療

的介入の目標とする。これには，対人関係での衝突，職場での圧力，逆境体験，カフェインやニコチンやアルコールの過度摂取などがあげられる。

患者の不安が家族に与える影響についても調べる。これは状況がよくなるか，悪化するかに影響するからである。例えば，広場恐怖のため自宅から出られない，あるいは家の汚染を取り除くために一日中家を磨いている母親の子どもに，全く影響がないとはいえない。同じように恐怖症のためにパートナーが相当な我慢をしているかもしれない。逆説的に，疾患が家族にとって都合がよい場合もある——情緒不安定な夫は不安症の妻が彼に依存するのを不注意にも世話をしてしまうので妻の改善するチャンスを閉ざしているかもしれない。

　　24歳の学生リサは，典型的なパニック障害を経験するようになりました。そして彼女の父親は，彼女が発作を起こすといけないので講義に付き添うようになりました。父親は最近，職を失い絶望的な状態でしたので，娘の脆弱性を，娘が自分を必要としているのだと考えました。リサの治療と同時に，父親の方もパニック障害の特質と治療についてアドバイスを受けるようになり，父親には娘の世話に代わる活動が考案されました。

不安症の人たちの多くは，身体的状態に関し非現実的な考えをもっている。治療において重要なのは，彼らはもうすぐ死ぬのではない，発狂するのではないということを納得させ，安心させることである。セラピストは不安症状の特質に関する情報を提供して一般にある間違った考えや俗説を拭い去り，治療でできることを説明する必要がある。例えば，患者に過呼吸が起こす症状を説明して，自発的に過呼吸をしてその症状を経験させることで，呼吸をコントロールできるよう——呼吸を遅くして過度な浅い呼吸や過度な深い呼吸を避ける——その最初のステップを教える。定型的な治療的呼吸法として下記のものがある。

・息を止めて10数える。
・そして息を吐き，「リラックスする」と言う。
・ゆっくり３秒かけて息を吸い，３秒かけて息を吐くという６秒間のサイクルで呼吸をする。

・これを10回繰り返した後（１分後），また息を10秒止め，６秒の一連の呼吸を繰り返す。

　患者が治療の共同者として積極的に取り組めるように，この情報を印刷して自助組織などに置いておくとよい。不安に悩む人の多くはインターネットをうまく利用しているが，信頼できるページを見つけられるよう，そして即効性を訴える高価な治療者に騙されないよう，援助する必要がある。

　平静さを取り戻せると，人は身体の症状を克服して不安に悩むこころに代わるものを得たという達成感を感じる。これはさまざまな方法で達成できる。音楽，瞑想，マインドフルネス（精神保健の場で使用できるよう修正された瞑想の一つ）があり，太極拳，ヨガなどは何世紀にもわたって使われている。よく使われているものには，筋肉の緊縮を観察しながら，縮める・緩めるを交互に繰り返すという方法がある。これを視覚イメージと組み合わせて，自身の体験したもので平静さを与える場面のイメージを思い起こさせる。よく使われる場面には，静かな波，日陰の林間地，ふっくらした雲などで，これらと一緒に静かな音楽や自然の音を聞く。

　ストレスマネジメントにはさまざまなアプローチがある。系統的な問題解決法では，患者が不安の原因となっている人生の問題を識別して，その解決法をいくつか考え，それを順番に検討して，最も妥当な解決策を選び，そしてその実行計画も考えるといった一連の行為を促す。この方法に関連した手段には，定期的に運動をする，レクリエーション活動に参加する，経済的な問題や緊迫した結婚生活など，目的に合ったカウンセリングを受けるなどがあげられる。

　精神分析に基づいた精神療法は50年代，60年代にピークであったが，ある人々にとっては依然として意義がある。フロイトの有名なケーススタディの少年ハンスとねずみ男は，両ケースとも恐怖症と強迫の症状が中核にあり，フロイトはそれらに象徴的な意味があると考え，精神分析的に解釈した。ただ，象徴的な意味はあるとしても（例えば，人に危害を与えるのではないかと恐れる強迫症に苦しむ人は，内に潜む強い攻撃的な衝動がある），長期の精神分析はあまり効果がないことが示されている。

認知行動療法は症状に焦点をあてる。ここでは，治療は患者の精神機能や社会的機能を改善し，より効果的なストレスコーピングを促進する。

これらの治療法の組み合わせが，精神療法の中心となるものである。まず，患者の非合理的な信条や間違った想定を同定する。そしてそれをより現実的な考えや，自分の世界に合った考えと置き換えるよう患者を導く。

21歳の学生サムは，バスのなかで失神するのではないかと，恐れるようになりました。実際に失神した経験はなく，またセラピストが説明する症状も理解できるのですが，バスに乗ると不安がまだ劇的に起こりました。セラピーの一部として，「あなたは失神したことはありません。今，感じているのは不安であって，失神はしないので，バスに座って，不安が遠のくのを待ちなさい」と書いたキューカードをもらって，バスを待つ間，何度もこのカードを読みました。そしてバスに乗り，実際失神しなかったと自分に実証していきました。

特定の不安障害には，認知的アプローチと行動的技術を組み合わせて使用する。パニック発作がコントロールされたところで，恐怖の状況に段階的に曝露することで，広場恐怖に関連する人は，その状況を克服できるようになる。PTSDや単純な恐怖症も，この方法で効果的な治療を行うことができる。段階的曝露という言葉が表すように，患者は不安をもたらす物や状況や記憶に徐々に曝露される。そしてまずリラックスするように練習をして，不安の原因となるもの一つひとつに段階的に触れ，平気で対面できるまでになる。この目的は，状態を継続的に起こす主要因である回避のパターンを壊すことができるように，患者を恐怖の対象となる物や状況に触れさせることである。

以前は，全く逆の方法が行われた。患者が助けを請うのを全く無視して，最悪の恐怖を経験させた。この非情な手順には，患者が惨事に耐えられ，彼らの恐怖の非合理的な根拠に気づかせる意図があった。刺激被曝療法またはフラッディングと呼ばれたこの方法は，余りにも過酷で結果は疑わしいもので段階的な曝露法に取って代わられた。

社交恐怖の人には，ソーシャルスキルトレーニング（SST）として知られる方法が役に立っている。社会での対人関係を，例えば会話の始め方，会話を続ける方法，人が出す非言語的手がかりをどのように読み取るか，適切な程度の自己主張などを学ぶ。

　強迫性障害の場合，思考を中止する簡単な技法が有効なことがある。頭に浮かぶ考えが強迫観念であることを認識して，それに無我夢中にならないように学ぶ反応妨害法と呼ばれるもので，心配でも儀式や強迫行為を実施しないように学ぶ。これによって，強迫感からの不安は，永遠に持続しないと認識できるようになる。

　催眠術はある種の不安障害には，暗示の状態で恐怖を呼び起こし，それを取ってしまうことができるという意味で，妥当な治療となり得るが，それほどの効果は報告されていない。

　不安障害が重度の場合には，上記に述べた治療法とともに，薬物療法が必要となるものもある（18章参照）。過去にベンゾジアゼピンが広く使われたが，依存性があるため短期間の使用に限り，その後次第に減らしていく。主な利点は即効性である。選択的セロトニン再取り込み阻害薬（SSRI）や三環型抗うつ薬は，パニック発作，PTSD，強迫性障害，全般性不安障害や社交恐怖を含む不安関連症状の治療に効果的である。高血圧の治療に使用されるベータ遮断薬は，ふるえ，発汗，動悸などの不安症に伴う身体的な症状の予防に使われ，時には特定の恐怖症や社交恐怖に効果がある。SSRIは，特に不安にうつ症状が併存する場合に使用される。

　非常にまれであるが，OCDが余りにも機能障害を引き起こし，何年にもわたる精神療法や薬物療法両者に効果がみられない場合，治療のなかで最も根本的な処置，外科的治療法を考慮する必要がある（18章参照）。脳の異常と仮定する部分の特定回路を切除することでかなりの苦痛を和らげることができる。

　家族は，不安状態に伴う不適応な行為を促してしまうことがあるので，家族を治療プログラムに参加するよう奨励することは極めて有益である。例えば，恐怖症の人が障害の中核である回避に対処する際，家族がどのように手助けができるか学習して，意味のない励ましをする代わりに恐ろしい状況に立ち向かうことを

奨励する。言い換えると「親切にするために冷酷になれ」ができるのである。

結 論

　1980年代以降の研究は，不安障害を定義して，原因を調べ，効果的な治療法を見つけることに集中してきた。精神療法，特に認知行動療法は新しい治療薬とともにさまざまな形の不安症の人たちの長期的展望を大きく改善した。

7.

気分障害（気分の上がり下がり）

　理由はどこにあるのか，自分にもわからぬ。ただ最近の自分は，快々（おうおう）として楽しまず，日々の諸芸も怠りがち，それがますます嵩（こう）じて，いまでは，この頼もしい大地も，たえず波頭に弄（もてあそ）ばれる荒れはてた岬（みさき）の岩肌（いわはだ）同然。あの大空，世にも美しい天蓋（てんがい）も，それ，その頭上のすばらしい蒼穹（そうきゅう），火と燃ゆる黄金の星をはめこんだ壮大無辺の天井（てんじょう），それが毒気のこもる濁った密室としか思われぬのだ。★¹

シェイクスピアのハムレット第2幕2シーンより

　誰にでも良い日もあれば悪い日もあり，これは正常である。一日のなかで気分がかなり変化するのはまったく珍しいことではない。人生の起伏に対して，我々は喜び，失望，成功，失敗を経験する。また，生理前のホルモンの変化やウイルス感染（風邪のウイルスが一般的），アルコールや薬物などの身体的要因も気分を大きく左右する。

　普通の悲しみと，精神科医のいう臨床的うつ病を明確に線引きするものはなく，落ち込んだ気分が持続して強い苦痛をもたらし，仕事，学業，対人関係といった日々の生活の要求に対処する能力に悪影響を及ぼすようになった状態に臨床的うつ病という言葉を使う。精神保健の多くの領域ではこのように明確な線引きがないのが一般的である。それと同時に，前章の不安スペクトラムのように，さまざまな形の徴候がみられるものもある。同じように，高血圧のように多くの

★1　W. シェイクスピア著，福田恆存訳『ハムレット』新潮社，1967，75-76.

身体的な障害も，正常に近いものから，疾患といわれるものまで連続している。

　古代から極端な気分は病気と考えられてきた。旧約聖書のサムエル記で，サウルが音楽に反応してうつになる傾向が「神から出る悪霊がサウルに臨む時，ダビデは琴をとり，手でそれをひくと，サウルは気が静まり，良くなって，悪霊は彼を離れた[★2]」と書かれている。

　ヒポクラテスは紀元前4世紀に初めて躁とうつを説明した。気分の障害は決して一つの形態で表れるものではないという考えは何世紀も前からあった。ギリシャの医師アラテウス（120-180）は内因性と反応性を最初に報告した人で，気分障害のある形態は生物学的要因に，別の形態は心理社会的要因によるとした。19世紀半ばにはフランスの精神医学者がメランコリアとマニアの交替を記述した。その後，ドイツの有名な精神医学者エミール・クレペリンは，疾患の経過と予後によって，早発性痴呆（後に統合失調症と名称変更）から，躁うつ病（manic depressive insanity）を分別した。躁うつ病は挿話的なもので，次の発作までの間は回復するが，早発性痴呆は進行性である。今日，我々はこの分別のうえに研究を積み上げて，人によってはうつ状態か躁状態のどちらかだけを経験すること（単極性気分障害），人によっては両方を経験すること（双極性気分障害）に気づいた。

　臨床的うつ病は一群の症状を呈し，一般に精神症状と身体症状の両方が表れる。診断には，抑うつ気分が少なくとも2週間続くことが必要である。ほとんどの人がそれ以上の長期間の症状を経験して初めて医師に相談する。症状がそれほど重くない人は一日中気分が落ち込んでいるわけではないが，それでも暗い気持ちや憂うつ感を訴える。楽しい出来事で気分が晴れるが些細なことでまた気が沈む。うつ気分の苦しさの度合いは普通の悲しみ（うつをわずかと決められるかどうか，という議論はあるが，わずかなうつは，苦しみを経験している人にとって，わずかとは思えないのである）とはっきりした見分けがないような軽いものから，自殺の恐れが高く，栄養状態が悪く，自分の健康・安全を損なうような重

★2　日本聖書協会『聖書　口語訳』サムエル記（上）16章23節（https://www.bible.or.jp/read/vers_search.html）

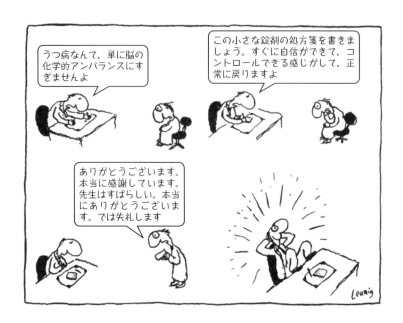

度（大うつ病）のものまである。重度のうつ病の人は，現実とのかかわりを失い，妄想や幻覚にさいなまれることもある（精神病性うつ病）。

　うつ病は重症度の異なる一つの状態を指すのか，数々の異なるタイプとしてみるべきなのか。まだ議論は続くが，後者の擁護者は二つの主となるタイプに注目する。一つは生物学的なもの（内因性とも呼ばれる）で遺伝的原因に注目する。二つ目は，一定のパーソナリティ特性（敏感，依存的，悲観的，いらだちやすいなど）が原因で，脆弱な人が人生のストレスとなる出来事の悪影響に反応する。著者は，脳で何がうまくいってないのか，遺伝子はどのような役割を果たすのかが明らかにならない限り，これをうまく整理することはできないと思う。

　しかし，どの種類であろうが，うつ病それぞれの症例の裏には，人を常に襲い続け，患っている人に計りしれないほどの苦痛を与える精神状態がある。そして家族や友人につらい思いをさせる。特に自殺の恐れがある場合や，数年間に何度も再発する可能性がある場合は周りの人たちに大きく影響する。著者はこれまでに何百人といううつ病患者を診てきたが，患者だけではなく，周りの人たちそれぞれの犠牲はまったく明らかである。1621年にロバート・バートンが「憂うつの

解剖学」ではじめて詳細に描写してから，うつ病の経験は変わったとはいえない。

> 耐えがたい病であり，ありふれている
> どこに一般的なサービスがあるかわからず，苦しいときを過ごすところがない
> この普遍的な病を予防し，治す手段を処方するのみ
> あまりにしばしば，こんなにひどく，からだとこころを責め苦しめる

　身体と精神を虐待するというとオーバーに聞こえるかもしれないが，臨床的うつ病の経験のある人は誰でも，極度に悲惨なものであると証言できるだろう。
　持続的な躁状態は，臨床的うつ病ほど頻繁には起こらない。ここでも同じような連続性があり，軽い場合は，正常な歓喜や，いきいきとした感じと見分けるのが難しい。中等度（軽躁病）や極めて重度（躁病）の場合はより明確で，治療をすぐに始めないと患者の行為が深刻な結果を生み出しかねない。躁病の人のほとんどは双極性気分障害の症状の一部であり，うつへの変化を経験する。
　専門家の援助を必要とするうつ病は普通にある。生涯における大うつ病の罹患率は，女性で8人に1人，男性で12人に1人であるが，多くの人は診断も治療も受けずに放置している。双極性障害の罹患率は約1％と低くなる[★3]。うつ病も双極性障害も人生のどの時期でも起こり得るが通常は20代で発症する。子どもの発症は非常にまれであるが，起こり得るので，その場合は適切な治療をすぐ始める必要がある。気分障害の発症を経験した人の半数以上が，一度または複数の再発を経験し，重度なうつ病あるいは双極性障害を経験した人たちの80％にのぼる。

★3　ストレスと健康・全国調査2013-2015（世界精神保健日本調査セカンド：WMHJ2）によれば，日本の成人では女性の6.9％，男性の4.3％が生涯に大うつ病を経験し，治療の状況は日本も同様である．双極性障害は1％以下である．

臨床的うつ病とは

　32歳のバス運転手トムは，過去6週間ほど疲労感と睡眠障害で家庭医を訪れました。食欲もなく3kg痩せました。

　職場では皆から好かれ，尊敬されているのですが，仕事が充分に果たせず，同僚は彼を無視していると感じていました。これ以前の情緒的な問題は全くないと話しました。妻は計画通り妊娠して，2人はもうすぐ親になることを喜んでいました。2人の間には何も問題はないのですが，彼は性生活に興味を失っていました。彼の父はアルコール問題を抱え，トムが4歳の時に家族を置いて家を出ました。母方のおばは精神科病院に入院した後，自殺しています。

　身体の疾病（特に甲状腺機能低下，感染，貧血症）の検査に異常はありませんでした。医者はよくなると安心させて，抗うつ薬を処方し，1週間後に様子をみようと言いました。

　その2，3日後にトムは失踪しました。警察は，使われていない農場に停めてあった車の中で，昏睡状態にあるトムを見つけました。車の中には，ウイスキーの空瓶と抗うつ薬の入っていた空っぽの箱があり，同時に彼の妻あての手紙がありました。手紙には妻ともうすぐ生まれる子どもを置いて逝くことを悔やむと書かれていました。ホースが排気管に接続されていましたが，幸いトムはエンジンをかける前に意識を喪失したようでした。自殺を計画したトムが助かったのは非常に幸運なことでした。

　病院に運ばれ，重度のうつ病と診断され，電気けいれん療法（ECT）を受けました。その後，一般的な心理的支援と抗うつ薬でよくなり，6週間後には職場に戻ることができました。

　トムは，その後2年間に2回うつ病が発症しましたが，あらかじめ計画したとおり，妻が最初の症状が出た時点で精神保健センターに連絡してECT治療を受け改善しました。このような深刻なエピソードを起こしやすいところ

から，再発の頻度を下げることを目標として気分安定薬が処方されました。それから12年経ちますが，彼は元気で深刻な気分変動は起こっていません。

トムはもう少しで命を失うところまでいってしまったが，うつを感じている人は非常にみじめで，将来が絶望的にみえる。自分の置かれた状況が絶望的で，家族や友人の重荷になっていると信じてしまう。ニューヨーク・タイムズ紙のジャーナリストは，自分のうつ病経験を「真っ黒で固い練り物のようで，荒涼とした汚らわしいもの」と表現した。後に発表されたこころが痛むようなエッセイでは（ニューヨーク・タイムズ紙2009年5月10日）「音のない恐怖」がずるずると潜り込むチャンスを待ってつきまとうと書いた。友人や家族がもっと明るい見通しを示せる場合でも，うつ病の人は最悪の状況がずっと続くと感じる。彼らは気分を説明する際に，永遠に続く悲惨さで，普通の悲しみとはまったく異なるものと語る。また死別を経験している人は，死の深い悲しみは慰められるが，臨床的うつ病の場合，完全に独りぼっちでわびしく，こんなにみじめなことはないという。このような絶望状態から，うつ病の人が，普通の活動に全く喜びを見出せないのはよく理解できることである。本章の冒頭に表記したハムレットの痛切な言葉はそれをあらわしている。またテオフィル・ゴーティエ著『トリステッセ（メランコリー）』にも鮮明に描写されている。

興味の喪失はすべてにおよび，重症度によって，スポーツや趣味などの日常活動に興味を失う，自分や家族のニーズを無視する，そして時には生死も気にしなくなる。重症のうつ病の人は，集中力がなく，働くことができず，自身の身の回りのケアをしなくなる。いらいら感はよくあることで，家族や友だちから離れるようになる。治療を受けずに症状が継続する場合，身体にも影響が表れる。最重度のうつ病では患者が脱水症や飢餓から死亡することもある。

軽いうつ病の場合，患者は不幸を感じている。より重症のうつ病では罪悪感や失敗を感じて，自分が悪いのでサービスが十分に受けられないなど，自分を責めるようになる。罪悪感が大きくなり過ぎて，自分が重大な罪を犯したという妄想にかられることもある。滅多にないことだが，このような人は「悪魔の世界から

救う」ために自らの命や家族の命を取ろうとする。

　自殺は明らかに最も深刻な結果である。臨床的うつ病の人の３分の２が自殺を考えたことがあり，入院治療を受けている患者の15％が自殺する。うつ病に自らの命を奪われた人は有名人も多い。ヴィンセント・ヴァン・ゴッホ，ロバート・シューマン，アーネスト・ヘミングウェイ，シルヴィア・プラス，プリモ・レビ，バージニア・ウルフとリストは続く。アブラハム・リンカーンは，もし暗殺されなかったら，おそらく自殺をしていただろう。メランコリアの傾向がある彼は20代後半に『自殺者の独り言』という詩を書き，心の苦悶を表現している。

　３年後，リンカーンは医学の助けを求めたがあまり効果はなく，その時，次のように記した。

　　今，私は世に生きる人間のなかで，最も惨めな男である。もしも，私が感じているような苦悩を，全人類の家族が同じように感じているならば，地球上に一人として笑顔でいる人はいないだろう。いつかよくなるのかどうか私にはわからない。私は快方に向かうことを許さなかった。このような自分がいることは不可能である。死ななければよくならないのだ。

　リンカーンが生き延びたのは自分自身に気づき，自分を慰める手段を見つけようという覚悟をもっていたからだろう。

　19世紀の哲学者ジョン・スチュアート・ミルは，最も合理的な考えをも圧倒してしまう絶望感——自殺が自分を救う唯一の手段である——をうまくとらえている。

　　それは1826年の秋だった。私はだれしも時々おちいりがちなように，神経の鈍麻した状態にあった。快楽も，快い昂奮も感じなかった。…私の生涯をささえていた全基盤がガラ〳〵とくずれ落ちた。…最初私は，雲は間もなく自然に吹きはらわれるだろうと期待した。ところがそうは行かなかった。人生の小さな面倒ごとは，一晩眠ればぬぐい去ったように消えてなくなるのが常であるが，このばあいだけはそれも効果がなかった。…たとえ２，３分で

もそれを忘れさせてくれる力のあるものは何一つなかった。数カ月間，その雲はいよいよ厚くなるばかりに見えた。コウルリッジの「銷沈」の中の数行が——当時私はそれを知らなかったが——まざまざと私の心境を描き出している。

　　苦痛なき，うつろなる，暗澹たる悲しみ，

　　なかば眠り，なかばおさえられし，激情なき悲しみ，

　　はけ口もなく，ことばにも溜息にも涙にも

　　すくわれぬ悲しみ。

　…そのような助力のほんのわずかの希望をすら期待できる人はひとりもなかった。何か実際的な困難にぶつかったばあいなら父に相談するのが一番自然だったろうが，このようなばあいに父の助けを仰ぐ気には毛頭なれなかった。どう考えて見ても父は，私を苦しめているような心境を自身知っている人ではないと思えたし，かりによく話してわかってもらうことはできたとしても，それをなおし得る医師ではなかった。[★4]

ミルの孤独感は小説家ウィリアム・スタイロンの『見える暗闇』（1990年）で同じように表現され，彼のうつ病経験が説得力のある文章で書かれている。

　鬱病は感情の障害だが，神秘的な苦痛を伴い，症状も自己に（自己への仲介をする知性に）だけわかってくる神秘なとらえがたいもので，筆舌にあらわすことは不可能に近い。だから，激しいかたちでそれを経験したことのない者にはほとんど理解できない。しかしだれもがときおり味わい，日常生活の一般的ストレスと結びつけている陰鬱な気持，「ふさぎこみ」は広く知られているから，それが破局的な形になったものとして，鬱病とはどんなものかを多くの人びとは感じとれよう。[★5]

★4　朱牟田夏雄訳『ミル自伝』岩波書店，1960，120-122.

★5　W. スタイロン著，大浦暁生訳『見える暗闇——狂気についての回想』新潮社，1992，13-14.

うつ病で最も顕著なのは感情の障害であるが，身体に起こる変化も無視できない。重度の場合は一群の自律神経症状が発生する。一般的には食事にあまり関心がなく，その結果，重症例では相当な体重減少が起こる。非定型の症状として，うつ病の人が安らぎを得ようとしてよく食べ，体重増となることがみられる。睡眠障害は顕著で，特に早朝覚醒（典型的には早朝３時）は重症のうつ病にみられる。軽症のうつ病の場合は寝付けないのが典型的である。過眠もみられる。気分の変動が激しくなるのもよくある症状で，朝が最もつらく，夕方になるとよくなっていく（日内変動）。思考や動きが遅くなり，時には話していることが理解し難く，時には，無言になる，身体が全く動かない（精神運動制止）という症状もある。これとは対照的な異常性──絶え間なく行ったり来たりするほど落ち着きがなかったり，手をこすり合わせる，皮膚を剥く，髪を引っ張る（精神運動性激越）といった症状もある。矛盾しているようだが遅滞と焦燥の両方の症状が同時に起こることもある。後者は発作的に起こる。

　まれに幻覚や妄想のような精神病の特徴がみられることもある。妄想の典型的なものには，無価値感，犯した罪への罪悪感，あるいはニヒリズム（自分が存在しないと信じること）で，幻覚は一般に幻聴である。うつ病が重くなると，精神病の特徴が現れ，よくなると消えていく。

　さまざまな症状がうつ病を隠す場合もある。例えば思春期では，荒れた行動や無断欠席，性的乱交，学校の成績低下がみられるかもしれない。高齢者では，便秘，力が出ないこと，健康全般を過度に心配するといった身体の症状に注意する。痛みが臨床像を支配することもある。このような症状は仮面うつ病と呼ばれるが，用語は誤解されやすく，気をつけて話を聞いてみると，うつ病の症状が必ず現れている。時には，外見や行動──ひきこもる，眠れない，体重減少，人生に関心がないなど──に現れているものの，本人は悲しみはないという場合もある。

うつ病の人はどう見えるか？

　重症のうつ病の人を見分けるのは難しいことではない。うつむいて，眉間に深いしわを寄せ，前屈みで，やつれた感じがする。また身の回りのケアが行き届い

ておらず，体重が減少している場合もある。行動が緩慢で，自然の反応や話がほとんどなく，あるいはそわそわして手をいつも握ったり，落ち着かず行ったり来たりしている。

より軽症の人は，そこまで惨めにはみえず，気分の揺れも家族や親しい友だちだけが感じる程度である。うつ病の人は，よく涙ぐみ，理由もなく頻繁に泣けてくるというが，涙ぐむこと自身はうつ病の徴候でもなければ，軽いうつ病よりも重症のうつ病に現れやすいものでもない。重症のうつ病の人は，泣くことすらできず，情緒的な反応をほとんど表すことができない。

うつ病の影響がそれほど大きくない人は，しばしば胸につかえているものを打ち明けることで気が晴れることもあり，特に感情を発散させることで気が楽になる。ところが，重症のうつ病の人は，そのような経験を話してもあまり助けにならない。彼らは自分の置かれている状況がほとんどわからず，自分が病気にかかっていることも治療が必要なこともわかっていない。それどころか，彼らの状態は自分のした悪事に対する正当な罰であると信じているかもしれない。

躁病 —— うつ病の裏側

28歳の教員アレックスは，学校で校長先生に暴力をふるい，警察医によって精神科医へ紹介されました。校長はアレックスが女生徒に性的関係を迫ったという報告を受けて，それをアレックスに質しました。アレックスは，最近，給料では買えないような高価な自動車を購入して，有名大学で教えるのだと広言していました。入院後（自分の状態を全くわかっていないために強制入院）は，いらだっており，異常に活発で，誇大なアイデアでいっぱいでした。そして影響力のある政治家を知っていて，高等裁判所から校長と医者に対する令状を発行させるのだと豪語するのでした。あまりにも早口で話すので，何を言っているのかわかりません。アレックスはこれまでに精神疾患の経験はないのですが，彼の母親は弟を出産後，気分障害でしばらく入院したことがあります。アレックスは病棟ですぐに抗精神病薬の治療を受け，関

係者の支援により3週間で完治しましたが，元の職場にはスティグマの醜い力によって戻れませんでした。精神科医の援助でほかのところで再出発することができ，この不快な経験を大局的にみることができるようになりました。

　この例のような異常に高揚した気分は，非常に早く，数日で起こり，抑うつ気分を経験した後に起こることもある。また逆説的であるが，抗うつ薬治療によって引き起こされることもある。彼らは非常に幸せで楽観的な気持ちを語る。自己意識が強くなり，多くは自分には普通以上の才能があるとみなしており，明らかに誇張した態度がみられる。この自信過剰からくる幸福感は，人にうつりやすい。しかし，彼らの願望が妨害されるとなると，いらだって怒りやすくなり，攻撃的にもなる。高揚した気分の間は，非常にエネルギッシュで，活発でほとんど眠らなくてもよい。早口で大声で話し，切迫感があり，冗談や洒落や言葉のあやで話を頻繁に中断する。重症の場合は，話が非常に早く，次から次へとアイデアが浮かび（観念奔逸），いろいろな考えに飛び移って，理解できないような会話になる。正常な判断ができず，困惑した結末を生み出す。金遣いが荒くなる，不注意運転，馬鹿げたビジネス決定，分別のない性行為をしてしまう。並外れた力をもっていると信じる，神が特別の使命を指示しているという幻聴などは，特に重症の状態に起こる。しかし，このような異常性は気分障害が回復するにつれて急速に改善する。

　ユーモア俳優のスパイク・ミリガンは，躁病の本質について精神医学者アンソニー・クレアとの会話で，次のように語り，クレアはそれを著書『うつ病と，うつ病克服ガイド』に記録した。

　　私がこれまでに書いた脚本のなかで一番よかったものは，私が病んでいたときに書いたものです。思い出しました——私が病気で苦しんでいた時，一番よい作品を書くことができました——コメディーで誰よりもうまくなりたいという無謀なことを望むのです。そして一日8時間という時間内にそれが

達成できず，12時間，13時間そして14時間というふうに働き，時には地に足が着いてなくて，人より2倍速く話すのでした。それを書くのに異常な情熱をもって書きました。バルザックのように一日に1万語書いたこともありました。なかから圧力を感じていました。眠れませんでした。ただ書くのみ。眠れない。書くのを止めることができなかった。コントロールできなかったのです。

躁病（および双極性障害）を最もうまく描写している一つに，ケイ・レッドフィールド・ジャミソンの文章がある。ジャミソンは，生涯，躁病の影響にひどく悩んだ一人だが，同時に病気の研究者として有名な人である。彼女の医学自叙伝『躁うつ病を生きる』は，読者を彼女が語る苦しい経験を通して，気分の高揚の最高峰から絶望的な気分に下がる世界へと導く。ここに躁病とは一体どのようなものかの描写がある。

　　ハイになっているときはじつに快調だ。着想や気持ちにスピードがあって，まるでたくさんの流れ星が降ってくるようだ。もっと好ましい，もっと輝かしいものが見つかるまで，ひたすらそれを追っていけばよい。はにかみは消え，突然に望みどおりのことばと身振りが自分のものになる。まわりを魅了する力をもっているという実感がある。官能的になり，誘ったり，誘われたりしたいという欲望が抑えがたい。気楽さ，激しさ，力，満足感，経済的全能感，幸福感が体中にみなぎる。しかし，どこかで違ってくる。考えるスピードはあまりに速く，考えることが多過ぎる。圧倒的な混乱が明快さに取って代わる。記憶がなくなる。笑いと熱意を浮かべていた友人の顔が，不安そうで気遣わしげな表情に変わる。苛立ち，腹を立て，おびえ，とにかく手に負えない。心の中のいちばん暗い洞窟にすっぽり落ち込んでしまう。いままで，そこにそんな洞窟があることなどまったく知らなかったのに。その洞窟に行き止まりはない。狂気はそれ自身のリアリティを作り上げていくものだから。[★6]

115

躁うつ混合状態として知られている状態では，患者はしばしば同時に躁病とう
つ病の特質を経験する。意気消沈した気分でありながら，誇大で過活動で観念奔
逸もみられる。

治療の場における気分障害

　気分障害とは，類似の，重なり合う特徴をもつ一群の状態である。前述の分類
は，臨床像，重度，疾患の経過，治療への反応，発症を引き起こす心理的要因な
どの異なる面を強調したものである。たとえば，DSM-5（3章で触れた米国の
仕組み）の大うつ病エピソードの主な基準は下記のとおりである。

大うつ病エピソードの基準（DSM-5）

　以下の症状のうち五つが同じ2週間の間に存在し，病前の機能からの変化を起
こしている。これらの症状のうち少なくとも一つは抑うつ気分，または興味また
は喜びの喪失である。

・ほとんど一日中，ほとんど毎日の抑うつ気分（子どもや青年では易怒的な気分
　もありうる）。
・ほとんど一日中，ほとんど毎日の活動における興味または喜びの著しい減退。
・食事療法をしていないのに，有意の体重減少，または体重増加（例：1か月で
　体重の5％以上の変化），またはほとんど毎日の食欲の減退または増加。
・ほとんど毎日の不眠または過眠。
・ほとんど毎日の精神運動焦燥または制止。
・ほとんど毎日の疲労感，または気力の減退。
・ほとんど毎日の無価値観，または過剰であるか不適切な罪責感（妄想的である
　こともある）。
・思考力や集中力の減退，または決断困難がほとんど毎日認められる。
・死や自殺についての反復思考。

　うつ病は徐々に始まり，数週間かけて発症する。なかには，完治して，生涯そ

　★6　K. ジャミソン著，田中啓子訳『躁うつ病を生きる──わたしはこの残酷で魅惑的な
病気を愛せるか？』新曜社，1998，70.

の単一エピソードだけという人もいる。半数以上が一度以上の再発を経験するが，エピソード間は症状が全くない。時には，再発までに何年も経過することもあるが，非常に短い期間で再発する人もいる。典型的には，年をとるとともにエピソードの間の期間は短くなっていく。治療を受けないでいると，躁病では3か月ほど症状が持続し，大うつ病では6か月から12か月症状が持続する。人によっては，秋や冬になるとうつ病を定期的に経験して春や夏に回復する（季節性感情障害）。また，非常に重症のうつ病のエピソードを数日経験して，それが約3週間ごとに発症する人もいる。——そういう人の症状は重くなりがちで，自殺を考えることもしばしばある。

「軽い」うつ病と著者が解説したものは，正確な呼び名ではなく，これに悩む人の生活を妨げ，仕事や対人関係に大きく影響する。過去には，反応型うつ病と呼ばれ，気分が環境要因に影響されることが強調されていた。また，軽度のうつ病には不安が伴うこともある。

気分変調性障害は，持続的な軽度のうつ状態で，男性より女性に多く，人生や将来に対する悲観的な考え，低い自尊心，優柔不断や元気のなさに特徴づけられる。青年期の終わり頃から成人期の初期に起こり，学業や仕事に悪影響を及ぼす。うつの期間が明確であったり，気分変調のパターンから抜け出せたりすると，精神保健専門家の助けを求めることができるかもしれない。

循環気質の人は，はっきりしているが比較的軽度な気分変動——活力にあふれている状態から気落ちした状態まで——を経験する。両方への変動は大いに生活を混乱させ，キャリアや対人関係に悪影響が表れることもある。気分の変動はライフイベントにはたいてい影響されない。

最後に，離婚や失業といった明らかなストレスに起因する気分の低下は，抑うつ気分を伴う適応障害と呼ばれる。ストレスが小さくなれば症状も軽快する。

何が気分障害の原因になるか

多くの研究がなされており，原因は三つの大きなグループに分けて考えることができるとされる。これは生物的-心理的-社会的な要因のグループである。特定の気分障害においては，このうちの一つがほかの要因より重要である。

生物的要因

気分障害が家系に伝わるという事実から遺伝の影響が示唆される。特に双極性障害では遺伝の影響があるというエビデンスが確立している。例えば双生児研究では非一卵性双生児に比べて一卵性双生児に高い一致率がみられる。多くの遺伝子が関連するので，単一の遺伝子を探す努力は実を結んでいないが，いくつかの遺伝子はストレスへの対処能力が低いことや特定の性格特性といったリスク要因をもちやすくすることも考えられている。

気分障害を説明する有望な理論の一つは，降圧薬として広く用いられ，ある人々にはうつ病を引き起こしてしまったレセルピンという薬剤が，脳の特定の化学的メッセンジャーのレベルを下げるという観察に基づいている。一方，抗うつ薬はそれらのレベルを上げる。化学的メッセンジャーはホルモンの分泌に影響するので，内分泌異常が気分障害の人たちに起こると思われる。一定の内分泌異常，特に甲状腺の機能低下，あるいは副腎の機能亢進のある人たちは，よく気分障害を経験する。

うつ病患者のなかには，脳画像でみると脳の萎縮がみられ，特に高齢者や双極性障害の患者にみられるが一般的ではない。このような不一致は前頭葉の活動低下にも当てはまる。将来，より多くの強力な検査機器が発明されたら，うつ状態の生物学的基盤についてより多くのことが明らかになるだろう。

心理的要因と社会的要因

依存的，強迫的な人たちはうつ病に罹患しやすいが，順応性の高い健全な人にもうつ病は発症する。

子どもの頃に親を失うことは，成人してからのうつ病に関連するが，その関連はアルコールの問題や反社会性パーソナリティ障害といったほかの障害との間にもみられるので，うつ病との関連は非特異的かもしれない。

人生経験でうつ病と強く関連するのは，愛する人を失う経験である。悲嘆とうつ病はいくつかの共通の特徴を有するが，悲嘆は喪失に対する正常な反応で，適応という目的をもっている点で，うつ病とは異なる。

複雑でない悲嘆には，典型的には主要なパターンがある。まず，喪失という現実を認識することによってショックを受け，信じられないという気持ちに襲われ

る。これが最初の苦痛の感覚である。死別を深く悲しんでいる人は，臨床的うつ病の人と同じように，激しい悲しみ，不眠，興味を失う，社交性がなくなるなどの症状を経験するが，はっきりした違いもある。死別した人のことで頭がいっぱいで，時にはその人と会ったり声を聞いたりすることを想像する。食べることに関心がなくなるかもしれないが，際立った体重減少はあまりみられない。死別した人に対する罪悪感（例えば，末期に介護を十分にしてあげられなかったなど）は，挫折感や無価値感までは発展しない。

　喪失と向き合い，亡くなった人との絆を手放していくには時間がかかる。喪の作業によって激しい感情に徐々に適応し，最終的には受容の段階に至る。死別を経験した人は，喪失を受け入れ，自分の世界を再建していく。すなわち正常な悲しみは時間的に限られている。家族や友人，時には専門家の助けで，死別した人は喪失感を受け入れられるようになる。回復するということは，決して亡くなった人を忘れるわけではないが，思い出しても激しい情緒は伴わなくなってくる。過去を楽しい感情で思い出すことができ，新しい友達や興味を見つけるようになる。

　C.S.ルイスは妻を亡くした後の苦しみを『悲しみをみつめて』（「永遠の愛に生きて」で映画化された）のなかで表現したことはよく知られている。この作品では，死別による深い悲しみや，運命をののしり，悲しみがすべてに浸透する様子をとらえている。

　　Hは今はしあわせだと人は言う。彼女はやすらいでいると人は言う。どうして人はそんなにこのことを確信するのだ。…なぜ人は，すべての苦しみが死とともに終わるのだと，そんなに確信するのだ。…愛する二人のうち，後に残される者をかくも苦しめる離別が，どうして旅立つ者に苦痛とならぬわけがあるだろうか。
　　わたしたちは俎板にのっていて逃げられはしないのだ。真実（リアリティー）はよくよく見れば耐えがたいものだ。
　　いったい，いくたび，このひどいむなしさは，まるで新しいことのように，わたしをおどろかせ，「今の今まで自分の失ったもののことに気づかな

| 1 1 9 |

かった」と言わせるのだろうか。そしてそれは，いつまでもこうなのだろうか。同じ一つの脚が何度でも切られるのだ。くり返し，くり返し，肉に突き立てられるメスの感じは初めてのときと同じだ。

　悲しみはながい谷，どこを曲がってもまるで新しい風景のひらける，まがりくねった谷に似ている。[7]

　この短い手記で，精神分析の観点からみるうつ病は，普通の悲しみではないと理解できる。深い悲しみは死に限った話ではない。それは，例えば人との関係がうまくいかなかったときや，失業，健康状態の悪化などでも起こりうる。これらはすべて何かの喪失経験であって，悲しみという心理的反応かもしれない。理想が壊れたときでさえも，このような悲しみが起こりうる。

　うつ病の原因においてストレスも特記する必要がある。うつ病の人は，発症の直前に，しばしばストレスを非常に感じる出来事に遭遇している。このパターンは軽症の反応性うつ病により典型的と考えられてきたが，そのような出来事に伴って重度なうつ病が発症することもある。また，統合失調症や不安症にもストレスは先行する。特定の障害に罹患しやすい基本的な脆弱性もおそらく重要な要因であろう。ストレスは個人的な経験であって，ある人にとって滅入るようなことも，ほかの人には全く異なって感じられる。ストレスはよくあることなので，単にうつ病の初期と重なっているのかもしれない。

　行動理論は動物実験からうつ病を説明する。動物に電気ショックを与えると逃げようとする。そして逃げ場のない環境で何度もこのショックを繰り返すと最終的にあきらめ，うつ病に似た無力状態になる（学習性無力感）。同じような無力感が人間にも起こる。アーロン・ベックは不完全な情報処理が果たす機能を示唆した最初の学者の一人で，子どもの頃に何度も挫折を経験することが悲観的な考え方（否定的認知の構えなどと呼ばれる）に導くと示唆する。このような背景をもつ人は世界や自身や将来を暗く考え，ライフイベントを誤って解釈し，自分を

★7　C.S.ルイス著，西村徹訳『悲しみをみつめて（ルイス宗教著作集6）』新装版，新教出版社，1994，39-41，81-83.

厳しく非難する。

　因果関係について統合的に考える余地はある。上記で検討した例を考えてみよう。気分障害の人は，化学的メッセンジャーのいくつかが正常に機能していないためにストレスに直面したときに遺伝的に脆弱なのかもしれない。その機能不全が特定のホルモンに影響して，免疫機構に影響を及ぼし，神経細胞に損傷を与えるのかもしれない。楽観的な面を考えると，効果的な治療によってホルモンや免疫の異常性を変化させることができることも知られている。

身体疾患とうつ病

　身体疾患による入院患者と外来患者のそれぞれ約3分の1にうつ病の症状がある。心と身体の関連は，身体疾患の一般的な症状のなかにもうつ病の特徴のようなものがあり，わかりにくいかもしれない。疲労感，不眠，食思不振，体重減少，無気力，性欲減退などは身体疾患にもうつ病にもよくみられる症状である。例えば腺熱の初期は軽度のうつ病と誤診されることがある。

　重症の身体疾患はライフイベントのなかでも重大なもので，潜在的なストレス源であるという事実が複雑にしているもう一つの要因である。また身体の病気になった人は，身体の一部である臓器，自尊心，収入源，友人などのさまざまなものを失うかもしれない。それに対する悲しみは病に対する普通の反応であり，その重症度はストレスの程度と同じである。反応が回復を妨げるほど顕著あるいは持続するようなら，それ自体が障害——抑うつ気分を伴う適応障害（5章を参照）とみなされる。うつ病になりやすい性質の人の場合，身体疾患によって大うつ病を発症することもある。

　身体疾患の生物学的影響は，器質的な気分障害と呼ばれ，うつ症状の直接の原因となる。このよい例は甲状腺機能低下のような内分泌異常によるうつ病である。脳卒中やパーキンソン病，多発性硬化症，てんかんなどの中枢神経系に影響する疾患もうつ症状をもたらすことがある。

　脳の化学的メッセンジャーに作用する薬物（前述のレセルピンなど）もうつ病を引き起こす可能性がある。ステロイドは気分障害を引き起こすことがある（通常はうつ病，時に躁病）。経口避妊剤を使用する女性には軽度のうつ気分を経験

121

したために使用を中止する人もいる。

うつ病の治療

　うつ病の人は，通常は，初めにいつもかかっている家庭医を訪ねる。その患者が家庭医に長年かかっていてよく知っている場合は，診断を行うのに最もふさわしい人である。普段の患者をよく知っており，精神や身体の変化が患者の気分を混乱させることも熟知している。より重症な場合に紹介されることの多い精神科医は，過去にうつ病を経験したことがあるか，その時の治療と反応，自殺念慮，家族のうつ病歴，身体の健康状態について質問して徹底的な評価を行う。このような診察は，疾患に影響を与え得る生物的−心理的−社会的要因を考慮するためである。心理的および社会的領域を評価するには現在の生活環境に関する情報が重要である。身体の診察では甲状腺検査，血液検査，脳のCTスキャンを必要とするかどうかを決める。

　うつ病の重症度や自殺の危険を評価するには，家族や友人との面談も重要である。患者をよく知っている人は，患者の変化の程度や質について話してくれる。この評価は治療の重要な部分であって，特に自殺予防において非常に重要なものとなる。次のような質問がいつも考慮される。自殺のおそれはあるか？　患者の気分は？　外因で変化するか？　気分の混乱はライフイベントに対する理解可能な反応か？　体重減少のような「自律神経」症状は現れていないか？　患者は不適切な罪悪感を表しているか？　精神病の徴候はあるか？

　患者を入院させるべきかどうかは，その人への社会的支援，身体の健康状態，自殺の危険性の程度によるもので，深刻な自殺の危険性がある場合，ただちに精神保健専門家の評価を必要とする。患者が自分の置かれた状況を理解できず，治療を拒む場合は，生命を救うために強制的な治療と看護観察が必要となる。抗うつ薬の効果があらわれるには2〜3週間かかるので，ECTの使用が勧められることもある。

精神療法

　軽度なうつ病の人は，しばしば短期精神療法（10〜20回ほど）が効果を示す。精神療法にはいくつかの効果的な形態があり，最もよく使われているものは認知行動療法（CBT）である。これは患者の自分に対する悲観的な考えや姿勢や信

条，対人関係や将来に対する悲観的な考えに慎重に働きかける。日記のように記録することで，患者は自分の気分や出来事に対する反応を観察する。そしてセラピストは，患者に患者のもつ悲観的な見方が適切であるかどうか尋ね，人生の状況をより現実的に評価するよう働きかける。セラピストは患者が達成感を得られるように課題を与えることもある。CBTについては19章でより詳細に述べる。CBTとは少し形態が異なるマインドフルネス認知行動療法では，患者は同じようにセラピーを受けるが，心理的および身体的変化に関して，どのようにして「今，ここ」の自分により注意を向けるか，そして苦痛な感情や考えにどのようにして耐えるかを学ぶ。

　研究を積み重ねて生まれたうつ病治療のための短期精神療法に対人関係療法がある。これは悲観的気分は現在の家族や社会との複雑な関係性から生じるという前提に基づいて，この関係性に焦点を合わせる。例として，亡くなった親族に対する両価的感情，定年退職後の仕事のない状態への移行，子どもの独立と親が取り残されること，低い対人関係能力，失業や病気やほかの事情から起こる結婚生活の亀裂などがあげられる。

　うつ病が突然起こり，それが明らかにストレスを伴う出来事に関連する場合は危機介入が必要である。長期にわたる複雑化したうつ病に悩む人，自尊心の低い人，対人関係がうまくいってない人，自滅的な態度の続く人は，精神分析に基づいた集中的な治療がよい効果をもたらすこともある。結婚関係や家族関係に明らかな問題があるうつ病の人は家族療法のどれかがよい効果をもたらすだろう。

身体の治療

　重度のうつ病の人には，通常，精神療法だけではあまり効果がなく，薬物療法やECTを組み合わせると効果的である。抗うつ薬，気分安定薬，ECTおよび気分障害治療での適用については，18章で述べる。

躁病を含む双極性障害のマネジメント

急性躁病と軽躁病

　躁病の患者を治療するには，緊急の入院が必要となることが多く，しばしばそれは個人の意志に反して行わなければならない。最高の気分でいるので，治療の

必要性は全く信じない。幸運なことに，現在では平静を取り戻し現実に戻すための多くの治療薬が利用可能である。興味深いことに，抗てんかん薬（双極性障害には気分安定薬として使用）と抗精神病薬の組み合わせはほとんどの場合効果をあげる。最も早く発見された抗躁薬リチウムは，今でも効果的な薬剤として使用されているが，毒性のリスクを伴うほどの濃度でないと効果はない。高揚気分が難治性の場合はECTを必要とする。

それほど重度でない場合，入院を必要とせず気分安定薬だけで治療を行うことができるが，精神状態は突然悪化することがある。患者の協力を得ることは難しく，家族等の援助が必要となる。軽度の躁病の場合，もし患者から目を離さず見守ることができる家族などがいれば，薬なしでも解決することがある。

長期的な再発予防

双極性障害の人の多くは，うつ病あるいは躁病の再発を防止するために，気分安定薬を必要とする。再発予防や治療の計画を始めるかどうかは，障害の重症度や再発しやすさ，継続して服用する治療薬の副作用や危険性によって決まる。一般に，2年のうちに2回発症した場合，治療を続ける必要がある。双極性障害は患者の生活に大きく影響するので，単一のエピソードの後に治療を開始する精神科医もいる。気分安定薬はほとんどの患者において気分の上がり下がりの両方を予防する。患者は自らの状態の深刻さを十分理解していないので，家族など近親者の協力があることが望ましい。関係者すべてに双極性障害の長期的な性質や治療，特に再発の初期兆候を教えることは極めて重要である。

1つの種類の気分安定薬の効果がない場合，2種類または3種類を組み合わせて服用するのがよいかもしれない。疾患は一般的に生涯続くものなので，患者はかなりの支えとカウンセリングを必要とする。服薬を守らないことが治療失敗の主な理由である。精神療法で協力性が改善されると，再発防止に役に立つ。

双極性うつ病

双極性うつ病の症状は，躁病を伴わないうつ病に似ており，抗うつ薬，ECT，リチウムによく反応する。リチウムは自殺の危険を減らすのに大きな働きがある。抗うつ薬はうつ病から躁転させることがある。気分がうつから躁へ，そして短期間のうちに躁からうつへと変化することもある（急速交代型と呼ばれる）。

結 論

　気分障害の治療の経緯は精神医学の歴史を反映している。以前，患者は何か月も続く強い苦痛という恐ろしい運命に身を委ねなければならなかったが，現代では早期発見と効果的な治療で苦痛に対応できるようになってきた。何十万人もの人が経験する苦痛は，治療薬と精神療法の研究が進むにつれて和らいできた。気分障害の原因はまだ説明がつかないが，私たちは知識を積みあげてきたので，楽観的な展望の根拠ができつつある。

8.

身体を通して語るこころ

　身体症状のある人の多くは，実際は身体を通して表現される情緒的な問題を抱えている。彼らは健康の問題をもっているかもしれないし，そうでないかもしれないが，たとえもっているとしても，医師からみて，彼らの訴えを説明するには十分ではない。このような心理的苦痛のある状態は医療の現場ではよくあることで，家庭医にかかっている患者のおよそ3分の1に該当する。

　これらの状態を表すのに二つの単語がよく用いられる。ヒステリー（歴史のあるあいまいな言葉）では，身体症状はあるが身体的基盤はない。心気症では，深刻な病気にかかっている心配に支配されるか，あるいはそれを確信している。情緒的基盤のある身体症状は，いわゆる心身症の一部でもあり，身体症状は確かに存在するが心理的要因に大きく影響される。

　これらの状況では，身体症状は本人が気づいていない心理的要因によって引き起こされている。無意識下の防御機制が，情緒的状態を身体的機能不全に転換することで身体症状として表出される。これらの身体症状はさまざまな形で解釈される。例えばある人はストレスのために頭痛が起こっていると思い，ある人は脳腫瘍のためと信じてしまう。

　症状が自分でコントロールできる場合は，ある目的を達成するために詐病となる場合もある。学生が試験の圧力から逃れようとしたり，小さな事故のあとに賠償金を受け取ろうとするのがその例である。

こころと身体の神秘的なつながり

　こころから身体への不可解な変換は次のように説明される。性格要因と，5章

で説明した防御機制がこの過程を理解するのに非常に重要なものとなるが，医療社会学者の説明は最もわかりやすい。彼らの「病人の役割」と「疾病行動」という考えは社会的文化的見地から本質に迫るのに役立つ。すべての社会において，病気になった人は，仕事やほかの責務から逃れ，家族や友人のケアを受けるという恩恵を受ける。同時に，出来る限り早く回復するために，医療の救済を求め，推奨された治療を受ける義務が生じる。

「疾病行動」は，人々の疾病役割における反応，特に身体症状をどのようにとらえ，評価し，そして行動しているかを示す。これらの反応は，平然としたものから劇的なもの，苦痛を言葉で表現するものから動作やしぐさで表現するものまで極めて多様である。身体症状にとらわれている人は，少なくとも医者の目からみて異常な疾病行動を示すとされている。この概念を発展させたオーストラリアの精神科医イシー・ピロウスキーは，これを自身の健康状態に関する不適応な経験，評価，行動であると要約した。

専門家からみて明らかな心理的苦痛に直面しているなかで，このような行動が否認と結びついている場合は，次のような精神状態が働いている。

患者の反応はさまざまであるが，そのいくつかは社会的背景と，おそらく特に民族集団，家族の社会階層と関連する。例えば，サッカーの試合での重度の外傷には気づかないが，職場での軽い外傷は強い苦痛を伴う。同様に，職場での外傷はある家庭では名誉の証となり，ほかの家庭では弱さの印となる。

どのような人が身体を通して感情を表現しやすいのか

身体を通して情緒を表現する人には一定の性格特性がみられるが，果たしてそれが常に存在してきたものなのか，長く続いた苦痛の結果なのかを知ることは困難である。常に他者の関心を求め，注意を引こうとする傾向はそのよい例である。苦痛を受けることによって満足を得るマゾヒズムは健康に戻ることを強く抑えつけるもう一つの特性である。苦痛を罰せられる感覚と結びつけることにより，罪悪感を和らげようとするのかもしれない。

怒りは医学の領域ではよくあるものだ。怒りを外部に向ける，例えば医療関係者の役立たなさに向けることはよくある。それを内部に閉じ込めた場合は，薬を

飲むこと，治療に協力すること，必要な手術をうけること，最終的に回復することを拒否することになる。そして鎮痛薬が全く効かない，処方薬が我慢できない副作用を起こす，手術で改善しないなどと訴える。

このような患者は，ほかに選択肢がなくなるまで医師に治療をせがみ，時に手術のような絶望的な手段に追いやられ，合併症を伴うことになる。一般的に，このような患者は長期間患っている。このような患者にきめ細やかに質問すると，子どもの時に，病気のきょうだいや親の世話をしなければならず，自分自身の要求が満たされなかったと語ることがある。彼らは自身の要求を押し殺して，強迫的な介護者に成長する。しかし，小さな病気や外傷を契機に，その役割が根底から覆されると，根底にある心理的欲求から極めて予想外に長期間の保健医療利用者になってしまう。

これらの要素をすべてまとめる一つの方法が精神分析的な考え方の適用である。フロイトは身体を通して反応することは，深く浸透した精神的な葛藤の無意識に決定された働きであると信じた。象徴的に現れる症状は葛藤を反映したもので，本質的には見せかけの形であるという。この妥協的解決（身体化反応）の結果，不安が少なくなることを一次疾病利得という。二次疾病利得とは身体的疾病を患うことで，同情やケアを受け，責務から解放されるというより明白な利益である。

精神分析学の世界で最もよく知られている症例の一つであるアンナ・Oはこの文脈に強い関連がある。彼女は，1880年代はじめ，フロイトのメンターであるウィーンの有名な医師ジョセフ・ブロイアーの患者であった。フロイトも，後に，彼女の一見解釈しがたい身体症状の謎を解こうとした。『ヒステリー研究』（1895年）はこの先駆的な研究の成果である。アンナ・Oは情緒的な葛藤が身体症状に転換することを理解するのに役立つ。彼女は若く魅力的な女性で，死を目前とした父を看護する過程で，手足や首の麻痺，斜視，話すことも飲み込むことも困難になるというさまざまな身体症状を現すようになった。

催眠を使った治療で，彼女は父親の病床で経験した激しい感情を再体験した。催眠状態のなかで，彼女の身体症状のそれぞれが，彼女と病気の父親との関係に関係していることが明らかになった。この探偵のような作業を通して，フロイト

とブロイアーは無意識に働く心理的な力が，身体機能に影響を与えるということをはじめて提案した。フロイトはさらに，内面に潜む葛藤の性的側面を重視することによって，精神分析の長期的な方向性を築き上げた。しかし性的な側面に関してはフロイトの同年代の多くから支持されなかったが（その状況はいまだ続いている），フロイトの転換現象という理解は一世紀前にそうであったように今日においても説得力をもっている。

次に紹介するウェルナーの経験で，精神が身体に及ぼす影響にさらに光をあてよう。

知的障害学級の35歳の男性教師は，同僚のパーティで妻が彼の親友と親しくしているのを目撃した翌朝，右手の麻痺で目を覚ましました。病院の検査によって脳卒中あるいはその他の身体疾患は除外され，精神保健チームに相談がありました。その結果，彼の症状は妻を殴りたいという気持ちと，高い道徳観からそれを受け入れない気持ちをあらわしていることが明らかになりました。彼の両親は原理主義者で，子どもたちはその教えに従うよう育てられ，特に情緒を表現することは冷ややかにみられました。ウェルナーは，この厳しい制約に憤慨しており，無意識にその怒りを不利な立場にある人たちに尽くすことに向けていたのでした。

るつぼとしての家族

身体化は，家族内に代々みられがちであり，おそらく根源となる疾病行動や病気についての考えが影響する傾向がある。例えば，幼児期に大切な人を亡くした人は，家族や友人が自分にどのように接するかに敏感になる傾向がある。後に喪失を経験したとき，悲しみを精神的あるいは身体症状で現すかもしれない。そして家族や保健医療専門家によるケアは，人生早期の喪失を代償する満足感となるが，逆説的に症状を持続させることになる。ある患者の疾患の意味を理解するには，医師は，疾患の早期の経験と，家族によってそれがどのように扱われたかが，その後の疾病行動に強く影響することを理解しなければならない。

精神保健専門家は，身体化にどのようにアプローチするか

　多くの精神状態において身体を通して語ることが起こるが，時には身体症状が極めて顕著で心理的障害が隠されることがある。うつ病の人はしばしば倦怠感，便秘，痛みを体験し，身体症状に気をとられる。臨床的に不安障害の人は，動悸，震えなどの身体の変化に支配されることがある。体重が減ることは神経性食思不振症の中心をなす。あまり一般的ではないが，精神病の人の奇妙な妄想の内容として，例えば自分の腸が腐っていると確信してしまうという説明のつかない身体症状もある。

　一連の身体症状が，主に器質的あるいは心理的起源であるかを判断することには悩ましいジレンマがある。ほとんどの疾患は社会的要因も含めて複合的な要素が寄与しているので，この区分は無意味なものだ。実際には，この三つの要素がどの程度，特定の障害に関係しているかを検討することが課題である。次の例は，典型的な臨床的に難しい問題である。

> 　74歳のジョンソン夫人は，以前に心疾患に罹患した記録があります。1年半前に夫を亡くしてからは一人で住んでいました。娘から，海外に行くという電話があった後すぐに，胸に痛みが走り，パニックを感じました。病院に入院しましたが，症状は狭心症のエピソードか，あるいは置き去りにされる心配が胸の痛みに転換したのか，不安障害と関連した典型的な胸部の不快感なのか，あるいは詐病すなわち娘の注意を引くために狭心症のように見せかけたのかはっきりわかりませんでした。このような状況ではすべてあり得ることでした。

心気症

　心気症の特徴は，臨床的精査で，症状を説明できるような身体的疾患の診断に至らないにもかかわらず，深刻な疾患に罹患しているという恐れあるいは確信にとらわれていることである。300年以上も前に，フランスの劇作家モリエールは

風刺劇『病は気から』で心気症を鮮やかに表現している。主役のアルガンは不健康と病気のことをいつも心配しており，彼の余命は短く，家族に悪い結果がもたらされると悩む。ある時，彼は娘を厳しく叱りつけ「あー，彼女はすっかり私を怒らせてしまった。いつもの薬の8倍飲んで，浣腸も12回ほどしないことには落ち着けない！」と叫ぶ。

　心気症では病的先入観に取り憑かれる。常識的な見方やちょっとしたユーモアの余地はない。実際，体調を気にして，安心させようとしても全く受けつけないので，逆にユーモアの的となる。漫画『イドの魔法使い』がみごとに描いている。看護師が医師に心気症の患者が来たと告げる。医師は「（素朴な質問かもしれないが）どうしてそんなに健康が気になるのですか？」と尋ねると，患者は「うちの家系は何代も死が発生しているので」と深刻な表情で答える。

　心気症の人は，身体機能すべてに気をとられて休む間もない。身体の感覚に非常に敏感で，深刻な病気にかかっている証拠だと解釈してしまう。しかしこの行動は多くの状況で，特に高齢者において，実際の身体疾患の反応として起こる。医師から説明を受け全く心配がないと繰り返されても，このような懸念が何か月も続く場合，心気症と診断される。患者は，複数の疾患を心配したり，一つの病気に固執する。例えば，「心臓神経症」の場合は，患者は心疾患にかかっていると恐れ，「がん恐怖症」の場合，隠れている腫瘍を心配する。次のエレンの例は，典型的な心気症をよく描いている。

　57歳の既婚者エレンは，頭痛とめまいを訴え，脳腫瘍があると確信して落ち着きのない状態で家庭医を訪れました。彼女の心配は身体的な精査によって一時的に落ち着きました。医師の慎重な質問によって彼女の生活歴が明らかになりました。エレンは10人きょうだいの末っ子でした。15歳の時に父親が亡くなり，姉たちも家を出たので，彼女は母親のケアをしなくてはなりませんでした。その母親は6か月前にがんで亡くなりました。彼女の娘の一人は子どもの時にがんになって回復しましたが，彼女の兄の一人と姪はがんで亡くなりました。そして先月，未婚の娘の二人が家を出る計画を打ち明けま

した。医師はこれらすべてがストレスとなり，大きな不安と心気症を引き起こしたと結論づけました。娘たちに置き去りにされるという心配が，子どもの頃に満足させてもらえなかった情緒的なニーズを刺激したのです。彼女の恐怖感は，家族ががんにかかり，母親がそれで亡くなったという経験に強く関連しています。

心気症の特徴はうつ病や長期の不安障害でも認められる。病気にかかっているという確信は，妄想的な強さに至ることもあり，精神病性障害のサインとなる。

何が人を純粋な形態の心気症に追い込み，すべての情緒的エネルギーを，身体的な懸念や疾患の恐れに消耗させるようになるのかを解明しようとすることは興味深い。著者は米国の精神医学者ハリー・スタック・サリバンの取組みに関心がある。彼は「身体の病気は，奇妙なものであっても，対人関係を安全にする手段である。それなしには，患者は価値が低く，劣っており，人は思いやりを示さないと感じるだろう」と仮定した。これは確かに事実であって，心気症の患者は，常に自分の病気の話題にほかの人を引き込もうとする。患者は，ある医師から別の医師へと渡り歩くことになったとしても，常に話を聞いてくれる医師がいるのである。さらに，身体が懸念の対象である限り，自己評価の低さのような痛々しい情緒は寄せつけなくてよい。

身体醜形障害は心気症の特別な形であって，ボディイメージの障害が中心となり，外見の欠点に関する強迫的な懸念の形をとる。よくある訴えは，顔の欠点（たとえば鼻が大きすぎる）であるが，手，足，胸なども対象となる。時には懸念が妄想の域に達する。何度も美容外科医に相談することが妄想によるものと認識されず，無分別な手術に至ることもある。満足の行く結果はほとんどなく，患者は外科医に再度手術をするようせがむ。

著者がある研修医の指導をしていた時のこと，ひとりの若い女性患者が3年間眉の太さに悩んでいました。私たちは，彼女の人間としての自信のなさ

が症状となって現れていると仮設を立て，研修医はこの女性に長期にわたる週１回の精神療法を提案しました。この治療過程は苦痛が伴うので，私たちはこの患者にそれを提案するかどうか躊躇していました。その一方，眉の問題は彼女にとって衝撃的なことで，彼女の社会生活に大きく影響していたのです。彼女の話では，小さい頃から両親に褒められたことがなく，両親は厭世的で，家族で祝うことを嫌いました。患者は18か月間，安全で批判されない環境で自分を見つめることができ，自分への理解を深めました。そして，自分が価値ある，人の役に立つ人間であると思うようになりました。そして自分の眉はまったく普通のものだと思えるようになりました。

転換性障害

　以前ヒステリーと呼ばれた転換性障害を最初に記述したのはヒポクラテスで，2000年以上前のことだ。当時は女性にしか起こらず体内で子宮が浮動することによるものだと考えられていた。我々精神科医がこの診断をするのは，身体機能の異常から何らかの医学的診断が考えられるものの，身体的な精査をしても何ら異常がなく，症状がストレス反応と考えられる場合である。転換性障害の可能性が高いのは医師の所見がどのパターンの身体機能障害とも合致しない場合で，例えば足が麻痺しているが支配神経の損傷を認めないときなどである。

　転換性障害は19世紀にはありふれたものであった。これは転換性障害が社会および文化的な影響と深く関連していることを反映している。女性と発展途上国に多く発生したことも社会文化的な関連を示唆している。地域社会全体が転換性障害の症状で冒されることもある。典型的な例として，学校で起こるめまいや嘔吐がある。このようないわゆる「流行病」はある生徒の死といったようなストレス要因が集団全体に作用を及ぼしたと解釈されることが多い。1955年にロンドンの王立フリー病院で，約300人の職員が流行性感冒のような疾患に罹患して慢性的な倦怠感に悩まされるということがあった。これは流行病が病院中に急速に広まったのだろうか，それとも典型的な「伝染病ヒステリー」だったのだろうか。

転換性障害を支持する論拠として，罹患した人たちは女性が男性より多かったこと，特異的な検査ではすべて陰性であったこと，不定愁訴が発熱のような客観的所見よりむしろ際立っていたこと，症状が以前起こった心因性過呼吸の流行に似ていたことなどがあった。一方，その病院の感染病専門医であったメルビン・ラムゼイは彼の調査から筋痛性脳脊髄炎の亜種が作用していたという結論を出した。今となってはその真偽を確かめることはできない。

　転換性障害の診断は容易ではない。なぜならそれは症状が身体を基盤にするものではないという判断がつきまとうからである。面倒なことに転換性症状の発症が実際の身体的要因と関連していることがある。てんかん患者が実際の発作を模した，しかし特異的な検査では検出できない発作を示すこともある。転換性障害の可能性は発症に先行する心理的ストレスのエピソードがあると高まる。

　　クラウディアは不幸にも8歳の息子を船の事故で亡くしました。彼女は悲しみに暮れて取り乱した様子で泣きわめき，生々しい事故の場面を何度も想像するのでした。葬式の終った翌朝，彼女は足に力が入らなくて歩きづらいということを訴えました。神経学的検査では何も異常が見つからず，彼女の症状は間違いなく息子の死への嘆きが下肢の脱力に転換されたものでした。息子の死のもつ意味の大きさは，息子を妊娠していた時に葛藤があったことや，5年前の交通事故による夫の死亡を思い起こしたことでとてつもないものになっていました。よくあることですが，クラウディアは足の麻痺に気をとられ，多発性硬化症ではないかと心配して，医者に重要なことを打ち明けていませんでした。

＊　　　　　　　　　　　＊

　　キャリアウーマンであるヒルダは今が自分のキャリアの全盛と思っています。彼女は耳鼻咽喉科専門医にかかり，数週間続く声のかすれと喉のつっかえ感を訴えたのですが，身体的な原因は見つかりませんでした。そこで専門医は精神科医にヒルダを紹介しました。その1年ほど前，上司と言い争いと

なり，上司がハラスメントをしていじめていると感じていました。彼女は非常に屈辱を受けたと考え，上司に謝罪を迫りましたが拒絶されました。彼女は途方にくれて，やむを得ず法的な手続きを進めることを決断しました。長期にわたる裁判の後，彼女は失った利益と受けた苦痛に対する賠償金を受け取りました。ヒルダはこの間セラピストの支援を受け，セラピストはヒルダに彼女の症状と彼女がさらされているストレスの関連性を見つめるよう指導しました。幸いヒルダの症状は徐々に軽快し，やがてなくなりました。

最もよくみられる転換症状に疼痛がある。疼痛は重篤で，延々と続き，大きな苦痛と機能的な障害を引き起こすが，明らかな身体的原因はない。痛みは格言となる最もよい例で，あるかないかではなく，どれくらいあるのか，と聞くべきである。これは難しい判断で，臨床医は患者が否定的に反応することを恐れて疼痛転換の診断を躊躇する。患者にしても臨床医にしても，心理社会的な解釈よりも身体的なものを好むのだ。治療の対象となるものを探し求めて何度も検査を繰り返すのだが，結果としてわずかに改善するだけか，あるいは全く改善がみられないのが普通である。そうなると，両者は感情に引きずられた葛藤に巻き込まれていく。慢性疼痛は個人や家族を大いに悩ませる障害を引き起こす。

36歳のリンダは職場で転倒し，その後腰に鎮痛薬の効かない激しい痛みが起こるようになりました。当初は身体的な所見は何も見つかりませんでした。その後1年半にわたって数々のX線撮影を行い，3人目の整形外科医が椎間板突出と診断して手術を勧めました。手術後2年して精神科医にかかった時，リンダは依然として身体的に不自由で，家族に頼り切り，すっかり自信をなくしていました。精神科医は彼女の窮状をよく理解できるよう話を引き出しました。

子どもの頃のリンダは両親が働いていたので妹の面倒をみていました。小学校を卒業すると寄宿舎付きの学校に入れられました。リンダはそれをひど

135

く嫌がっていました。大学卒業後に公務員となり，早く管理職に昇進しました。それと同時に彼女はかなり年下の男性と結婚しました。このように彼女は子ども時代の満たされない情緒的な欲求を抱えたまま，大人として，上位を目指して（そして傷つくことなく）仕事と家庭の両方で懸命に努力していたのです。

転倒という小さな出来事でリンダは人に頼らざるを得なくなりました。彼女の主治医たちは彼女に陰性感情を抱き，彼女のことを手荒に軽く扱う対象として見ました。精神科医はこのような理解を精神療法に取り入れ，そのなかで彼女の両親への怒りとそこから出る罪悪感に向かうよう励ましました。これと身体的リハビリテーションの組み合わせにより，彼女は徐々によくなっていきました。

心因性健忘と遁走

混乱しそうだが，転換性障害にはさまざまな精神状態が含まれ，そのなかには何らかの葛藤が身体症状ではなくアイデンティティの喪失や健忘といった精神症状に転換されるものもある。フランスの精神医学者ピエール・ジャネが造り出した言葉「解離」はこの無意識な過程を指す。

典型的な解離状態は心因性健忘——すなわち心因性の記憶喪失である。突然個人的な情報を想起することができなくなることが特徴性である。それと関連するのが離人症で，現実感を失い，自分自身が切り離され，まるで夢の中にいるような状態になる。それほど多くはないが，最も劇的なものが心因性遁走である。典型的には，患者は自分が誰であるかもわからない状態で家からさまよい出て，数日あるいは数週間後に見つかる。まれに完全に新しいアイデンティティを得ていることがある。

離人症は不安を誘発する出来事の最中に経験されることが多いが，心因性健忘や遁走は，通常，戦争や災害のような極度のストレス状態にのみ発生する。これらの心理的状態は深刻な解決できない内面の葛藤がある場合でも起こる。次に述

べるソフィアの例は，著者の患者のなかでも特に興味深い症例で，後者を明確に
説明する。

> 21歳の学生ソフィアは伝統的なギリシャ系の家族出身で，ある日街をふら
> ふら歩いているところを警察に保護されました。彼女は自分が誰であるかわ
> かりませんでした。救急病院に搬送され質問されましたが，名前も，住所も
> 家族のことも思い出せませんでした。
>
> その後，3日間かけて少しずつ記憶が戻りましたが，その時には警察が彼
> 女の両親を見つけていました。彼女が少しずつ話をできるようになると，な
> ぜ健忘症になってしまったかわかってきました。彼女のボーイフレンドは彼
> 女に性的関係を求めていました。ソフィア自身その気になっていたのです
> が，両親から婚前の性行為は禁止されていたことや文化的背景が彼女に激し
> い内面の葛藤をもたらしました。ボーイフレンドの願いを聞き入れたいとい
> う思いは家族への忠節と相反するものでした。途方に暮れた彼女は無意識的
> なジレンマだけでなく彼女自身を忘れるという方策に身をゆだねるほかな
> かったのです。彼女は家族と，自分のジレンマについて隠さず話し合うこと
> で和解の道を見つけることができました。

心因性健忘と遁走を呈する人の治療は自己洞察型精神療法であって，熟練した
セラピストを必要とする。ほとんどの人は速やかに回復するが，少数は解離の症
状が長く続き長期的な治療を必要とする。

多重人格障害（解離性同一性障害ともいう）は，同じ人物のなかに2人以上の
人格が交互に出現する状態だが，まれで，興味深い重篤な解離の形式である。実
際にこのような状態が存在するかについては，精神保健専門家のなかで見解が分
かれている。

人生早期のトラウマ，特に性的虐待などの結果であって，長い間忘れていたの
が繊細な精神療法で蘇った，すなわち抑圧された記憶現象と考える専門家もい
る。このような記憶はセラピストの想像と影響から生まれた産物で，現実の出来
事ではないと主張する専門家もいる。

心身症または精神生理障害

これまで説明してきた状態とは対照的に，心身症（または精神生理障害）では明らかな身体の疾患あるいは生理学的機能の変化がみられる。そして心因は疾患やその変化を直接引き起こすか，あるいは引き金となるか，その状態を維持するような役割を果たす。ある種の病状は古典的に心身症に分類され，それには高血圧，喘息，皮膚炎，潰瘍性大腸炎が含まれるが，綿密な研究では特定の心理的要因とこれらの状態を関連づけることはできなかった。例えば，満たされぬ欲求と消化性潰瘍の関連性を典型的な心身症の障害として研究を重ねてきた研究者がいた。現在ではヘリコバクター・ピロリ菌の感染によるとされて心理学的仮説は死んだ。

その一方で，非特異的なストレスは多くの病状を引き起こすあるいは悪化させることは確かである。実際，情緒に伴って動悸が早くなる，血圧が上がるなどの一般的な身体の変化が引き起こされ，それはストレスのある状況が病状悪化の要因であることを示す一つのヒントである。精神と身体の関連性を示すさらなるエビデンスとして，身体症状の生物学的治療を強化するためにさまざまな心理療法が利用されているという事実がある——例えば，喘息に使われる気管支拡張薬があげられる。確かに喘息は身体と精神が関係する典型的な疾患である。

45歳のシルヴィは10代の頃から断続的に喘息になり，治療薬を最大量使用しているにもかかわらず，症状は重くなり発作も頻回になってきました。問診により，彼女が離婚調停中であり，疎遠になった夫に対する抑圧された敵意が増していることがわかりました。治療のなかで，シルヴィが怒りを認識して，それをセラピストとの治療関係の安全ななかで表現できるようにしていきました。彼女はまた幼少期の両親の離婚に感じた怒りを長年隠してきたことにも気づいてきました。治療の心理的側面によって，一般的な喘息治療薬でよりよくコントロールできるようになったのです。

極度の身体化反応

　身体システムの多くの部分に無数の訴えをもち，それらすべてに身体的な基盤が全くない人たちの障害は重度である。彼らは医療にとっての難題となっており，不必要な検査や治療を繰り返し行われることになる。彼らは心気症，転換性障害，詐病のようにみえることもあり，診断や治療法に難渋する。彼らの生活は病気とそれに万遍なく注意を向けることで成り立ち，病気であることがおそらく唯一の生き方のようになる。このパターンは女性に優位にみられ，成人期の早い時期に始まり，生涯を通して続く傾向がある。このような「がっかりな患者」は常に要求が多いため，医師は次第にいらだちが募り，最終的にどうでもいいと感じる。

　カーメルは45歳の元看護師です。彼女はほぼ毎週のように家庭医や救急病院を訪れます。彼女の訴えは身体のいたるところの痛みです。彼女はこれまでに10人以上の専門医に診てもらいました。その度にそれぞれの専門医の専門分野の病気があるはずだと訴えました。彼女はさまざまな手術を受けており，腹部に歴戦の跡があります。彼女は頻回に入院し，病院スタッフを怒らせます。専門医間あるいは専門医と家庭医の間のコミュニケーションがないのが通常です。その結果，彼女のケアのコーディネーターはいません。

詐病，虚偽性障害

　これまで示してきたような，身体を通して語るこころの例は無意識的なものであるが，詐病や虚偽性障害は故意による。詐病は事故の賠償金のような特定の利得を得るために誇張した症状を意図的につくり出す。虚偽性障害の場合，偽りの目的は明確ではない。この障害の患者は手術も含む治療を受けるために何度も病院を訪れる。彼らの動機はケアや愛情への満たされることのないニードと思われる。奇妙なタイプとして親が子どもに外傷を負わせたり，病気に見せかけて（例えば催吐薬を飲ませて嘔吐させる）医療の注意を引くものがある。これは親の子

育てへの不安や，親自身の満たされることのない愛情への求めから生じる（14章の虐待を参照）。

身体と精神の両方を治療する

身体を通して語る患者の場合，我々は患者の注意を身体的なものから心理的なものに移し，心理的なものによりよい形で対応できるよう援助する。勘のよい医師は身体症状の妥当性を問わずにこれに取りかかるだろう。一般に身体症状の発症が急性であるほど，心理的ストレスとの関連性が明らかであるほど結果はよくなる。その一方，長期にわたる身体化では変化は難しくなる。

直面化は決してうまくいかない。むしろ，医師は症状を説明するに足りる身体的基盤を確かめ，訴えがきちんと扱われているという患者の信頼を勝ち得る。しかし事はそう単純ではない。複雑な検査を繰り返すことは，たとえ医師が心理的要因を疑っていたとしても，身体的な疾患があるという患者の確信を強化してしまう。どの方向にも間違いはある。身体的な病気を患っていない人でも手術を受けることもあれば，身体化と診断されていた人に身体的な病気が見つかることもある。医師が科学技術に頼るようになるにつれて，それが不安のある患者の要求と，義務を怠ったことで訴えられる可能性とあいまって，過剰な検査が助長される傾向にある。患者と医者の双方に価値あるルールは「診断に必要な一連の検査」の後は検査をせず，心理的なカウンセリングと定期的な再診，必要とあれば薬物療法を勧めることである。

治療薬の位置づけは複雑である。身体化する人々は，しばしば治療薬の副作用に敏感であり，抗うつ薬のような治療薬に耐性が低い。そして嗜癖性という観点から，抗不安薬，睡眠薬は注意して処方する。心理的な基盤のある慢性疼痛の薬物療法は，慣例的な手法には反応しない傾向があり難しい。治療の鍵は心理的，社会的問題に注意を払うことである。

60歳で既婚者のフランクは，10年ほど前に浮気をした後に過敏性大腸症候群を発病しました。彼は家庭医を受診し，生活に支障をきたすほどの重い頭

痛が最近出てきたことを訴えました。当時フランクは自分の浮気のことを軽い脳卒中をわずらっている妻に話すかどうかずっと考えていました。神経学的検査では正常だったのですが，頭痛は続き，抑うつ気分や日常活動への興味・関心の低下，自責の念や早朝覚醒もありました。ある包括的な手法が採用されてよい成果をあげました。これは，既に行われている過敏性大腸症候群の薬物治療の継続，頭痛に対する鎮痛薬の慎重な使用，抗うつ薬による治療（生物学的）と個人および夫婦の精神療法（心理的）を組み合わせたものでした。

　フランクの例では，生物学的-心理学的-社会的要因の相互の影響がよく示されている。抑うつあるいは不安が存在すると考えるのは妥当であろう。なぜなら両者共に治療反応性がよいからである。抑うつは一般的に身体症状を伴って起こるが，それによって身体的な機能を失った悲嘆は，持続する抑うつ気分に変容する。多くの人は内面の情緒的な状態にきちんと気づいていないが，抗うつ薬や抗不安薬による治療がよい結果をもたらすことがある。

　心理社会的な治療は，医師患者間で問題に対するとらえ方が相反する場合はうまくいかない。患者にとっては大いに残念なことであるが，その状態が身体からくるものなのか精神からくるものなのかという基本的な疑問について衝突しがちである。医師が心理的なことに焦点をあてようとすると，患者は猛烈に抵抗するかもしれない。いずれにしても，医師は共感と病気による現実的な困難についての話し合いを通して，患者の見方を理解することに努めるべきである。信頼こそは，職場においても，結婚においても，またその他の対人関係性においても，個人的な心配を共有するうえで鍵である。フランクの例は精神療法が受け入れられることで，いかに症状を緩和することができるかを示している。よい結果は焦点を症状から適応的な対処法へ移すことで得られる。これにより問題の行き詰まりを解決して現実的な目標を立て，機能改善と自尊心を回復させる機会を提供できる。より重症の事例では，治癒よりむしろ妥協がより現実的な選択肢となる。

　この治療の特筆すべき特徴は，多くの専門家が連携することである。家庭医，

内科医，外科医，心理職，ソーシャルワーカー，理学療法士，作業療法士，精神科医などである。もちろんこのような多職種が連携して機能することは容易ではない。意見はそれぞれ異なり，相反する助言をする恐れもある。理想的には1人の専門家が調整役となり，プランを作って全員の同意を得るのがよく，この役割は家庭医が最も適している。精神科医の出番は，精神疾患の疑いがある場合，あるいはほかの専門家たちのストレスが抜き差しならないものになったときであろう。

結論

心身のつながりの複雑さは，著者が本章でこの話題を明確に説明することに難渋していることからもわかるだろう。一世紀以上にわたる学問的な関心や研究にもかかわらず，身体化はいまだに困惑とフラストレーションの源となっている。しかし一つだけ明確なことは，精神と身体は健康においても病気においても分ちがたく結びついていることである。少なくともこの関係性を理解することで首尾一貫した治療的アプローチを選択することが可能になり，身体化反応を示す人に対応することができる。

9.

摂食障害

摂食障害

　西洋社会においては自分の身体のサイズや体形を気にすることが広まっている。同じく何を食べるかもよくある関心事である。何らかの形でダイエットを試したことがない10代の少女はまれであるが，ダイエットがうまくいかないと急激に命を脅かす病気にまで発展することがある。

　神経性食思不振症（AN）は精神障害のなかでも最も劇的なものの一つである。典型像は，女児（90％を占める）がどういうわけか，時には死に至るまで自らを飢えに追いやるのである。現代的な状況において広く認識されているが，類似の病像は何世紀にもわたって記録されてきた。中世には，若い女性の独身生活や禁欲主義は聖性の証拠として受け取られていた。神経性食思不振症の最初の明確な描写は1689年に遡るが，この症候群の確立は，それから2世紀後，パリのピエール・ラゼグとオックスフォードのウィリアム・ガル（この状態を命名した）の報告によるものであった。

　対称的に，もう一つのよくある摂食障害，神経性過食症（BN）——過食と嘔吐——の歴史は短い。この症候群は1979年に最初に記述されたが，それは当時の大流行を反映したもので，治療法に関する専門的関心に伴われていた。もちろん神経性過食症の特徴は数百年にも遡り得るものであり，14世紀，シエナの聖キャサリンは悔恨の一形態として嘔吐し，17世紀初期，パッツィの聖マリア・マグダレンは，過食と嘔吐の繰り返しを人前で披露している。

　この二つの主要な摂食障害は，主に若い女性の10代後半に始まる。神経性食思

143

不振症や神経性過食症，あるいはこの二つの組み合わせの変形も認識されている。過食障害（Binge-eating disorder）がその主たるもので，体重を減らすための極度で反復的な行動を伴わない過食の繰り返しが主症状である。ここで忘れてはいけないのは，不安定な摂食パターンは若い女性に極めて多いが，大半が一過性で明確に診断できる疾患にまで進行しないことである。

神経性食思不振症

神経性食思不振症は，先進国のすべての社会経済層の思春期女性によくある最も深刻な慢性疾患である。一般的な発症年齢は14〜19歳であるが，より低年齢の子どもも罹患する。経過は平均7年と長期にわたり，多くは完全な健康を取り戻すことはできない。痛ましいことに10人に1人が20年以内に死亡する。自殺リスクは通常の32倍である。

多くの理論が提唱されてきたが，生物学的にも心理的にも特定の原因を述べることはできない。精神分析志向のセラピストは，神経性食思不振症は，情緒的にも性的にも成熟していくという課題に向き合うことから逃れようとする無意識的な働きであると示唆してきた。やせこけた少女が性的に魅力があると人目に映る可能性が極めて少ないのは明白だろう。一方，家族療法家は，神経性食思不振症の子どもがいる家族にはそのかかわり方に共通のパターン（親の子どもへの過保護，互いの私事に対する過干渉，柔軟性のない考え，葛藤解決の失敗）がみられることを強調する。この種の家族の機能不全は確かに観察されるが，それがどの程度まで神経性食思不振症に先行したものなのか，家族が神経性食思不振症に苦しむ家族成員に対処しようと悪戦苦闘してきたことによるものなのか，その因果関係は明らかではない。

精神科医にとってより実用的なのは若年女性にみられる神経性食思不振症にかかりやすい素因である。体重やダイエットにとらわれやすい環境や，家族歴にやせた人や体重不足の人がいることは関連している。第一親等の女性近親者が一般に比して10倍のリスクがある，一卵性双生児は二卵性双生児よりもリスクが大きい（55％対5％）というところから，遺伝の働きもあるかもしれない。

社会的役割が関連するという証拠は，バレリーナやモデルのように常に痩身を

保つ圧力のかかるグループからきている。たとえばバレリーナの場合10人に１人の割合で神経性食思不振症がみられる。このような環境から脱して初めて回復に向かい得るのである。この環境では青年期のダイエットが鍵となる材料となっている。確かにダイエットをする女子は，しない女子に比べて摂食障害のリスクが８倍である。文化的要因が潜在的な原因となっていることに関心が集まっている。もともとアジア諸国ではまれであったが，最初に日本でその数が上昇した。これはおそらく日本の伝統的な文化に西洋の影響が広く浸透したことに起因しているのだろう。

　神経性食思不振症の基本的な特徴は，あくなきやせの追求の一環としての体重減少，太ることへの異常な恐怖，無月経の三つである。体重減少は絶食と過剰な運動と嘔吐を繰り返すことによって達成される。相当体重が減っている人でも，自分の身体に対する甚だしい認知の歪みを元にした体重増加への恐れをもっている。極端にやせていても自分は太っていると思い込み，客観的に体重を計ってもその数値を過剰評価する。絶食と関連して，食べ物の準備，消費，排泄に対する異常な執着もある。人のいる所で食べるのを避ける，食べ物をみじん切りにする，時間をかけて食べる，水を大量に飲む，香辛料を度が過ぎるほど使う，食べ物を収集したり，隠したりすることなどがその特徴である。多くの患者が嘔吐や下剤や利尿薬を乱用して，さらに体重を減らそうとする。

　食事制限と同じくらいよくあり，かつ治療が難しいものに過活動があり，過剰に運動することと，休みなく動き続けることの二つに分類される。カロリーを消費するために過剰な運動を行うことで体重を減らそうとする。これはひっそりと（例：何かを取りに行くふりをして，階段を何度も駆け上がったり降りたりする）行われることもあれば，公然と行われることもある（例：エアロビクス，ジョギング，水泳のような非常に活発な運動）。運動は１人で強迫的に行われ，しなかったときには罪悪感を感じるという特徴がある。休みなく動き続ける結果，やせ衰えていく。これは意図的ではないが形として睡眠障害にもつながる。すなわち食べ物を与えないでいると絶え間なく過活動を繰り返す実験動物に似ている。

　その他の症状に，抑うつ状態，性衝動の喪失，ひきこもり，集中力の欠如，不眠などがある。

また飢餓から生じる身体への影響として，心拍数低下，手足の冷え，低血圧，足のむくみ，顔や体幹のうぶ毛などがあげられる。体重減少の結果としてホルモンや代謝の変化が現れる。幸い，長期にわたる骨粗鬆症以外は，このような変化の多くは可逆的である。またカリウム欠乏は危険なばかりか，命を脅かす不整脈につながることもある。

体重減はほかの精神（および身体）疾患に結びつくことから，前述の特徴はすべて摂食障害の診断に重要となるが，体重減少もほかの精神障害や身体疾患との鑑別の要点となる。例えば重度のうつ病患者は，真の食思不振から体重が減るのであり，ボディイメージにこだわりがあるわけではない。統合失調症の患者は，食べ物に毒が入っている，食べるのは安全ではないという妄想によって食べられずに体重が減るが，典型的な神経性食思不振症にみられる食や体重への態度はない。

神経性食思不振症 の 治療

神経性食思不振症は非常に深刻な問題ではあるが，発病早期に治療を受ければ経過はよい。症状の重篤さや合併症によっては，栄養士や専門医と精神保健専門家によるチームが必要となる。患者は治療の必要性について両価的な感情をもつので，患者の信頼を得て，確固とした治療同盟をつくりあげるのが重要である。

治療の理論的根拠を丁寧に説明して，ベッド上の拘束，家族や友人からの隔離，大量の薬の投与などを決して行わないこと（強迫性障害あるいはうつ症状が伴う場合，抗うつ薬が処方されるかもしれないが，それ以外に治療薬は必要ない）を話して患者を安心させて，確固とした治療同盟を形成することが重要である。そのかわり，患者は正常な体重に戻ることを約束する必要がある。もしほんのちょっとでも拒食傾向が残っていれば，全体的な治療目標に達することはできない。

家族には身内にできる限りのことをしてやりたいという気持ちがあることを前提にして接する。臨床医は家族の強みと脆弱さを評価し，避けられない罪悪感を和らげるように尽力することも重要である。10代のそれほど長期間罹患していない少女には家族療法が有効であるとわかってきた。家族のかかわりに新しいパ

ターンをつくり上げ，両親と娘の間に自立性の増進を基礎にした成熟した関係を促していくことが，親子における相互の目標である。

　より重症な患者は摂食障害に特化された病棟で治療を受けるのが適切である。過去に行われていた行動的アプローチは家族や友人との社会的接触の増加や行動の自由などを体重増加のインセンティブとし，さらにベッド上の強制臥床と隔離を行う方法であったが，それは心理，対人関係，家族の要因を検討したうえでのより人道的な方法に置き換えられるようになっている。著者自身，この以前の行動的アプローチで若い女性を治療したことがある。体重が増えるごとに何らかの褒美を与えるのだが，満足のいく治療法ではなかったにもかかわらず，当時はこれが最も確実な方法として受け入れられていた。我々は死をもたらすような結果となる恐れにいつも頭を悩ましてきた。食べることを強く拒否する重症患者に，治療を強制するべきかどうかには倫理的なジレンマがつきまとう。強制治療での死亡率は自主的治療に比べて高く，これは前者はより重症であることから説明できるものの，両群とも同じ程度の体重増加がみられるのである。

　デイプログラムを2〜3か月続けるのもよい方法で，そこでは低栄養に対する栄養補充計画と共に，個人，グループ，家族療法を行う。患者はその後，より進んだ栄養についてのカウンセリングと上記の心理療法のうち一つか複数を続けることができる。

　急速な栄養摂取を再開してしまうと患者の状態が悪化（心不全，ひきつけ，昏睡）したり，場合によっては死に至ることもある。代謝が刺激され，身体の細胞がカリウムとリンを必要とする。貯蔵分がなくなっている状態なので，血液の量を劇的に減らすことでその状態を補正しようとするのである。

　一般に，体重減があまりひどくない場合，早期介入が良好な効果を生み出す。患者が変わろうとする動機を得て，家族もそれを支援する。それと正反対の状況では，よい結果は望めず，パーソナリティの問題が大きく関連してくる。次にあげる神経性食思不振症の2例は，治療したにもかかわらず，異なる結果を示したものである。

トルーディの両親は，献身的ではあるが，結婚生活があまりうまくいっていませんでした。トルーディは一人娘として地方で育ちました。幼い頃，彼女は恥ずかしがり屋でこもりがちで従順で真面目な少女でした。親友はいませんでしたが，幸せな子ども時代を過ごしていました。健康で体重も普通でした。彼女は同級生より1年早く大学に入学し，家から通学しました。大学2年の時，初めてのボーイフレンドができました。2人は親密な関係になりましたが，彼が性的関係を求め，トルーディがそれを拒んだのを契機に，彼は去りました。その結果，トルーディは非常に気分が沈んで拒否したことを後悔しました。その一方，彼女は彼に濃厚な愛撫を許していたことも後悔しました。その頃，トルーディはダイエットを始めて，これまで感じられなかった自信を感じるようになり，初めて自分で自分をコントロールできると感じました。ところが，彼女は食べ物に執着するようになり，両親と一緒に食事することを拒み，カロリーの少ないものだけに食事を制限するようになりました。そして食に関する非常に厳しいルールをつくり，やがて月経が止まり，体重は極度に減少しました。

　その後20年，トルーディは学者としては成功しましたが，社交的ではなく孤立しています。仕事以外では食べ物と食べることにだけ関心を示し，食事摂取に関する儀式をつくりあげました。彼女は自分がやせ過ぎであること，常に空腹感があることも認めますが，正常に食べ物を摂取することは認めません。そして馬鹿げているとは思いながらも自分が太りすぎていると感じ，肥満を恐れるようになりました。食べることと体重をコントロールすることがトルーディと両親の生活の中心となり，彼女はダイエットをするために生きているかのようでした。栄養補給のため5回ほど長期入院をして，入院期間中はいつも協力的でしたが，5回目の入院の後で初めて体重を維持することができるようになりました。

＊　　　　　　　　　　＊

サリーは郊外の労働者階級の家で育ち，13歳の時，私立女子校の奨学金制度を受けて毎日2時間の通学をしていました。それまで同級生に比べてやや太っていることに気がついていましたが，私立女子校に入学して初めて自分の体重を気にするようになりました。そしてダイエットを開始し，1日1食にして昼食は友人にあげるようになりました。10kg痩せて，11歳の妹の洋服が入るようになって両親は注意を払うようになりました。

　家族（両親と姉妹）は家族療法プログラムに参加し，サリーが食事を定期的にとるよう勧めることを教わりました。父は仕事で留守がちであるため，母の心配を探り対処することになりました。同時にサリーは，個人療法を受けるようになり，寂しさを感じること，学校では人より劣っていると思うことを打ち明けました。サリーは両親が奨学金を受けるようになったことを非常に喜んでいることに罪悪感をもっていました。サリーはこの思いを両親に話すよう促され，それを話したところ，彼女が学校で幸せでなかったら自宅近傍の共学校に転校することに決まりました。ところが治療を開始して6か月後，サリーの体重は戻り，定期的に食事をとるようになり，同じクラスの女子と友達になったので，そのまま私立女子校に留まることになりました。

神 経 性 過 食 症

　神経性食思不振症と同様，神経性過食症の患者の90％が女性であるが，発症の一般的な年齢はやや高くて20〜25歳の間である。1979年に報告されてから20年の間に神経性過食症を呈する人の数は顕著に増えた。これはおそらく事例がより発見されやすくなったからであろうが，文化的要因も役割を果たしている。神経性食思不振症と神経性過食症の臨床的な違いの重要なものとして，後者では体重減少がないことである。神経性過食症の基本的な特徴は，無制限なむちゃ食いの繰り返し，それに伴う体重増への極度な恐れ，極端な体重コントロール法によって体重増加を制限しようとすることである。神経性過食症は典型的には減量のためのダイエットから始まる。食べたい気持ちに屈する衝動のあと，食べたものを排

除しようとして，自発的または誘発して嘔吐する。カロリーの高いチョコレートやケーキなどを食べ過ぎて，腹部の不快感から嘔吐する。食べ過ぎは，ストレスが原因で起こり，繰り返し起こるようになる。その結果，体重を減らそうとして，自ら招く嘔吐，下剤を使った排泄，過度な運動をする。3人に1人が月経不順を経験する。

　神経性食思不振症と同様，原因は明確ではなく，若い女性が発症するリスク要因に頼るしかない。肥満，性的虐待や身体的虐待の既往，低い自己評価，体重や体型に対する家族の批判，物質乱用と摂食障害や両親の肥満家族歴などがあげられる。

　30歳の母親シェリルは，パートで店員をしていました。彼女は10代後半から過食と下剤使用を経験しており，体重が常に大きく変動していました。そして彼女は，3歳の娘ジャニーヌに遺伝するのではないかと心配していました。もともとシェリルの問題は，緊張のある対人関係が原因でした。18歳の時，ボーイフレンドと同棲するために家を出ましたが，ボーイフレンドが多量飲酒をするようになって，その仲は急速に冷めていきました。以前から太り気味だと感じていたシェリルは，夜になると落胆して食べ過ぎるようになりました。過食のブレーキが利かず，パンを2袋，チョコレートビスケットを数箱など一気に食べるようになりました。そして翌日になると，体重をコントロールしようとして，何も食べず下剤を50錠も飲みました。20代半ばに虐待のあるボーイフレンドと別れましたが，過食を止めることはできませんでした。その後，ジャニーヌの父親とはるかに幸福な関係を築き，満足のいく仕事を見つけました。過食は少なくなりましたが完全にはなくならず，食べ物と体重問題は，まだ彼女の頭から離れませんでした。

　シェリルは，心理職による認知行動療法を受けて良好な反応を示しました。セラピストは彼女にダイエットを止めるよう勧め，過食発作が起きるときの日記を書き，自分に対する過剰に批判的な見方について考えるよう勧めました。過食のパターンは，彼女がいらいらしたり退屈だったりしたとき，

特に午後の前半に起こることを発見しました。そしてこれに対処する方法
——例えばその時間に散歩に行く——が考案されました。12回のセラピー
で，彼女はもう過食をすることも下剤を使うこともなくなりました。体重，体
型，食べ物に関する考えは消失はしていませんが，もう彼女を苦しめること
はなく，人生のより重要なことを行うことを妨げることはありませんでした。

　神経性過食症に対する最も効果的な治療である認知行動療法（CBT）は，体重
と体型に関する誤った考えが症状を持続させるという前提のもとになされる。患
者はダイエットを止めて，健全な食生活を遵守するようカウンセリングを受け
る。むちゃ食いや過食エピソードを引き起こす要因を同定したり，過食や嘔吐の
ような行動を日記につけることが重要な特徴である。CBTは対人関係や気分の不
安定さ，低い自己評価などの問題を扱えるよう拡大されている。抗うつ薬は症状
を和らげることができるかもしれないが，治療を続けないと再発が起こりやす
い。CBTと抗うつ薬（過食症症状に直接効果があるように使われる）の組み合わ
せは一部の精神科医が好んで使う治療法である。この方法で治療を受けた女性の
半数が完全に回復したが，3分の1は部分的あるいは引き続き症状が続いてい
る。

過食性障害

　過食性障害は神経性食思不振症および神経性過食症と区別できること，より良
性な経過をとることを根拠に摂食障害のグループに加えられた。強迫的過食の再
発は隠れて行われ，嘔吐，下剤使用，絶食，過度な運動などは伴わないのが特徴
である。CBTは大半の患者に効果的な治療であるが，肥満は望まれない問題とし
て残るかもしれない。

肥満

　人が感情的な苦痛を感じたときに，慰めの源としての食物を求めることは誰も
がわかっている。この行為が長く続いた場合，肥満につながるかに関しては議論

がある。医学的な統一見解として，肥満は生物的-心理的-社会的要因が互いに影響し合った結果であることが示唆されている。肥満を心理治療を必要とするような精神保健問題とみなすかどうかに関しては長い歴史があり，過去には精神保健専門家は肥満した患者を評価するよう求められたが，今日ではそんなことはない。そのかわり，彼らは家庭医，専門医，栄養士などの診察を受け，重症の場合は，外科医の診察を受ける（食道が胃と接続する部分をホッチキスで止めて小袋をつくり，残りの胃に繋ぐ部分は小さくなるため通る食べ物の入る量を劇的に減らすことができる手術を行う）。自助グループやウェイトウォッチャーズ★のような組織も大きな役割を果たす。

　肥満の人に特定の精神症状を見つける研究は成功していないが，歪んだ摂食行動（特にむちゃ食い）や一定の体重や体型に対するこだわりは確認されている。ボディイメージの障害，ほかから軽蔑されているという思い込み，低い自己評価などは一部の肥満児童にみられる。

　体重を減らすことは，いろいろなダイエットで達成できる。系統立てられた行動に基づくアプローチもその一つである。目標を定め，食事と運動のパターンを定期的に観察して効果的な将来計画を立てる。最初は，元の体重の10％減を目標にするなどのように，たとえ少しの体重減でも精神的健康を促進するには十分である。ここで一つ大きな課題に突き当たる。減らした体重が戻らないようにすることであり，まさに難題である。もし戻ってしまったら，精神的にすでに脆弱な人々の失敗感が強化されてしまう。治療においては，持続的な生活様式の変化の必要性を強調する必要がある。

　精神保健専門家は肥満患者に接する際，特別な役割をもつ。精神科医の処方する薬の多くは体重増加につながるので，このような患者には栄養摂取や運動のアドバイスを行うことで体重増加を防止することができる。時には，体重増加の原因となる治療薬を，副作用のあまりない治療薬に変更しなければならない。

　★　1963年に米国で設立された，減量とその維持を目的とした製品やプログラムで全国展開をしている会社．https://www.weightwatchers.com/us/ （2018.3.29現在）

結 論

　二つの主な摂食障害である神経性食思不振症と神経性過食症については多くが知られており，有用な治療に結びついている一方，重症患者や長期の症状に苦しんでいる患者の治療反応性は乏しい。ここで予防医学が重要な働きをする。症例の90％が若い女性であること，ダイエットが早期の警告サインとなることなどの事実はよく知られているところから，早期の同定が非常に重要となる。問題が長く放置されてしまえば，よい治療結果を期待することは難しくなる。社会全体の問題として，ダイエットの危険性の理解を高め，特別保健プログラムを全ての学校の女子生徒に導入するのは明らかに対策になる。さらに広くは早期介入プログラムを青年保健クリニックに導入することが重要である。

10.

パーソナリティの問題

　精神医学においてこれまで最も論争の的になってきたのがパーソナリティ障害である。論争の的になってしまう理由は「パーソナリティ」に関する定義があまりに多く，正常なパーソナリティとパーソナリティ障害の間のどのあたりに境界線を引いたらよいのか，その見極めが非常に難しいという点にある。正常なパーソナリティの境界線から逸脱した行動は，本人だけではなく，ほかの人にとっても問題となる。パーソナリティという用語はラテン語*persona*（劇で役者がつける仮面という意味）に由来し，この言葉はある人がほかの人にどのように映るかを意味する言葉である。ある実用的な定義では，パーソナリティという用語を，「その人特有の生来的かつ恒久的な本質であり，その本質に由来する行動パターンを呈し，周りの世界や自分自身に接する態度も同じ行動パターンを反映している」と説明している。パーソナリティの特性（特徴）は比較的安定したものであり，人それぞれに一貫した特徴はいくつかのグループに分類できるようなパーソナリティ類型をつくり上げる。なお，性格特性とはパーソナリティに関連し，その人に深く刻み込まれたものを指す。慣例上，性格特性とは，その人の道徳的な核心を表すために使われている。

　こうした性格特性の本質を決定しようとする努力は，まだ実を結んでいない。ある説によると，人類には何と1万8000もの性格特性があるという。これをリストにあげようとすれば――明るい，外交的，社交的，好奇心が強い，つましい，厳しい，冷淡，無責任，不道徳，ねたみ深い，頑固，用心深い，楽観的，恐がり，浅はか，楽天的，派手，のんき，進取的，創造的，退屈，興奮しやすい，未熟，衝動的，ぜいたく，冒険好き，粘り強い，思慮深い，理性的，規律正しい

154 10. パーソナリティの問題

——とリストは限りなく続くであろう。心理学者ゴードン・オールポートは，1930年に初めてパーソナリティの多くの定義をつくり上げ，当時の科学文献で50の特性を見つけた。

　社会的な要因は，パーソナリティの発達に重要な影響を及ぼし，パーソナリティを語るうえで無視することはできない。子どもを育てていくうえでの文化による相違は，行動形態の明らかな違いを説明する。ある文化では褒められるべき性質が，ほかの文化ではとがめられるべき性質であるなど，文化差異がパーソナリティの特徴の違いにも影響する。例えば，英国人の上唇をきっと固く結ぶ特性は，イタリア人の興奮しやすい豊かな情緒の特性とは，まったく対照的である。

　過去半世紀にかけて，この困難なテーマを整理しようという科学的な取り組みが行われてきた。簡単にいえば，その研究は，パーソナリティ特性を体系的に分類し，明確に認識できる次元に還元することを目指したのである。さらにこれを援用して，患者のパーソナリティをこうした次元で評価する方法を開発し，彼らのパーソナリティのプロフィールを詳細に表現することを試みたわけである。米国の心理学者レイモンド・キャッテルは1940年代に，何千人もの学生を調査して，集めたデータを詳細な統計学的方法論を駆使して，この方法を開発した。その結果，16の一次的要因と8つの二次的要因から構成される，パーソナリティ類型の分類を完成させた。これを，両端に次元における両極端なものを，双極性スケールのように表示する。例えば，キャッテルの質問書には，内向性―外向性，支配性―服従性，安定性―情緒性，適応性―厳格，大胆―小心などが含まれていた。

　多くの心理学者が，キャッテルの技法は非効率的と考えた。例えば，ロンドン大学のハンス・アイゼンクは，安定性―神経質，内向性―外向性という性格特性に減らした。彼は，ほかのパーソナリティの研究者と同様，質問書には明示的と暗示的な範囲の質問を用いて，答えも「はい」と「いいえ」だけとした。安定性―神経質の性格特性に関する質問には，「言うべきではなかったことや，するべきではなかったことについて，よく悩みますか？」「いらいらしがちですか？」が入っていた。内向性―外向性に関する質問は，「新しい人に会うのが楽しいですか？」「多くの異なる趣味をもっていますか？」が入っていた。

| 155 |

さまざまなパーソナリティ類型を表現する特性を還元して抽出しようという努力は，たゆまなく続いている。現在までのところ，5つが一般的な数値で，下記の表のような5つの要因モデルが優勢である。

パーソナリティの点から一人の人をほかの人から見分けるより洗練された方法は，生物学的特質を伴う局面的特性とつながっている。米国の精神医学者ロバート・クロニンガーはそれを実証できると力説した。彼のモデルでは，特質の2グループを，気質と個性とに区別した。気質とはほぼ遺伝的に規定されているもので，人生の早期にすでに表れており，生涯にわたって安定的で，習慣を獲得し発展させていくうえで，無意識にかかわってくるものを指す。一方，それとは対照的に，個性とは，早期の学習に強く影響を受け，成年期に成熟し，社会や個人の有効性に大きく作用して，経験から学ぶ能力に強く依存するものを指す。

気質の4つの局面とは，「新しい経験を求める」「危険回避」「環境からの報酬に依存する」「執着性」である。「新しい経験を求める」の得点が高い人は，あらゆる機会に環境を探究して，衝動的な決意をして欲求不満の種を回避する。「危険回避」は不確かなことを恐れ，心配する。「報酬依存」はほかの人からの支持や社会との結びつきを必要として，それに依存する。「執着性」は言葉通り粘り強さと堅い決心である。

5つの要因でパーソナリティ特性を分類する方法

高度なもの		低度なもの
心配，緊張，怒りやすい，完璧性	神経質	つまらない，懸念が欠如している
話し好き，不適切なほど自らを語りたがる，注意を引きたがる，おおげさな表現	外向性	社会から孤立している，熱意が足らない，抑制された性格，恥ずかしがり
風変わり，反抗的，夢想家，注意を引きたがる，非現実的	開放型	我慢できない，つまらない，順応型，美観的に無頓着，狭い関心
だまされやすい，無差別，すぐ信用する，利用されやすい	調和性	皮肉っぽい，嫌疑感が強い，喧嘩っぱやい，横柄，私的利用が多い
期待以上にやり遂げる，ワーカホリック，強制的，完璧性	誠実	期待以下の業績，規則を無視する，目的なし，自制心に欠ける

156　10. パーソナリティの問題

個性の３つの局面とは，①自己決定，すなわち目的に向かって努力をして自己決定を通して問題を克服すること，②協力的，あるいはほかの人と協調する，ほかの人への心配や思いやりを感じること，③霊的な感覚をもつ自己超克である。

　これまで正常範囲内のパーソナリティ類型に，順位をもたらす試みをみてきた。パーソナリティ次元の両極端にある人は，精神科医が特に関心を示す人であって，彼らの生活に悪影響を与えるような行動のパターンがみられる。研究としてではなく，現場での精神医学は，いつもパーソナリティに何らかの機能不全があると判断された人の対処をしている（これは，精神病における悩むこころや，知能障害における知性の欠乏に加えて認められる）。

　パーソナリティ類型を次元的に分類するうえで，表面上，理にかなったこのシステムは，パーソナリティ類型が正常範囲内から境界線を超えて問題のあるパーソナリティ類型へと移動した際に（仮にそのような境界線があるとして）議論の的となる。精神科医は，パーソナリティ特性が原因で生活に支障を生じている患者が助けを求めてきたとしても，実践的な立場をとることが多い。一般に，この障害の人たちは，対人関係や仕事や遊びの面で，生活に悪影響を与える機能性に融通のきかない，不適応なパターンを示す。

　精神科医は，彼らの問題を軽視・無視することなく，ほかの患者と同じように，なぜ彼らがそのような振る舞いをするのかを理解しようとしなければならない。精神医学の公式分類で使われる「パーソナリティ障害」という用語は，不運にも悪い意味で広く使われている。とはいえ，この診断を受けた人が専門家の助けを必要としているのも事実であり，そのうえ，彼らは精神疾患への罹患に脆弱でもある。その精神疾患はパーソナリティ類型で覆われてしまい，見つけ難い。精神科医は理解を深め，パーソナリティ要因の特定の起因となるものを見つけられるよう，観察力を高める必要がある。それによって患者の予後や治療転帰は大きく影響される。

問題となるパーソナリティの類型

　この名称は，著者が，価値が付与された代案を避ける目的で，つくったもので，ほかではみることはないものである。著者は，パーソナリティ障害という言

葉に，強い反感をもち，名誉を傷つけるような言葉で，変化に関する悲観主義に包まれているように思う。

　問題となるパーソナリティ類型への関心は，歴史は長く，文学の世界でも明確な描写がなされている。ディケンズの描く人物ではフェイギン，シェイクスピアではイアーゴやリチャード3世，聖書の人物のエサウを考えればよい。19世紀になってはじめて体系的な研究がなされたが，最初に対象となったのは，道徳観念がないような行動のパターンを示した人たち，すなわち，嘘言，盗み，暴行，殺人などで自責の念が全くない人たちだった。英国の医師ジョン・プリチャードは1835年に，この類型が脳の「道徳中枢」に異常があるだけでなく，一種の病気によるものであると指摘した。彼はこの新しい状態に「道徳の狂気」という言葉をつくり，その特徴に「怒りや悪意が何ら挑発を受けることなく生じ」，しかもその際，「最大の嫌悪感と憎悪感」が出現するとした。

　このような行動だけに基づく精神状態を引き起こす問題のある行為（基本的には社会的構成概念とする）は，精神医学だけではなく，社会全体を苦しめ続けるのだった。専門家（その他の社会的機関，特に法制度とともに）は，精神病と決められた人々は，自分の行動に責任があるかどうか，という難しい問題と組み合った。この問題をよりあからさまにいうなら，自責の念が全くない精神病質者が，人を殺した場合，刑罰か治療のどちらを受ける権利があるのか？　ということである。

　精神病質には問題のあるパーソナリティのほかの分類が加わり，1920年代に有名なドイツの精神医学者クルト・シュナイダーが進んでこの難題に取り組み，混乱を解決しようとした。シュナイダーの分類は，今でもWHOの国際診断基準分類におけるパーソナリティ障害セクションの中核となっている。1992年版国際疾病分類（ICD-10）では，問題のあるパーソナリティを，妄想性，統合失調症質，反社会性，情緒不安定性，演技性，強迫性，不安性，依存性の8つの類型に分けている。米国精神医学会（DSM-5）の診断基準マニュアルでは，3つのグループに分け，それぞれに主題が付随している。それに加えて，それぞれの混乱したパーソナリティには一定の要件がある。

・A群：奇妙で風変わりな行動，スキゾイド，妄想性，統合失調型パターン

・B群：演技的，怒りやすい，感情的でとっぴな行動；演技性，反社会性，自己愛性，境界性パターン

・C群：不安，恐怖心，依存性，内向性行動；回避性，依存性，強迫性パターン

それとは対照的にICD-10は，パーソナリティ障害を多くの診断名のなかの，診断群ととらえている。両診断基準ともパーソナリティ障害の分類をそれぞれ特定しているが，それぞれの分類の普遍的に合意された定義も，客観的な生物学的発見も，1つの分類をほかから分別するような論理も，種類に明確な概念的境界線もなく，いくつの分類があるのかも確かでない。実際，我々が使用する分類は，その時の専門家の統一見解を反映しているに過ぎない。DSMやICDの改訂版が出版されるたびに，一定の分類が消え，その代わりに新しい分類が登場している。例えば，DSM-IVは，C群に受動的―攻撃性パーソナリティ障害を含んでいた。

臨床経験と研究から明らかにされているのは，ある患者が問題となるパーソナリティの要件を満たしていたとしても，1つの分類に特定することができないことが多く，大半の場合，複数の分類にまたがる特徴をもっていることである。

その意味では，臨床的に問題となるパーソナリティ類型はいまだ混乱しており，さまざまな議論のあるテーマといえるであろう。しかしその一方で，さまざまなタイプを分類する努力にも少なくとも実用的利点がある。その診断名があることで，社会適応が難しく，その困難を解決する方法がわからずに何年も苦しんでいる人たちが助けを求めることができるようになるし，精神科医が（ほかの精神保健専門家と一緒に）治療という形で，患者の生活を少しでも改善できるように努めることができる。

この後，DSMにリストされている11のパーソナリティ類型について説明するが，その前に，これらがどのくらい一般的であるのか，また，何がその原因となっているのかを検討してみたい。

問題となるパーソナリティの頻度

男性も女性も10人に1人が，問題となるパーソナリティの特性をもっている。これを，うつ病，不安症，物質乱用などの精神疾患の状態を示しているグループ

159

にあてはめると，パーソナリティ問題の割合は，３分の１ほどに増える。一般の人口での問題となるパーソナリティの罹患率は，おおよそ２％（強迫症となるとその２倍となる）である。パーソナリティの問題で苦しむ人の多くは，中年になるとよくなり，割合はより小さくなるが，家族や友人や同僚から離れてしまっている人も多く，困難な人生を送る人もいる。不適応性行動のパターンは生涯続くので，問題となるパーソナリティの診断は警告となり，精神科医は子どもや青年に構成概念を適用することを嫌う。そのうえ，青年期はパーソナリティの変化が激しく，気分障害や早期の精神病の問題となることもある。

何が問題となるパーソナリティタイプの原因か

　私たちは，何がある人の有様をつくりあげているかということに魅せられるのと同様，問題となるパーソナリティの基底には何があるのかということに興味を抱かないではいられない。それには多くの論理があり，遺伝的，気質的，心理学的，社会的などの論理が競合しているので，動物のブリーダーが繁殖を管理することで好まれる行動パターンを選ぶことができるように（例えば人なつこい犬），パーソナリティ特性も継承できる可能性を示唆する。遺伝性のエビデンスは双子の研究で，一卵性双生児は二卵性双生児に比べてはるかにパーソナリティの同じ特性を共有することが明らかにされている。そして一定のパーソナリティ特性は家族内に集積して発現しやすい。反社会性パーソナリティの親から生まれ，精神的に健全な家族に養育された子どもの追跡調査から，遺伝的な要因を示唆する知見が数多く見出されている。すなわち，彼らは養子先の義兄弟に比べて非行行動を呈する率が高いのである。

　脳腫瘍や人生早期の脳感染などによる脳の損傷が，問題となるパーソナリティと関係している可能性もある。この観点から，反社会性パーソナリティをもった人たちの研究が進み，調査では不規則な脳波や小さな神経学的異常性がみられたが，一貫性のあるものにはならなかった。著者は以前，英国の著名な精神医学者デニス・ヒル卿のもとに勤め，留置所で刑に服している人々のなかに，脳波異常を発見したことがあった。当時，この発見は非常に興味深いものであったが，結論は何も出なかった。多くの医学研究者のように，ヒル卿も行き止まりに突き当

たったのである。確かに，脳の変化は子どもの行動に影響して，それが学習や対人関係の難しさとなる。このような特徴がすべて組み合わさって，反社会的特性や非行行動を生み出すようになる。同様に，頭の外傷で脳に損傷を負った後，パーソナリティが大きく変化することもあるが，必ずしも反社会的に変化するとは限らない。

　中年期あるいは老年期にパーソナリティに変化が現れ，持続していた特徴が誇張される，喪失する，あるいは新たな特徴が現れるなどの場合，潜在的な身体疾患や気分障害または早期の認知症などを慎重に探索する必要がある。このような典型的な特徴は，時にはアルコール，処方薬あるいは市販薬の影響で隠れることもある。このような可能性を探るには，その人を長期間よく知っている人の協力が必要となってくる。

　数人の理論家は，問題となるパーソナリティの原因は主に心理的起源をもつと強く主張する。フロイトは，パーソナリティ発達は原始的な性的かつ攻撃的欲動と，その対処法との間に起こる相互作用の結果であると考えた。こうした欲動は原始的なものなので，その表現は家族や広い社会の予想するものと嚙み合わない。しかし本人は繰り返しさまざまな形で対処しようとして，結果として衝突が起こる。この対処法には，ほかの人をとがめる（妄想反応），注目されようとする（演技性反応）が例としてあげられる。そして優勢な反応が，新しいパーソナリティを形成するのである（上記の例では妄想性と演技性パーソナリティ）。もう一つの例は，幼少期に情緒的な剥奪を経験した人は，しばしば成人して信頼関係を結ぶことに困難をもつ。

　フロイトの優秀な弟子の一人エリク・エリクソンは，パーソナリティ発達に関して，それぞれの段階で獲得すべき課題を8つの段階に分けて，心理的要因と社会的要因を取り入れたモデルをつくり，それまでの狭い見解を広げた。8つの段階は，心理学的発達と社会的影響力（例えば，育児，家族，宗教の信条，仕事など）の間にある相互連結によって形成される。例えば，最初の段階は信頼が必要となる——幼児期に愛情のある親となる人物に養育されて，その体験が基礎となって人は世界に対する基本的な信頼感を獲得する。そしてその後に続く青年期において，人は自己同一性の確立を達成する。それぞれの段階で処理されなかっ

た課題が，パーソナリティ問題への道を開く。

　精神分析，ならびに自我心理学から派生した各学派は，健全な発達には養育を
する人（乳児，児童にとって母親）からの一貫した情緒的反応を必要とすると断
言している。そして子どもは，感情移入のある親の経験を，自分の気持ちを落ち
着かせるものとして所有して，自己の統合された感覚を獲得する。そして仮にこ
の反応が欠乏している，あるいは歪んでいる場合は（例えば母親が産後うつ病
で，乳児後に幼児の要求を敏感に感じ取れない場合），自己感覚が進化せず，あ
る種の問題となるパーソナリティ（特に境界性や自己愛性，後に詳述）へと発展
する恐れがある。

　精神分析からのもう一つの理論は愛着理論と呼ばれており，ジョン・ボウルビ
イが動物の行動に関する研究を通じて，乳児のちに幼児が母親に安全な愛着を見
つける感情と行動のパターンを説明した。安全に愛着をもって育てられた小さな
子どもは，1人でいられる能力を発達させる。これは母親の存在が，彼女が実際
に直ぐそばにいる，いないにかかわらず，自己に内在化することによる。幼児期
の安全でない愛着は，成人となった時のパーソナリティの障害への脆弱性を準備
してしまう。その他に，研究者は，児童期に情緒的な剥奪が続いた人（例えば，
母親のうつ病や身体的な疾病から），あるいは児童期に身体あるいは性的暴行を
受けた人のパーソナリティ発達への影響を調査している。この調査によると，子
どもは感情移入がなく，トラウマを与える親（彼ら自身がトラウマを受けてい
て，子どもに対して情緒的共感ができない親）の影響に対応したパーソナリティ
を形成する。英国の児童分析者D.W.ウィニコットは，この無意識なパーソナリ
ティ歪曲を「偽りの自己」と名づけた。

　神経科学研究は，生涯を通して，情緒的体験に反応して脳の神経細胞間の連結
が強化または衰弱したり，新しい連結が形成（塑性と呼ぶ）される現象を示唆し
ている。このことから推測されるのは，子どもの頃の虐待経験や逆境的な養育環
境はニューロンに何らかの損傷が生じ，一方，肯定的な経験の場合は相互連結性
が刺激される可能性である。

問題となるパーソナリティと治療

　家族間での葛藤，大切な対人関係が破壊したとき，職場でのもめごと，経済的な問題など，危機が起こったときに，問題となるパーソナリティの人，あるいは周りで悩む家族や友人が専門家の援助を求める。暴行あるいは飲酒運転や万引きといった犯罪にあたる行為に及んだ場合には，警察や裁判所から治療のプロセスが始まる。本人はアルコールや薬物の影響を受けていたり，自傷他害の恐れがある場合がある。特に境界性の人は，衝動的な過量服薬，手脚への自己切傷を契機として医療につながることになる。彼らは病院や診療所を頻回に利用していることが少なくない。あるいは何らかの精神的な問題で援助を求めている場合もあり，問題となるパーソナリティの人は極めて脆弱といえる。精神疾患の診断を受けた患者で適切な治療に反応しない場合，まだ発見されていない問題となるパーソナリティが隠れていることを示唆しており，精神疾患をより深刻にしている可能性がある。

　それほど劇的ではないが，問題となるパーソナリティの人は，無気力，不安，自己不信を理由に家庭医や精神科クリニックの援助を求める場合もある。具体的には対人関係に失敗したり，情緒的問題が何度も起こり，無力と感じるのである。医学的症状には，説明がつかない身体の健康問題や痛み，特に慢性化した痛みに気を取られる状態も含まれる。身体の疾患や精神疾患に関連したパーソナリティ混乱で，これまで認識されていなかったものが，治療中断，医療スタッフと患者の衝突，訴訟の脅威などが発生して明らかになることもある。

　診療の際，患者から経緯を詳細に聞き出し，患者の人間像をできる限り完全なものとする。子どもの頃や，幼少期の家族との関係，そしてほかの重要な人との関係は質問の中心となり，葛藤があった場合の患者の対応の仕方や，現在抱えている問題も重要な情報となる。患者の人生のあらゆる面に関する情報収集を重要視するこの方法は，より典型的な精神疾患の症状に焦点をあてたアプローチと対照的である。対人関係，自尊心，人生の変化にどのように対処するか，動機づけ，抱負など，慎重に調べる。

　問題となるパーソナリティ類型を正確に同定するには，特定の持続する不適応

な行動パターンを評価する必要がある。横断的な評価だけでは十分ではない。例えば，大企業の役員で重度なうつ病の人が，ほんの小さなことを決めるにも，家族や従業員に完全に頼り切ってしまっている場合，このような依存性特徴は，依存性パーソナリティからきているのではなく，うつ病の一症状である可能性も否定できない。また患者本人からの話だけでは正確な診断を行うのに十分な情報は得られない。人は，いつも自分を客観的に観察しているわけではないので，精神科医は両親や兄弟や友人からも情報を得る必要もある。

さらなる知識の源泉は，我々自身の患者に対する反応という，より抽象的なものである。演技性タイプを例にとろう。このグループの人は，典型的に，空虚，わがまま，依存性が強い，性的に刺激的なので，精神科医は，操作的に感じて反感をもつようになる。境界性パーソナリティは，人を長所も短所ももった複雑なものとみずに，理想化する，または逆に中傷する傾向がある。病院内でよくあることは，完全に二つに分かれ，あるスタッフは崇敬され，あるスタッフは酷評され，この二つのグループに分かれたスタッフの間では，時には（スタッフが，彼らに何が起こっているのか洞察のない場合）患者の取り扱い方について口論となる。

パーソナリティタイプを判別するためにつくられた質問票のほかに，問題となるパーソナリティを測定するために，体系的な方法が試されたこともあるが，一般にそれほど有用なものではなく，丁寧な精神医学的評価に比べるとそれほどの情報を提供しない。パーソナリティの問題を正確に診断するには近道はない。臨床技術と時間が欠かせないものであって，両者も十分でないと役に立たない。

特定の問題となるパーソナリティ（A群，B群，C群）

DSM-5で述べた問題となるパーソナリティの三つの群それぞれの形態を，例を使って見てみよう。

A群

我々は，このグループの人たちを疑いなく，奇妙，普通ではない，風変わりと思うだろう。いろいろな形で表現できるが，要点は奇妙さである。このグループの人たちは，妄想性障害や統合失調症の妄想型に発展することもある。

164 ┃ 10．パーソナリティの問題

妄想性パーソナリティの人は，人は信頼できないひねくれた存在であるという不当な信念をもち，人に恐れをもって接するので，敵意をもち，ねたみをもち，自分を蔑視していると感じる。根拠のない嫉妬がよくあり，優しさはほとんどもち合わせず，緊密な関係は結べない。優しさやふざけは弱さと見なして軽蔑される。世界を信用できないので，特に新しい環境では，異常に警戒心が強くなり，ほかの人が自分を陥れようとしていると思い，時には精神病的症状を示すこともある。当然ながら，周りの人はこのグループの人を秘密主義で冷淡と思うのである。彼らは，よく雇用者や隣人あるいは公務員を訴えようとする。彼らは，子どもの頃，親に厳しくしつけられたというのもよくあることで，屈辱を何度も繰り返し受けた経験は，彼らの恨みを大きいものにして，苦しみの理由がわからなくなってくる。

　フィオーナは，職場で嫌われていて，職場から彼女を追い出そうとしていると思い込み，弁護士に相談しようと思っていました。経理の人と，彼女の給料について何度も口論していたのです。彼女は，周りの人は皆彼女より劣っていて，結婚した相手は，彼女より学歴でも業績でも劣っていると思っています。家庭医を受診して職場での苦情を話した結果，医師は彼女を精神科医に紹介しましたが，そのことに怒りを示し，治療を拒否して，今度は保健専門家の特有の厳格さについて苦言を呈するようになりました。

　スキゾイドパーソナリティの人は，臆病で，ほかの人への関心が薄く，他人に近づくと不安になり，他人のことや話に関心がない。友だちもほとんどなく，ひとりで居るのを好む。深い情緒的交流をもたないので，距離を置いた無関心な人として映る。社交技能は身についておらず，人と親しくなることを拒否するので，親密な関係は結べない。自分の関心事を一人で追求して，知的な抽象概念や，自然と近くなることに喜びを見つける。みせかけのうぬぼれが，人と近くなりたい，という望みを隠してしまう。社会全体が自分のことをぎこちないと思っていると思い，親しくなる関係から遠ざかってしまう。一人でできる仕事には比較的成功するが，ほかの人と交じってする仕事は避ける。劇作家のサミュエル・

165

ベケットは，テーマの中心にスキゾイドパーソナリティ特有の対人関係を取り上げているが，特に『勝負の終わり』や『ゴドーを待ちながら』に顕著に現れている。

> マージョリーは，看護師で小さな病院の夜勤をしていました。家では猫を6匹飼っていて，家族にはクリスマスの日しか会わず，家族の集まりはいつも恐れていました。彼女は，中年過ぎた両親のもとに生まれ，いつも静かな，恥ずかしがり屋で素直な子どもでした。大人になって，彼女は周りの人が友達を欲することが理解できず，情緒的な生活は「不必要」なものと信じていました。

統合失調型パーソナリティの人には，変わった考え方，外見，行動のパターンがみられるが，精神病にみられるほどのものでもない。奇妙な信念をもっていて，しばしば疑い深くなり，魔法やオカルトに過剰に魅せられる。話し方はしばしばはっきりせず特異であるが，考えをまとめることはできる。時々，奇妙な服装をして大袈裟な身振りをする。友達はできず，社交技能がないので慣れない社交環境では落ち着かない。統合失調症を含む精神病が出現して取り乱すこともある。統合失調症の人の一部は第一親等に統合失調型パーソナリティの特徴をもつ人がいる。この関係は共通の遺伝的脆弱性を示す。

> ジョンソン氏は，事務職の公務員を定年退職で辞めてから，一人で住んでいました。周りの人は自分のことを変人とみていると信じて，いつも暗いサングラスをかけていました。ジョンソン氏は年を重ねるに連れて，ますます孤独を好むようになりました。これまでかかってきた医者に，顔面チックの治療を頼む手紙は書きましたが，外出を考えるだけで当惑して，直接診療を受けることは拒みました。

B群

このグループの人は，過度に情緒的で，自分自身に苦痛を与え，周りの人に迷

惑な行動をする。このパターンは男性によくあり，犯罪者にも少なくない。

　反社会性パーソナリティの人は，執拗で，無責任な，社会的に異常な行動を示す。彼らは子どもの時期，嘘言，無断欠席，公共物や私物の破壊などの行為を繰り返し，大人になると安定した仕事に就けず，親密な関係が維持できない。落ち着きがなく衝動的で計画が立てられない，そして攻撃的な行動をして，ほかの人の権利や資産をあまり評価できない。権威者や法関係者とは常に問題を起こし，反社会的な行動に全く自責の念をもたない。合法的な薬物や違法薬物の乱用で緊張感，退屈，怒りを和らげようとするのはよくある。時には愛嬌のよい，助けになる人にみられることもあるが，これらは人を安心させて，利用しようとする手段である。

　男性のなかに反社会性パターンの罹患率が遥かに高いこと，物質乱用，犯罪性，注意欠如・多動性障害（ADHD）との関連性が高いことは生物学的要因を示唆する。家庭生活では一貫性のない子育てと，効果のない過剰に厳しい育児方針になりがちである。弱肉強食の世界では，最も冷酷なものが生き延び，周りの人は彼らの生き延びるための手段となるが，それが反社会性パーソナリティの行動の背後にあるのかもしれない。精神病質の犯罪者の概念は，反社会性パーソナリティとは全く異なった分類であるという考えは，何十年も議論の元となっている。映画『羊たちの沈黙』で，アンソニー・ホプキンスが，背筋が冷たくなるような演技で演じたハンニバル・レクターのような人が，自責の念が全くなく，暴行や殺人や拷問を平気でするのかもしれない。

　　ジョーは，3人の子持ちの女性と同棲生活をしていました。ジョーが暴力をふるうため，相手の女性は，3度も女性のシェルターに逃げていました。子どもの頃，父親が家族に暴行を加え，刑務所に拘置され，ジョー自身，児童養護施設で暮らしていたことがあります。ジョーは安定した仕事に就けず，仕事に就いても職場で自制できず，時には暴力をふるい，仕事を辞めさせられました。自分が起こした問題は気にせず，他者の冷たい処遇を指摘しました。一度は，解雇された後に，元雇用者の倉庫に放火して有罪となった

ことがあります。

　境界性パーソナリティの人は，家族にとっても専門家にとっても，おそらく最も手強いグループといってよい。この言葉は，もともと神経症と精神病の間にある重症さを反映した言葉だった。このような人は，自己意識に欠け，空虚感をもち，自己同一性，目標や価値について混乱している。彼らの対人関係は，理想化するか中傷するかと強烈に対照的で，たとえ短い間でも一人にされると，見捨てられたという恐怖感に襲われる。また強度の短時間の気分変動と，うつや不安を経験して，怒りが最も顕著なものとして現れる。衝動性で物質乱用，暴力，自分を傷つける行為（リストカットが最も多い）などを起こす。彼らが自分を傷つける傾向は，逆説的になるが，生きているのだ，感じることもできるのだと実証するためである。自傷行為によって引き起こされる自らの内外の反応が，内面の空虚感を和らげるのかもしれない。うつになると自殺に繋がることもある。保健医療専門家は，説明のつかない身体的症状のためにドクターショッピングをする，治療の勧めに従わないなど，彼らの要求が多すぎると感じていらだつことも少なくない。患者は，専門医の対応を，無神経で自分を拒否していると受け取り，治療への協力が全くなくなるという悪循環ができてしまう。そしてこれは彼らの精神状態をより悪化させる。

　原因としては環境的要因が考えられる。実際，境界性パーソナリティ障害の人の多くは，子どもの頃の性的虐待や情緒的なネグレクトの経験，あるいは親が感情の侵入と無視を予告なしに繰り返すような環境で育った経験をもっている。いずれの場合にも，こうした環境は非常に脆弱な自己感覚をつくり出す可能性がある。

　幸いなことに筆者は，境界性パーソナリティ障害の理解と治療に最も大きく貢献した同僚のワークショップに出る機会に恵まれた。米国の精神分析家オットー・カーンバーグはこのテーマに生涯を捧げた研究者である。カーンバーグの仕事のなかでも特に重要なものは，一定のパーソナリティ特性を分類する研究ではなく，共通する精神的な経験が反映されたパーソナリティ類型である境界性

パーソナリティを取り上げ，その理解を広めるのに貢献したことである。彼は境界性パーソナリティ障害に関して３つの問題を指摘している。自己同一性，精神的な脅威に対する無意識的な防衛，現実検討能力の３つである。カーンバーグの観察は，非常に道理にかなったものといえるだろう。

　まず自己同一性を考えてみよう。一般に，境界性パーソナリティ傾向にある人は，自らが何者であるのかを知らず，長い期間，あるいは人生のいろいろな場面で，自分に関する一貫したイメージをもち続けることができない。自己同一性の乏しさは，彼らが不安や脅威を感じる環境で原始的防衛を用いることと関係がある。自己同一性の分裂と投影性同一視は，２つの重要な防衛機制である。分裂では，患者は自身やほかの人の肯定的な要素と否定的な要素を統合することができない。よい関係の場合は，彼らは非常に強い幻想をつくり，相手を理想化し，崇めるようになる。しかし落胆すると否定的な幻想でいっぱいになり，肯定的な内容の記憶を抹消してしまう。その結果，相手を中傷するようになる。このように状態が突然変化するのは，相手を正と負のある現実的な人としてみていないことによる。投影性同一視では，境界性パーソナリティ障害の人は，自らがもつ耐えがたい側面を他者に属する性質として，他者に投影してしまいやすい。例えば，患者が自分の攻撃的な衝動をセラピストに投影し，セラピストが自分を嫌っていると文句を言う。境界性パーソナリティ障害の人は，内的な刺激と外的な刺激との弁別ができず，慣習的な社会基準を使って他者に感情移入することが困難なことから，現実検討に欠けることも指摘されている。もっとも，彼らの現実検討の障害は，精神病患者とは異なり，あくまでも一過性で短期間だけ出現する現象である。

　カーンバーグは，彼が境界性パーソナリティ障害を説明する際に用いた人格構造という考え方が，自己愛性，スキゾイド，統合失調型，反社会性，演技性というDSM-IVにあるそのほかの問題となるパーソナリティにも適用すると考えた。精神科医の間での議論では，患者を簡単に特定のタイプと決めてしまう訳にはいかないのである。

アリスは混乱した家庭で育ち，母親からは身体的虐待を，義父からは性的虐待を受けました。15歳の時に家から逃げ出して単身生活を始めましたが，姉に経済面でも感情面でも頼りました。その姉が結婚した後，アリスは酒に酔った時に何度か「わずかな」過量服薬もしました。また自分の皮膚をタバコで焼いてやけどをさせたり，腹部をカミソリで切ったりするようになりました。複数の男性と短期の性的関係をもち，関係が悪化すると荒れました。彼女はすぐに自分を責めるようになりました。彼女は教員になったものの，そのキャリアは何度かの入院で中断してしまいました。病院では，疎外感，自暴自棄，そして欲求が満たされない恐れについてとめどなく話しました。

　演技性パーソナリティの人（かつては，わかりにくさと軽蔑の念を込めて「ヒステリー」と呼ばれた）は，誇張され，表面的な，注目を集めようとする行動を示す。うぬぼれた，自己中心的な振る舞いをして，常に人目を引こうとする。人目につきたいために嘘をつくようにもなる。そのうえ，即座に満足したいのである。彼らは常に目新しいものや刺激を求めて，その結果，嵐のような対人関係の人生となる。どんな関係も性的に魅了されて始まるが，関係は浅く非常に変化しやすい。あらゆる身体的症状に関する苦情を劇的に表現するのが一番の特徴である。演技性パーソナリティ障害の人は，女性の場合，子どもの頃，母親は冷たくケアをしてくれない，父親は常に娘の愛情を要求しているという認識をもっているのが典型的である。

　ポーラは常に危機にありました。夫から十分に愛情を受けることができず，波乱に満ちた結婚生活が続き，とうとう離婚しました。一方，彼女は友人たちに，自分は模範的な妻であり，母親であったと語っていました。職場では十分評価されていないと信じて，何度も職を変わりました。次に現れる男性は，必ず彼女の欲求を満たしてくれるという夢をもっていました。問題が発生するとポーラは動揺するのですが，融通性も忍耐もなく，ただほかの

人からの対応を不適切で冷酷だと苦く批判するのでした。彼女の子どもたちは，彼女の度の過ぎたふるまいに辟易して，独立できる年齢になるとすぐに家を出ました。これもポーラの「いじわるな家族」という文句の種になりました。彼女は気が沈んでいるときでも派手な服装を好みました。周りの人たちが手助けしようとすると，愛想はよいのですが，内心役立たずと思っていました。

　自己愛性パーソナリティの人は，自己陶酔でうぬぼれが強い。ほかの人には謙遜して思慮深いような振りをするが，他者の感情を評価するのは非常に苦手である。相手の感情を読み取れないことで，他者との出会いはうまくいかず，当然ながら悪意にとる。彼ら特有の性質を評価してくれる人とは友達になれるが，自分の重要性を過剰に信じており，少しでも批判されれば非常に敏感に反応する。「自分は特別」と感じることで優秀な自分を目指すが，ほかの人が本人の期待する評価をしない場合は非常に失望する。ほかの人の優秀さや業績に対する羨望の気持ちが非常に強く，自己愛により大きな目標を求めて仕事上の推進力になるが，ライバルの成功が自分への賞賛を脅かすような場合には，ライバルを批判し，自分の高潔さをことさらに訴える。常に安心を求めようとするが，軽視されるとひどく落胆して，怒りあるいは冷淡な態度で反応する。公正な批判や対人関係がうまくいかない，あるいは自分の野心に一時的なつまずきがあった場合には，自己価値が脅かされ，自身にとって破壊的なものと解釈して深い恥辱感と絶望感に陥り，復讐心に燃えたり，投げやりになる。

　境界性パーソナリティ障害と同様，子どもの頃に，親から愛情をかけられなかったというのはこのタイプにもよくみられる。親の欲求の一部として，あるいは慰めの一部として扱われたかもしれない。拒絶によって，このような愛情欠乏から来る脆弱性から自己愛性パーソナリティを守ろうとするのであるが，拒絶は完璧な防衛手段ではない。オービッドの詩では，ナルシスが自分の映った姿は錯覚だと知って，自分は本当の人間ではないと知って自殺をする。これが自己愛性の人々すべての中核となる状態なので悲劇である。

ステファンは商業銀行の幹部職員で，いつも将来の計画を思い描いては，「自分はものすごく裕福になる」と信じていました。ほかの人は皆，単調で退屈に思えて我慢できませんでした。彼は，自分の将来に役に立つ人とだけ友達になり，いつも自分の成功だけにとらわれて全く思いやりがなく，人をすぐに敵に回してしまいました。周りの人が，彼の特殊な才能を評価できないといってすぐに感情的になりました。自分に見合った女性が見つからず，次から次へと新しい女性と関係をもちましたが，いつも満足感がなく，自分のような優れた人格以上に，女性に与えるものはないと信じていました。ステファンはどうして周りの人が彼の魅力を理解できないのか不思議でなりません。

C群

　本グループの人々は，以前は神経質と呼ばれた。彼らにとって人生は無慈悲な悲劇で，慢性的な心配性である。彼らは緊迫していて，おそれをもつ不幸な人々で，人生の要求と問題に対処するのは常に厳しい試練となる。

　回避性パーソナリティの人は，不適応感と自己中傷，他者から否定的にみられることへの恐れ，自分で選んだ行動の抑制などに悩まされる。認めて欲しいという気持ちが非常に強いにもかかわらず，社交性には限界があり，予期しない出来事と遭遇することがないような職場を選ぶ。そうすることで，誰かの適切でない発言や行動を避けることができるからである。いつも士気をくじかれたように感じていて，自分の限界にも気づいているが，それ以上に自分を押し出すことができない。その結果，責任を引き受けるのを嫌い，失敗する恐れがわずかでもあるようなことにはかかわりをもとうとしない。スキゾイドパーソナリティ障害と違って，彼らは親密になることを強く望む一方で，同時に恐れている。精神科医のなかには回避性タイプを社交恐怖としてとらえる人もいる。

　マグダは両親と暮らし，小さな事務所の秘書として何年も勤めました。彼

女はひどく恥ずかしがりやで，結婚して家庭をもっている知人をうらやましいと思いました。同僚でつくる小さなグループにも，彼女が行くと邪魔になると思ってあまり参加しませんでした。両親の元を離れてから旅行もしたことはないのですが，旅行ガイド本を読むのが好きで，海外の魅力的な所をいつか訪ねたいという夢をもっていました。両親の死後，そのまま両親の家に住み，経済的な心配はないのですが，外に出て冒険することはできませんでした。

依存性パーソナリティの人は，ほかの人に従い，助言や許可がない限り，決断することができない。責任をほかの人に移して，一人では仕事や生活ができない。一人でいると心配になるので，いつまでも古い関係にしがみつき，その関係が終わるのではないかと心配する。批判には敏感で，ほかの人に反対せずに，自分の見解を否定することも少なくない。全体として自信に欠ける。

クリスティーナは，いつも助言を求めていて，誰かの許可がない限り何もできません。彼女は子どもの洋服ですら，彼女の姉妹を一緒に買い物に連れて行かないと買えません。彼女の夫は非常にわがままで要求が厳しいのですが，彼女はそれにあまり気づいておらず，彼や彼の両親兄弟等の世話も喜んでします。彼女は以前からピアノが習いたかったのですが，夫がそれはつまらない趣味だというので，自分のために時間とお金を使うのを夫が嫌うといけないと思ってあきらめました。

強迫性パーソナリティの人は，秩序正しく，時間厳守で，忠実で，融通性や妥協が必要な状況に対応できないほど従順である。彼らの完璧性はあまりにも頑固で，そのせいで作業をなかなか完了できない。彼らの業績やほかの人の業績は彼らの理想的な水準まではめったに達しない。強迫性は利点となることもあり，一定の環境では社会的に望ましいかもしれないが，彼らの説教や融通性のなさのためにさまざまな問題に遭遇することにもなる。規則や手順や社会の秩序に夢中に

| 173 |

なるあまり，ほかの人と一緒にいる楽しみやよい業績を得た喜びを台なしにしてしまう。彼らは，時には冷淡かつ批判的な態度をとることもある。コントロールしなければいけないという気持ちが，ほかの人との接触を堅苦しい計画的なものにしてしまう。感情を厳しく抑制することで潜在的な自身の破壊力に対する恐れや憤りをコントロールする。問題を何度も繰り返し考えるが決定できず，さらに混乱して結果的により厳しい自己批判となる。

　デビッドは弁護士として成功していますが，ほかの人に仕事を振り分けることができず，一人で弁護士事務所を切り回しています。彼は一人っ子で，両親は非常に几帳面でした。彼は子どもの頃，極めて注意深い子どもでした。学校では模範的な生徒でしたが，いつも宿題と趣味の切手収集に夢中で，友達はあまりいませんでした。大学でも非常によい成績でしたが，勉強ばかりで学生生活を楽しむ余裕がなく，あまり楽しくなかったことを思い出します。デビッドは彼とよく似た司書の女性と結婚しました。子どもが生まれましたが順序正しい生活を乱すのでストレスを感じるようになり，子どものことをあまり楽しめませんでした。問題にぶつかると，彼はいつも，将来，どのように物事や人をうまくコントロールできるかと悩んでしまいます。

　受動―攻撃性パーソナリティ（DSM-5から除外）の人は，頑固で，故意に忘れやすいとか能率の悪い風にみせているかのようにみえ，ほかの人に迷惑をかける。批判されると不機嫌になり，不当に扱われたと感じ，権威に対して罪のない犠牲者であると考える。自分が起こした問題の責任をとることが難しく，ほかの人のせいにするので敵をつくってしまう。対人関係は波瀾続きである。彼らの子どもの頃の経験は，厳しい親の権限を恐れて，親に従ったのであろう。満たされない欲求や，保護者を批判して罰される恐怖感の結果，たまっている憤怒を表すための無意識な作戦を使う。

> エドは妻とけんかばかりしていました。職場では，上司が無理な要求をしていると思って争いました。妻は何度もエドに光熱費の請求書を見せて支払うよう催促するのですが，エドはつい忘れてしまって，電気も，電話もガスも何度も切られています。彼の雇用主は，彼がいつも仕事の妨げとなることで注意をするのですが，エドはすぐに怒ってほかの人のせいにします。多くの友人は，彼が社交活動の日程を調整することができないことにいらだって，もう何年も彼から離れています。

治療の原則

　パーソナリティ機能の障害は常に複雑で，その人の行動パターンに深く根づいているので，短期的な方法での治療では十分な効果が得られない。精神療法は数か月から数年もの時間を要する。セラピーの選択（セラピーの詳細は19章参照）は，パーソナリティに寄与する要因，重症度，治療動機と心理学に基づいたプロセスに参加するための理解力そして合併する精神疾患によって異なる。

　境界性パーソナリティ，あるいは自己愛性パーソナリティと診断された人の治療は特に困難で，持続的な改善を望むには長期の個人療法を必要とする。明確な限界，現実的な契約に同意する，子どもの頃の出来事と現在抱えている問題との関係を探る，セラピストと患者の関係の展開を解釈するなどが精神分析的洞察から生まれたもので治療の決定的な一面である。作業はレベルの高い技能を含み，治療過程で発生するジレンマに対処する。患者とセラピストの間の信頼関係は欠かせないもので，患者が人生で経験する感情の激動を克服できるよう，セラピストは安全な基盤を提供することで手助けをする。患者が理解されていると感じることで初めてできるのであって，同時に，患者が自分の問題は自分がつくっていることを学んでいく。セラピストの共感と思慮深いフィードバックにより，患者の内部にある動機や考え，過去と現在の他者との接し方，そして過去と現在の関連性を理解する能力を高めることができる。

　より重度なパーソナリティ障害の場合，全種類において，支持的精神療法が必

要で，患者の長所に焦点を絞り，現実的に変わることができるよう，そして自己破壊的な行為を抑えることができるようにする。協力的な関係を築き，首尾一貫した構造を提供することが重要である。

ソーシャルスキルやリラクゼーションのような行動技術は社会的に不安な人たちに有用である。うつ病が主たる要因となっている場合は認知療法もよいだろう。これは精神分析的療法に相補的な働きをするとして試されている。

集団療法は，患者が仲間からの感想を聞いて助けとなるようなら，個人療法の補完となる。統合失調質（スキゾイド），依存性，回避性は特に，苦痛の共有や相互支援が役に立つ。家族療法は，支持と解釈法の組み合わせを使い，家族の支持で患者が変われるように，人生の問題にうまく対処できるように手助けする。

危機を緩和するには，短期の入院も必要であるが，長期入院は専門家への依存が高くなり，本人のもつなけなしの対処スキルを一層弱体化させてしまうおそれがある。一方，1980年代から専門病棟がつくられ，重篤なパーソナリティ障害を抱える人は，統合的な治療プログラムが受けられるようになったが，治療コストが非常に高くつくこと，そして，高度な能力をもつ専門家が必要になるという点で一般的な治療法とはいえない。それに比べると，数か月かけて行う個人療法と集団療法の組み合わせは現実的な治療であり重要な意義がある。

英国には，デイホスピタル・プログラムがあり，個人や集団精神分析療法の原則に基づき，長期にわたる自傷行為の減少と対人関係の改善に有効であることがわかっている。もう一つの英国での研究では，短期間の入院後，1週間の個人療法を1年間続け，故意の自傷を減少させ，再入院も減少させたという優れた治療成果が出ている。12か月間，1週間に2回の外来患者として，精神分析療法を受けた人たちにも同じようによい成果がみられる。弁証法的行動療法は，1970年代にシアトルで開発された行動と瞑想法からなり，1週間に2回，個人あるいはグループで行われる。これも同じようによい成果を出している。

特に，境界性パーソナリティ障害の人を治療する場合，治療薬の使用を慎重に行うことも必要な場合がある。治療薬は症状を和らげるために使用され，パーソナリティを変えることが目的ではない。例えば，境界性パーソナリティ的な精神機能をもった人は，著しいストレスを契機として精神病症状を発展させてしまう

ことがある。そのような場合，精神療法に加えて，抗精神病薬の投与が治療上重要なものとなる。同様に，強迫性，回避性，依存性パーソナリティの人は，ストレスを経験した後，うつ病や不安症になることがあり，その場合は短い間の抗うつ薬や抗不安薬の使用はよい効果につながるであろう。治療薬を処方するにあたって，精神科医は，薬物療法は精神療法の副次的治療であること，またはあくまでも併存する精神障害，特にうつ気分に対して行われるに過ぎないことを強調する必要がある。

結論

　問題となるパーソナリティはいずれも重症で治療抵抗性であるという印象を与えたかもしれない。ただ，精神科医の多くは，臨床場面に登場するパーソナリティ障害患者は，あくまでもスペクトラム全体のごく尖端にある者に過ぎないと考えている。しかし，グループの全体像は少なくとも二つの意味でかなり不均質かつ多様である。まず，パーソナリティ障害のなかには，比較的，混乱が軽い者（例えば依存性，回避性，強迫性）も含まれていることである。もう一つは，11のタイプのいずれについても，偏奇したパーソナリティの影響が深刻な人もいれば，ごく軽微な人もいるということである。そして，その重症度にかかわらず，自らがかかえている困難に対して治療を受けている人たちは，少なくともそうでない人に比べれば，トラブルの少ない，場合によっては充実した人生を歩めるまでに回復する可能性が高い。

11.

精神病

　些細なことだと思われるかもしれないが，「狂気」という偏見を含んだ言葉から「精神病」へと変わったのは，精神科医療の実践においては深い意味がある。この用語は，1845年にオーストリアの精神科医エルンスト・フォン・フォイヒテルスレーベンが身体とこころの両方に影響する重度の精神障害を表すために初めて用いた。人間が精神的に苦しむ泥沼のような状態を詳細に分析し，体系的に研究しようとしたのである。

　ところが1世紀半にわたる苦労と失望の調査を繰り返した後も，精神病は依然として医学一般，精神医学そして社会全体が直面する最大の難題となっている。一番の難題は，人が文字通りこころを失い，現実感を喪失したときの，その人の内面の世界を理解するのが非常に難しいところにある。自分自身が正気を失ってしまうのではないかという当惑と恐怖が重なって，精神病の人に共感し理解しようとする能力が低下してしまうのである。その結果，我々は理解できない行動に対する説明を何かに求めようとする。そのため精神疾患とその治療の歴史は，科学的なものから奇怪なもの，魔法のようなものからウイルスによる感染症までさまざまな試みがなされた。ほかの多くのものと異なり，常識的なアプローチで説明を試みれば，日常的な経験と大きな隔たりが生じてしまう。

精神病とは

　この用語はもともとさまざまな精神の混乱状態を指したが，より特殊な状態，すなわち現実の本質を正しく認識できない状態を指すようになった。これには，障害された知覚（幻覚），訂正不可能な誤った考え（妄想），まとまりを欠いた話

し方（思考障害）などがある。このような典型的な症状を呈したことの直接的な影響は，少なくとも一時的に，人としてのその人の能力が疑問視されることである。

　精神病は公衆衛生上の大きな問題である。約３％の人々が一生のうちのどこかで精神病性障害を経験する。そのなかで最もよく起こり得る疾患である統合失調症は性別・民族・文化を問わず人口の１％弱が罹患する。

　統合失調症の罹患率や罹患リスクは糖尿病や心臓病のような現代病と変わらないが，大半が青年期後期から成人期早期に発症し，この疾患がもたらす障害の程度は顕著でかつ長期的であるので，社会全体により高い経済的負担をもたらす。

　精神病性障害，特に統合失調症は，精神医学の世界で特別な位置づけにされているようにみえる。一般的に，我々は精神病の人を自分たちと似ているとは考えない。我々が患者の心理を理解できないということは，彼らが精神病性障害ではないかということを示唆する。言い換えれば，主観的な判断が診断をもたらすのである。著名な哲学者であるカール・ヤスパースは精神病の人の心理を全く理解できないことを「深淵」という言葉を使って実存哲学の原則の一つとした。このことは，英国のチャーチルがロシア人の心理を理解しようとして焦立って言った名言「ロシア人の心理は謎の内側の謎に包まれた謎である」を思い出させる。

　著者は，精神科の研修医として働き始めて間もなく，初めて精神病をもつ患者に出会ったことを今でも鮮明に覚えている。医学生の時も，精神科でしばらく研修していた期間に数人の精神病の患者をみたことはあったが，ほんのつかの間の遭遇だった。アンは，わたしが勤めていた病院から道路を挟んで真向かいにある大学のキャンパスを行き交う若い女性と変わらない魅力的な学生だった。アンの友人たちは，彼女がいつもと様子が異なり，奇妙な行動をとるのに気がついて救急部に連れて来たのだった。アンは「世界を救うように指示する声が聞こえる」「わたしだけがその力をもっている」など，まるで意味がわからないことを口走った。また，この２週間ほどほとんど眠っておらず，不適切な場面で笑い，「神から特別な使命を与えられた」と友人に打ち明け，そして学業に身を入れていないと友人から聞いた。

　それから数日の間に，彼女は初発の精神病エピソードを経験しているというこ

とが明らかになってきた。ところが，さらに一週間が経過したときには，彼女は典型的な統合失調症ではなさそうだということがわかった。薬物性または器質性の病態である可能性は除外することができたが，躁病の可能性はあると考えていた。わたしは彼女の存在に打ちのめされた。目の前にいる女性は，わたしと似たような年齢で，美しく聡明な人で，わたしの姉妹や友だちであったとしても不思議ではないような人であるのに，普通の社会参加もできず，誰からも理解されないのだ。わたしがどれだけ彼女の身になって考えても，彼女の大げさな妄想を理解することはできなかった。同じ人間であるのに，その人を理解できないことが非常に衝撃的であった。まるで別の惑星から来た人のようだった。

　それから，アンのような患者を何百人と診てきたが，彼らがこんなにもこころを失ってしまうという事実には今でも狼狽する。しかし同時に，彼らは治療次第で再び理にかなった世界に戻って，人との架け橋を再度つくりあげていけると確信している。本章の後半で紹介するサンディ・ジェフの経験を読めば，この点を理解できると確信する。ケート・リチャードソン個人の経験談も同様である（「推薦図書」439頁を参照のこと）。

　ヤスパース派の考え方はたびたび議論されていて，1960年代に反精神医学運動を起こしたスコットランドの精神科医R. D. レインの主張は有名である。彼は統合失調症の診断を受けた人に接近しようと努力した。彼は次のように述べている。

　　私が「理解」というとき，単に知的な過程を意味しているのでないことは明らかであろう。理解といわずに愛といってもよいだろう。しかし愛ほどいいかげんに使われてきた言葉はない。必要なことは，患者が自己および世界（あなたを含めて）を，どのように経験しているかを知る能力である。もし彼を理解しなければ，彼を「愛し」始める地点に立つことはどうしてもできない。……誰も風邪に罹るように統合失調症に罹るのではない。患者は統合失調症に罹ったのではなく，統合失調症なのだ。[★1]

彼は，精神病をもつ人は耐えきれない現実に直面したとき自分の世界に逃避するのだという考え方を新たに提案して議論の的となった。現代の精神医療はレイン派の考えを一部受け入れているといえる。これは「短期精神病性障害」と呼ばれ，圧倒されるほどのストレスなど，原因が明らかであるような精神病状態を指す。父親が殺害され苦しむハムレットが奇妙な行動をするのを見ても，ポローニアスは見当をつけることができる。「これは狂気であるが，筋道が通っている」。しかし，ほとんどの精神病状態に「筋道」は見つからず，チャーチルが「謎」というのもあながち間違っていない。

本章は統合失調症に焦点を絞る。気分障害における精神病状態は7章で触れる。

精 神 病 の 原 因

ほとんどの精神科医は，精神病状態の発症と経過を説明するうえで，生物学的な素因に関連づけられるモデルを採用する一方，発病の背景にある環境の影響も考慮する。精神病状態は，非常にストレスの大きい環境にある人のなかでも，少数の人だけが経験するところから，一定の生物学的な脆弱性が影響していると推定される。この生物学的な脆弱性が大きいほど，ストレスが少ないときでも，精神病が発症する引き金となると考える。

個々の精神病には，複数の原因が関係していると考えられる。統合失調症には多くの研究が重ねられ，家族，双生児，養子の研究を経て，遺伝的要因が一役果たしているという説得力のある結果が示されている。生物学的つながりが濃いほどリスクは急上昇して，叔父や叔母の2％から一親等血縁者の10％，双生児の50％となる。多くの異なる遺伝子や環境要因の影響を考えたモデルでなければ，このようなリスクの範囲を予測することはできない。

神経学者は統合失調症の病態生理においてドーパミンの過剰を原因とする仮説を支持する。ドーパミンの受容体は抗精神病薬でブロックされるが，抗精神病薬

★1　R.D.レイン著，天野衛訳『引き裂かれた自己——狂気の現象学』筑摩書房，2017，45-46.

の用量と受容体がブロックされる割合は相関する。ドーパミン分泌促進作用のあるアンフェタミン類（そのなかでも俗に「アイス」と呼ばれるメタンフェタミン）の使用は精神病状態を引き起こす。これによりドーパミン仮説はより確かなものになる。実際，この種の薬物が引き起こす症状は急性の妄想型統合失調症とそっくりである。メタンフェタミン使用者が精神病を発症するリスクは一般の人口に比べて10倍になる。一方，メタンフェタミンの使用者全員が精神病を発症するわけではないので，青年期の人，風変わりな人，常軌を逸した，または反社会性パーソナリティの人のなかでは，ほかの脆弱性要因が関与していることが推測される。

　統合失調症の症状の一部は抗精神病薬にはほとんど反応がないことから，ドーパミンのみが機能障害をもたらしているわけではないことが推測される。LSDのような幻覚薬はセロトニンのような作用をもつので，セロトニンの関与も示唆されている。さらに，神経細胞内の異常経路と脳成熟に関連した鍵となる生理的プロセスの欠如が関与しているのであろう。

　統合失調症患者の剖検では脳に病理学的変化は見つかっていないが，脳の複数の部位（特に側頭葉）での重量と大きさの減少は注目すべきである。高度な画像検査でも剖検と同様の所見が得られている。しかし，結局全体をみると，これらの研究結果は苛立たしい段階にとどまっている。この何十年も原因究明につながるような脳の明らかな病変を探しているが，残念ながら研究の世界には袋小路が多い。

　性別も脆弱性に関係があり，初発年齢や重症度にも明らかに影響している。統合失調症の発症年齢のピークは，女性は男性に比較してかなり遅く（女性は25〜35歳，男性は15〜25歳），女性は薬物療法への反応がよい。妊娠は精神病から防護するようだが分娩後のリスクは平常時より高くなる（15章参照のこと）。統合失調症に罹患している女性の症状は，月経前に悪化する傾向がある。性別によって症状の形態も変わり，女性はより社会的機能が良好でそれほど意欲の低下を認めない。ほかの精神症状と異なり，この場合は女性ホルモンがうまく作用している。

　すでに触れたように，いくつかの違法薬物，特にアンフェタミン（スピード）

や幻覚薬（LSDなど）はそれ自身で精神病を引き起こす。マリファナ（大麻）に
その作用はないが，精神病に対する脆弱性をもつ人の場合は再発のタイミングや
疾病の長期的な転帰に影響する。大麻使用者が大きく増加したにもかかわらず，
1950年代からの西洋諸国での統合失調症の罹患率が安定しているという事実は大
麻が発症の原因ではなく単なる引き金であることを示唆する。

　神経系の発達の障害が重要な要因であるともいえる。神経細胞の機能と連結の
障害が正常な思考や感じ方をゆがめるのだろう。脳画像研究では，興味深いこと
にいくつかの症例はこのような変化が疾患発症以前に起こっていることを示して
いる。青年期の脳に起こる大きな組織変化（不要な神経線維を選択的に取り除く
メカニズムで刈り込みと呼ばれる）が発症のタイミングの一端を担っていると考
えられる。

　また，未成熟の脳がウイルスに冒されて，その結果として精神病を発症すると
いう説もある。晩春や初冬に生まれた人や，ウイルス感染の流行後に生まれた人
は，どういう訳か，後に統合失調症を発症しやすい。しかし，統合失調症がウイ
ルス性の疾患であるとは誰も考えないだろう。

　さまざまな環境要因が，精神病発症に対する脆弱性に影響しているともいえる
が明確なエビデンスはない。児童虐待や近親相姦のような人生早期のトラウマ
は，特に重度で長く続いた場合は，成人になってから精神障害を発症する一般的
なリスク要因となる。精神分析の全盛期には，このような脆弱性が統合失調症の
一番の理由と考えられていた。精神分析論理では，当時，精神病と神経症は一続
きのもの，言い換えれば，神経症のより重症化したものと考えられていた。自尊
心が低く，自己同一性が不十分であることが，脆弱性をもたらす一般的な原因と
なっている可能性もある。

　親や家族が精神病を家族に引き起こすのだ（例えば，患者を何年も追って分析
しようとした精神分析者フリーダ・フロム＝ライヒマンがつくり出した言葉「統
合失調症をつくる母親」のように）という古い理論がもうとっくに廃れていると
いう事実は，家族のなかに精神病をもつ人がいるスティグマ化された家族を元気
づける。社会からひきこもる，疑い深い，ひどく不安定など，一定のパーソナリ
ティ特性は，精神病に対する脆弱性がより高いかもしれない。

183

ストレスは精神病性障害の発症と転帰におそらく関係がある。死別，自動車事故，深い失望といったつらい出来事は再発の引き金になるだろう。ストレスが常時あるような環境では，確かに患者は再発しやすくなり，統合失調症の場合は特にその傾向が認められる。家族環境が統合失調症の予後に与える影響は明らかで，家族のストレスは感情表出の観点から明らかにされている。この感情表出は次の三つの要素により構成されている。患者の行動を批判すること，患者に対して敵意を表出すること，感情的に巻き込まれた介護者が患者の自主性を制限することである。感情表出が高い家族のなかで暮らす患者は，適切な薬物療法を受けていても再発率が高い。家族がストレス緩和のための介入を受け入れることができれば（後述の治療を参照のこと），再発率は明らかに低下する。

　広範囲な社会環境も精神病の経過に影響するようだ。興味深いことに，統合失調症の人は発展途上国のほうがよい経過をたどる。この説明はいくつかある。期待される能力水準が社会的に低い，家族の絆が強い，地域社会が受容的であるといった説明だ。これらの仮説は社会学者と精神科医によって慎重に検討されている。

　私たちは統合失調症の原因について何がいえるのだろうか。統合失調症の場合は，遺伝的要因と環境からくるストレスが相互に作用し，脳の発達に影響を与えている可能性がある。さらに発症直前のストレスが引き金となると推定される。これは多くの複雑な病気にもあてはまることだが，さまざまな発達段階で脳のような器官がストレスに曝されると，多くの化学的あるいは解剖学的システムが巻き込まれる。青年期にはホルモンの変化も影響するであろう。

精神病をどのように分類するか

　19世紀半後半までは，精神病は狂気や精神錯乱といった役立たないレッテルを貼られてすべて一まとめにされていた。この単一論に最初に異を唱えたのは著名なドイツの精神科医であるエミール・クレペリンである。彼は精神病患者にみられる多くの特徴を詳細に描写し，脳内に内在する原因疾患を同定しようとした。しかしその試みに失敗し，患者の経過に基づいて精神病を分類する方針に転換した。彼は病気の経過のなかで，進行性の精神機能の低下を示すものと，一旦は回

復するが再発を繰り返す主に二つの種類があることに気がついた。クレペリンは進行性の精神機能の低下を示すものを早発性痴呆と名づけたが，これは後に1911年にスイス人の精神科医であるオイゲン・ブロイラーによって精神分裂病（現在の統合失調症）と改称された。一方，一旦は回復するが再発を繰り返すものは躁うつ病と命名された。このクレペリンの考え方は長期にわたり現在も精神病分類の主流になっている。一方で相反する事実もあり，統合失調症患者の3分の1は予後良好であり，その一方で躁うつ病のなかにも進行性の精神機能の低下を来たす患者もいる。しかしそれらもクレペリンの分類方法を揺るがすには至っていない。

　さまざまな形で表れる精神病の分類についてはほとんど変化なく現在に至っている。臨床検査はいまだ利用できず，治療も特定の診断ではなく，全体的な症状に基づいて行われる。脳画像の所見，診断よりも臨床像により関連していることも，この治療の考え方が合理的であることを支持している。例えば前頭葉のある部位の血流低下の所見は陰性症状（下記の「統合失調症」を参照のこと）と関連しており，また側頭葉の異常所見は幻覚と関連する。

　統合失調症が独立した疾患であるかさえも不透明である。例えば統合失調症と気分障害で認められる精神病を明確に区別することはできない。「統合失調感情障害」は両者の間の不明瞭な症状を説明するための診断名である。また統合失調症は，思春期発症の非精神病性の診断，特に奇妙な話し方や行動を典型とする人格型と臨床的にも遺伝的にも関連している。一般人口の約6％の人が体験する精神病様の体験と統合失調症の症状とは連続性が認められる。幸いにもこれらの症状は進行せず，将来の精神疾患に結びつくものではないが，その意味するものは謎のままである。

　ではさまざまな精神病患者に認める特徴を説明しよう。まずは最も多い統合失調症から始める。

統合失調症

　統合失調症は陽性症状（妄想，幻覚，支離滅裂な思考）や陰性症状（感情の平板化，精神活動の抑制，意欲低下，社会的ひきこもり）の存在により定義され

185

る。陰性症状はまた，精神病体験そのものやいわゆる強制治療（非自発的入院や強制的な薬物治療）への反応とも考えられる。ほかのさまざまな精神症状は，精神病体験の激変への反応として起こる場合もある。

　統合失調症の人は典型的には奇妙な妄想（論理で説明しても修正されず，その人の背景にはまったく関係のない誤った信念を，完全に確信している）を経験する。通常その内容は文化的要因や個人的要因に影響され，被害的，誇大的，疑似科学的（例えばコンピュータチップが頭に埋め込まれている）である。他人に自分の考えを読み取られている（考想伝播），誰かに自分の頭に考えを入れられている（考想吹入），あるいは考えを奪い去られている（考想奪取）といった困惑した主観的経験を述べる。

　幻覚は統合失調症ではよくある症状で，実在しないものが聞こえる，見える，味がする，感じる，匂うといった経験であるが，ほとんどは幻聴の形で現れる。

　思考や話し言葉にまとまりがなくつながりが緩くなるため，一つの話題から無関係な話題にどんどん変わり，結果として会話は支離滅裂となる。

　認知機能障害により，知的な反応が遅くなり，記憶力が低下し，計画が立てられず，注意集中を維持するのも困難となる。安定した患者でも計画を立てるのに大変な労力を要するようになる。認知機能障害は抗精神病薬にもあまり反応せず，心理社会的リハビリテーションの対象となる。

　情緒反応や感情の表現方法に変化が起こるのもまた一般的な特徴である。表情が話している内容とそぐわない不適切な情動は，多くは解体した思考と関連していたり，幻覚に対する情動的反応である。

　このような多くの特徴を有しながら，大部分の患者は自分が病気であることを受け入れず，症状は治療や精神保健専門家の自分達に対する態度のせいであると考える。

　幅広く使用されている分類体系における中核症状を下記の表に示す。必ずしもすべての精神症状が出現するわけではなく病像は実に多様である。重度の抑うつにより症状はさらに多様化し，なかには自殺に至る人もいる（統合失調症患者の約10％が自殺する）。数か月から数年かけて少しずつ精神病に至る人もいれば，急速に現実との接触を失う人もいる。症状，原因，治療，予後について理解しや

すい形で患者や家族，その他の介護者に情報を伝える心理教育は，精神疾患についての知識を増やし，疾病に対する自己管理力を高める。複数回のセッションに分けて行われることが望ましく，再発予防の戦略も含まれる。

統合失調症の中核症状

〈急性期〉

・奇妙な形の妄想で，同じ文化背景の人からみるとまったくあり得ないような信念が含まれる。

・数日間，あるいは数週間にもわたって何度も明らかな幻覚がある。例えば行動や思考に対して絶え間なくコメントをしてくる声や，あるいは二人以上の声がお互いに会話をしているのが聞こえたりする。

・思考が支離滅裂で，その人の考えることについていくのは難しい。

・情緒反応が平板，あるいは過剰で不適切である。

〈病気の前後〉

・社会からの孤立。

・勤労者，学生，主婦などの社会機能低下。

・公共の場での独語や食物の貯め込みなどの奇妙な行動。

・自分自身の衛生管理が悪化。

・感情鈍麻や不適切な情動反応。

・曖昧であったり，精彩を欠いた会話。

・奇妙な信念をもち，迷信，予知能力，テレパシー，第六感，「他人が自分の感じていることを察することができる」などを信用する。

・存在しない力や人の存在を感じたり，非日常的な知覚体験をする。

・自発性や興味の欠如。

　近年，精神保健専門家は社会からの偏見といった患者やその家族の体験の一連の正直な告白に大きく影響を受けている。医療従事者ですら，教育や研修にもかかわらず偏見をもっていないとは言い切れない。そのため患者自身のそれぞれの語りは，特に長きに渡るタブーを壊すうえでより一層重要である。

　オーストラリアの芸術大学卒業生で詩人でもあるサンディ・ジェフスは，統合失調症との長期にわたる闘いを鮮やかに記述している。彼女の著書『混乱の場か

らの詩』はいくつかの賞を受賞し，彼女の詩は多くの詩選集に取り上げられてきた。彼女は統合失調症で体験する困惑や苦しみを非常にうまく伝える卓越した能力をもっている。彼女自身が言うには，「私はまだ幸運です。多くの人は病気によって黙らされてしまうのですから」。彼女の詩である『精神病エピソード』はその体験を驚くほどうまく表現している。

> 氷の風に吹かれて寒気を覚えた時，私は，何も知らない，その存在を警告されていたとしても何も準備できなかったような空間に行ってしまった。底の知れない穴をどんどん下に転げ落ちていった。そこには無数のお化け，幽霊がいて，疑うこともなかった私の自我を食い物にした。理性の入る余地はなく，ただただ混沌が積み重なっていた。荒れ狂って流れる川の両側には不安が尖った山々のように幾重にも連なっていた。
> 私は巨大なブラックホールよりも深いところに入り込んでしまった。狂気の混乱した私の自我に，あらゆる種類の出来事が起こった後にやがて晴れるまで，決して浮かび上がることができなかった。しかし私の表情のない顔に風が叩きつけた時，悪寒を感じて，そして私の生命力は永久に凍りついた。

ほかの作品でも，彼女は前述のさまざまな症状について，鮮やかに表現している。妄想としては「ベートーベンは私から第九を盗んだ」「悪魔は私をレイプして，毎晩私がベッドに入るのを待っている」「友達がかぼちゃスープで私を毒殺しようとしている」などである。彼女には幻聴，幻視，そして幻嗅といった幻覚もあった。

> いろいろなことを言ってくる声が私には聞こえます。私は悪魔であり，世界で最も忌まわしい人間であり，社会全体を汚染させることができるし，自分に触れる人は死ぬのでそれが怖くて触れさせないのだと言ったりします。両耳のなかに人がいて，話しかけてきて，いろいろなことを言うのに，それと同時に誰かと会話しようとするところを想像してみてください。神の匂いをかいだこともあります。決してその匂いを言葉で言いあらわすことはでき

ませんが，最も崇高な匂いで，紛れもなく神の匂いだったのです。

また彼女は，最初の精神の破綻に至った病気の初期段階を回想している。

大学の最初の頃です…異常な行動が始まった頃でした…よく「発作」を起こしたものです。激しくのたうち回り，無意識に陥ったのでした。こういった事は何年もの間続きました。かなりストレスがかかっていた時には常軌を逸したこともやるようになりました。自分は偉大な人間で，結果どうなろうとも何をしても言ってもよいと思っていたのです。卵の順番に関連した重大な宇宙計画があると思い込み，冷蔵庫の中での卵の並べ方が重要になったのです。最終的に私はしゃべったり，食べたり，飲んだりするのをやめ，知りもしない人のベッドで寝ていたのでした。しばらくして私は病院に運ばれ，そして声がこころの中で聞こえるようになったのです。父の声も聞こえて私を呼んできたので私は返事しました。私は悪魔だと言う声も聞こえるようになりました。これまで経験したことのないほどの強さで迫ってきた恐ろしい旅の始まりだったのです。ある意味，診断を受けてほっとしたのです。それで私の行動がなんだったのか，なぜ私がそれほど奇妙だったのか，私自身も友達も理解できたからです。そして治療で状態を改善させることも可能だったのです。統合失調症の始めの数か月は誰も何が起こっているのかわからなかったので，恐ろしく，そして困惑していました。周りの人たちは私が演技しているか，操作しようとしているのかと思ったのです。結果的に私は幸いにも薬物治療に反応してある程度改善したのですが，狂気の恐怖，奇妙な陰謀，そしてその恐怖に出くわした者はみんな体験する反響する声の恐ろしさは，強調しすぎてもしすぎることはないでしょう。

サンディは診断を受けてほっとしたというが，我々は，統合失調症と診断するのに少なくとも半年は慎重な姿勢をとる。それはその精神病がもっと限られた，例えば薬物によるものである可能性を除外したり，残念なことにこの診断にはいまだに偏見がつきまとうので，それを避ける意味合いもある。しかし統合失調症

と診断された人たちでも，一般に信じられているよりも結果は多様で，特に長期の経過でみると転帰は良好である。米国のバーモントで行われた研究がこのことを示している。この研究は何年間も入院していた多くの患者の追跡調査である。病院が閉鎖されたのだが，専門家も驚くことに，彼らの多くは見事に地域生活に定着した。

　急性エピソードからの回復パターンはかなり多様で，陰性症状が生涯続く人から，早期に寛解に至る人もいる。5人に1人は一度のエピソードのみで完全寛解というよい結果に至るがほとんどの人は再発を経験する。もっと前向きな観点では，初回エピソード患者の約半数は人間関係を保ち，また多くの患者が5年後も有給の一般就労に従事している。重要なことは，よい状態を維持するために99％の患者に抗精神病薬の内服継続が必要であったということである。発症後の数年間が最も再発リスクが高い。この危機的な時期には，生物学的に最も脆弱な時に，一生続くかもしれない病気に向き合う必要性が重なる。予後良好の要因として，女性，高齢発症，既婚者，発病前の適応がよいこと，明らかなストレス因の先行，薬物治療への反応性の良好さがある。診断を受けた後の最初の数年間は，このような重篤な疾患になったことの意味に徐々に気がつく時期であり，最も自殺のリスクが高い。

そのほかの精神病

統合失調症様障害

　統合失調症のようなという意味をもつ，このわずらわしい用語は，突然発病して治療の反応がよく，症状が長く続かない人に使用される。この診断は統合失調症よりはるかに受け入れられやすいが不運のニュアンスがある。非常に軽度の統合失調症なのか，この疾患自体の状態なのかはまだ解決されていない。

精神病性気分障害

　気分障害に関連する精神病については7章で述べたが，躁病，うつ病のなかには，障害が非常に重症で，精神病性症状が優位をますものがあるので本章でも簡単に触れておこう。特にうつ病においては，気分状態が徐々に悪化して，罪悪感や自己軽視の妄想に発展しかねない。その一方，躁病では，精神病性の特徴が急

速に発展する。一般には妄想的な確信をもって患者の気分の障害を反映する。例えば，世界のリーダーたちに影響するだけの力をもっているのだと確信する（躁病）。それほど頻繁ではないが，妄想が気分に明確につながっていない場合もある。たとえば，迫害されているあるいは心が人工衛星によって乱されているという確信である。

精神病性気分障害は，特に思春期の場合には統合失調症や統合失調症様障害と見分けるのが難しいので，診断はしばしば変わる。患者が気分障害と精神病の徴候の両方を示すが，それらと明確な関連性のない場合，統合失調感情障害の概念を考慮する（下記参照）。

患者が初めて経験する進行性の精神障害の診断がいかに難しいものかを，マイケルの例でみてみよう。

19歳で失業中のマイケルは，両親に付き添われて地域の精神科クリニックにやってきました。両親は家庭医の手を借りて，息子を診療所に行くように説き伏せたのです。

9か月ほど前に試験に合格して大学の応用科学コースに入学しました。その頃は健康でしたが，一学期のうちに徐々に一人で過ごすようになりました。いつも何かに気を取られているようで，機嫌も悪く，クラスにもあまり出席しません。夜は起きていて昼間に眠ります。その結果，大学の全科目に不合格になり，チューターは宿題のできないことに驚きました。両親は彼らしくない，横柄な態度に戸惑いました。そして彼はマリファナに手を出し，定期的に使うようになったのです。

マイケルは，その後どんどんひきこもるようになり，疑い深くなっていきました。そして彼を殺すと脅迫する声を聞くようになったのです。無謀な運転で2度ほど警察に捕まり，その時，彼は警察に「神が自分を選んだのに，多くの人が自分の邪魔をするのだ」と宣言しました。このようにますます奇妙な行動を取るようになって，両親は非常に心配しました。最初，両親はマイケルのことを「あまり調子がよくない」程度に考えていましたが，状態が

悪化するにつれて，不承不承ながら，何かひどくおかしいという事実に直面しました。青年期の混乱，学校から大学への過渡期，快楽的な麻薬の使用などの理由を当てはめようとしましたが，重度の精神病という不安が重くのしかかります。家庭医も最初は確信がもてなかったのですが，数か月経って両親が最もおそれていた状態になっていることを確信し，マイケルは精神科病棟に入院しました。

　身体疾患と快楽的な麻薬使用は，彼の異常な精神状態の原因から除外されました。抗精神病薬，心理教育と家族の精神的な支援を3週間受けて，精神病の症状は徐々に軽快していきました。この間，マイケルは自分の身に起こっていることに衝撃を受けたようで，将来についてもやる気を失ってしまいました。彼の感情表出は鈍く，以前趣味として楽しんでいたギターにも全く興味を示しません。患者であることを嫌い，精神的問題があったことを否定しました。明らかなうつ状態になってしまい，人生はもうめちゃくちゃだと嘆いてばかりでした。抗うつ薬の追加と週1回の精神療法によって病的状態は軽快してきたのですが，その後数か月，感情的に自分を切り離し，ひきこもってしまいました。まるで「水面下で生きている」かのように，「断絶」されたと感じたと説明します。マイケルは徐々に以前の趣味を再開して，大学に戻る自信も取り戻しました。家族や友だちとの関係も回復してきましたが，その後も引き続き，精神科医と家庭医による治療を続けています。

統合失調感情精神病

　混乱した気分や精神病症状は，非常に経験豊富な臨床医ですら苦労するほど複雑な形で進む。躁病あるいはうつ病の，性質，経過，特徴，それぞれの期間を，注意深く評価する必要がある。気分障害と精神病の特徴をもっているが，両者に明らかな関係がない場合，統合失調感情障害の可能性がある。統合失調症と気分障害の症状が同時にあるいは順番に起こる。

50歳の元看護師であるロビンは，10代の息子2人と暮らしていました。過去10年の間，何度も躁とうつを呈したことがありました。最近は，息子たちや教会の牧師の声と思われるかすかな声が彼女に話しかけ，善と悪について講義します。彼女の気分が安定しているとこの声が続きます。気分安定薬は完全には効いていません。1年に2回ほど躁またはうつのエピソードがあり強制的に治療する必要がありました。ロビンは治療に協力的で，自分の精神病によって引き起こされる行動を非常に申し訳なく思っています。

反応としての精神病

　特定の明確な原因につながる唯一の病態は短期の反応性精神病である。おそらく脆弱なパーソナリティの人に大きなストレスの後に明らかな精神病症状が現れる。日常的で習慣的な経験ではないものが引き金になる。気分の激しい変化と困惑を伴う感情の混乱が最も特徴的である。一般的に数週間続くが完全に回復する。

　ジェーンは，海外勤務中の外交官の妻で35歳。二人はジェーンが神経衰弱になる一年ほど前に，政治的に不安定なアフリカのある国に赴任となりました。ジェーンは新しい環境に何とか適応していました。しかし政治危機が悪化するとともにジェーンの順応性が崩れ始め，戸惑いがでるようになりました。市民戦争勃発で，彼女を支えていたものがとうとう崩れてしまい，ある夜，急に混乱して，公共の場で夫を戦争国のスパイであると責め立てました。秘密の声が聞こえるようになり，戦争を止めるには，彼女が自分の喉を掻き切るしか方法がないと言う声に従おうとしました。鎮静薬を飲み始め，母国に帰って一週間以内で症状が完全になくなり，かろうじて苦しい体験を思い出すくらいになりました。セラピストとの話し合いで，ジェーンはこの嫌な体験を客観的にとらえ，コーピング戦略がストレス環境に対処しきれず，恐怖に押し潰されてしまったことを認識しました。ジェーンは夫を含む

すべての人が脅威と思い込む「原始的」情緒の状態に退行していたのでした。

妄想性障害

　一つないしはそれ以上の誤った確信が顕著に現れている状態で，ほかには精神病的症状がみられず，人生の後半に発症する傾向がある。急に発症する場合もあるが，多くは何か月も，時には何年もかけて徐々に発症する。確信はいくつかの種類があり，例えば被愛型（有名人に愛されている），誇大型（特別な力がある），嫉妬型（配偶者やパートナーが浮気をしている），偏執狂（迫害を受けている），心気症（重病にかかっている）がある。しばしば日常のストレスに打ちのめされている敏感なパーソナリティに起こる。ある程度は意味をなしており直感的に理解できる。このように妄想性障害は精神病疾患の深淵の概念の明らかに例外的な位置づけにあり，精神科医は統合失調症と区別することができる。特に症状が徐々に進む場合，パーソナリティが根源にあるところから治療が困難である。

　68歳のモードは未亡人で，夫が7年前に亡くなってから一人暮らしをしています。耳が遠くなってきていましたが，健康上の問題はなく，生活はきちんとしていました。家族は，モードが薔薇の花をアルミで巻いたり，一日中カーテンを開けずに閉めたままにしていることに気がつきました。モードは近くの役所に行って，近所の人が彼女の薔薇に毒をまく，知らない人が自分の様子をスパイのように見ていると苦情を言いました。

　モードには精神疾患の既往はありませんでしたが，被害妄想が唯一の精神病的な特徴でした。気分障害の徴候はなく認知機能も正常でした。長期の難聴で補聴器をつけている以外は身体検査と認知症検査も正常でした。

　家族はモードを連れて20年ほどかかっている家庭医を訪れました。彼女はここで初めて疑念を進んで打ち明けたのでした。老年精神科の協力で，自宅

で診察を受け妄想性障害と診断されました。治療では抗精神病薬を少量投与され，補聴器は定期的に検査を受けました。妄想はその後も続いていますが，モードは妄想にそれほどとらわれなくなり，近所から干渉されずに庭仕事を楽しむことができるようになりました。

薬物誘発性精神病

アンフェタミンは古典的な原因である。短期間に多量使用すれば正常な人でも精神病症状を示す。精神病になる前にいらいら感や不穏状態が現れる場合もある。妄想は一般的に被害的なもので，それに幻視や幻聴を伴うのが一般的である。アンフェタミンの摂取をやめれば薬物は排泄され，精神病は通常治っていくが急性症状を和らげるための治療は必要かもしれない。

急性期精神病の治療

精神病の経験は，特に初回エピソードはくたくたに疲れさせるようなものなので，セラピストは患者と家族に極めて注意深く接する必要がある。当たり前のことだが患者は現実感を失うので病気でケアが必要だということを受け入れない。いくつかの一般的な治療の原則はすべての精神病に適用できるが，詳細は特定の診断によって異なる。統合失調症は妥当な臨床的ケアの本質である治療の一面をよく表しているので，ここでは統合失調症に焦点を合わせて説明する。

まずしなければならないことは，徹底した身体および精神の評価である。非常に混乱している患者の場合，段階的に行う必要があり，最初は最小限の病歴を聞き出すことと身体診察しかできないだろう。家族や友人の面接は不足している情報を埋めることに最も有用である。時には，これらの質問は患者の利益を促進するために同意なしで行う必要もある。

治療の効果をあげるには良好な関係を築く必要がある。優しく批判的でない口調を使う。症状について詳しく尋ねる場合，優しく，「あなたを怒らせるような何かが最近ありましたか」あるいは「あなたが一番困ってることは何ですか」と聞くことから始める。このような質問は患者の考えがまとまらないことや，彼ら

が最も懸念していることを明らかにする機会になる。「あなたの周りで何かおかしなことが起こっていますか」「みんながあなたのことを話していると感じますか。通常でない方法であなたを見ていますか」「テレビやラジオであなたに関することを言っているようですか」「周りに誰もいないのに誰かがあなたに話しかけていると思ったことはありませんか」などの具体的な質問は後にする。

評価する際に注意すべき事項は，現在と過去の自傷他害のおそれ，強制的な治療の要否，物質乱用，処方された薬剤を服用しなかった経歴，治療一般の副作用および否定的な態度，統合失調症に罹患していることへの病識の程度である。

ある種のてんかんや脳の病変が統合失調症のようにみえることもあるので，初回の場合は脳波（脳の電気パターンの観察）やCTやMRIを施行する。甲状腺機能，HIV，そしてビタミン B$_{12}$欠乏症などの身体的疾患はほかの検査によって除外する必要がある。抗精神病薬はすべて副作用があるので，薬物療法を始めるにあたっては，甲状腺，肝臓やその他の身体機能のベースラインにおける測定患者全員に行い，必要であれば 6 か月毎に繰り返す。

評価がだいたい完了すれば，次の最も重要なタスクは，患者にとっての苦しみであり，時に脅威となる症状を和らげることである。効果的な治療が遅れた場合，家族や友人からの支援や協力も失われることになる。特に，初回エピソードの場合，皆が当惑して恐怖感を抱き，どうしてよいかわからない状態にある。またその後のエピソードの時にも，早期の徴候を認識できなかった場合，患者や家族の苦しみは長引く。

急性精神病は，特に初回エピソードの場合，医学的救急の事態である。まず入院によって患者と周りの人々の安全を確保し，必要ならば病院の病棟などの安全で脅威的でない環境を確保する。患者に病識がなくて，自傷他害のおそれのある場合は強制入院が必要となる。患者の信頼を得るため，患者の感情，特に恐怖感や敵意には慎重に対処する。

治療の最初の段階は，数日から数週間続く。治療の主流である抗精神病薬は 1 剤ずつ段階的に始め，最少有効量にとどめる。患者が抗精神病薬に反応しない場合または耐えられないような副作用が出現した場合，別の抗精神病薬に変えるか用量を増やす。後者について，特に落ち着きのなさ，不随意運動や異様な感じは

非常に不快なので患者の専門家の助言に従う気持ちを台無しにしてしまう。併存する不安，不眠，うつ状態には，抗うつ薬やベンゾジアゼピン系薬剤が必要となる場合もある。（18章参照）

　抗精神病薬の持効性注射薬は一般に2週間から4週間効果があり，病識のない患者や，混乱した患者に適している。俗にデポ剤と呼ばれるこの注射は経口投与が失敗して初めて使用される。従来の抗精神病薬は統合失調症患者の15％に効果がなく，そのかわりにクロザピンが使用される。この独特の抗精神病薬（経口投与しかできない）の難点は，骨髄抑制，心筋の炎症などの死をもたらすような深刻な副作用である。クロザピンを使用する場合は厳格なプロトコルを用いる。これには血液および心臓の基本評価を含み，少なくとも18か月間は白血球検査を行う。

　初回エピソードの場合90％くらいの患者が薬物療法や支持的ケアに反応する。精神病症状が和らいだ時点で，その他の治療上のニーズに焦点を移していく。

患者と家族の支援

　急性期症状が落ち着いてくると，患者の自己同一性や周囲の世界に対する認知に精神病がどのように影響していたか明らかになってくる。この経験には多くの要因が影響する。十分理解できることであるが，若年者の場合，自分が誰であるかという感覚は脆弱で，重症の精神疾患に罹患したという事実を受け入れようとしない。特に初回エピソードの場合，診断名に抵抗を示す。精神病が発病する前に，非常に苦しい経験に圧倒されて，自分が誰であるかという感覚を失う人もいる。

　症状や再発の原因さらに再発を避けるための方策をはっきり説明することは本人の疾病自己管理能力を高める。この心理教育はケアコーディネーター役（ケースマネージャーと呼ぶ）となる精神保健専門家（精神科看護師，心理職，精神科ソーシャルワーカーまたは作業療法士）によって行われる。認知機能の障害が持続している患者は金銭管理や日常生活における行動にも支援が必要になる。段階的に認知課題を繰り返し練習していく体系化された認知トレーニングは，この問題に直接介入する。

197

ソーシャルスキルトレーニング（SST）は，職場や余暇の場面，家庭などの対人関係で役割を遂行する能力が障害された人たちに有用である。複雑なソーシャルスキルのプロセスは基本的な要素に分解される。例えば，相手の人と視線を合わせること，話し声の大きさ，会話のマナーなどである。セラピストによるモデリングや本人によるロールプレイなどの実践を通してソーシャルスキルは改善し，適切な技能が身につけられ重要な社会機能のレパートリーが広がる。

　精神病に長期罹患している人のなかで，フルタイムの仕事に戻れるのはおよそ10人に1人である。従来のアプローチは，仕事に関係する技術を習得するには段階を追うべきであると考えられていたので，総合的な職業評価によって就労の是非が判断されていた。雇用者の立場を優先して復職率は低かった。援助付き雇用はより前向きなアプローチで，簡単な評価により有給の職場で早期から雇用を行う。そして重要なことには職場そのものへの強力な支援を伴う。このプログラムは精神医学と職業能力の両面からの評価を統合し，本人の機能レベルと実際の仕事の内容がうまく適合したとき効果を発揮する。

　NGOではクラブハウス（患者の運営するデイセンター）や過渡的雇用計画などのさまざまな社会サービスを提供している。さらに政治的な影響を行使し，重症の精神疾患の人の苦しい生活状況を知ってもらい，精神保健医療福祉により多くの予算を獲得できるよう努力をしている。

　物質乱用は精神病をもつ人の約半数にみられ，治療の際は特にこの問題に焦点があてられる[2]。違法薬物（よく使われるのは大麻）を使用すれば精神に危険が及ぶことを多くの人々はわかっているが，気分がよくなるのでそれを求めてしまう。我々は，患者が薬物使用を低減または中止するようさまざまな戦略で支援するが，通常，それらの努力は利用されないことが多い。精神病の人によくある不安やうつはむしろ治療しやすい症状である。肥満や心疾患や糖尿病のような身体疾患も精力的に介入する必要がある。妊娠した患者の場合，産後しっかりしたケ

★2　松本らが経年的に実施している，「全国の精神科医療施設における薬物関連精神疾患の実態調査」の2016年度調査によれば，わが国の薬物乱用・依存患者の約55％にほかの精神障害の合併が認められている.

アが確保される必要がある。胎児への副作用のリスクよりも母親の再発のリスクのほうがより大きいので，妊娠中も抗精神病薬を服用することが推奨される。

　地域ベースのケアがどうしてもうまくいかない者に対して，世界各地で，強制的な治療を行うことが合法化されている。これは，再発を防止するために非常に重要であり，患者が制限の多い病院で過ごす時間を短くし，激しい症状や障害を少なくする。しかし，多くの患者は強制的な治療は市民権の侵害であると考え，「命令」されるのを好まないので，自主的なケアをできるだけ早く再開するよう努める。

　家族介入には，家族に関連した情報を提供するような比較的簡単な介入から，構造化された家族療法までいろいろあるが，極めて大きな役割をもつ。家族支援の方策としては，病気に起因して起こる困った事態（例えば，公共の場で奇妙な行動をとる）への対応や，ストレス対処や家族間の緊張状態に対する対処法を教えること，否定的な感情を前向きな行動に変えること，信頼できる友人と問題を共有すること，そして社会支援を維持するなどがある。

　アン・デブソン著『心病むわが子』は，彼女の息子の統合失調症の闘病に取り組んだ経験と，息子が診断された7年後に25歳で自殺するまでを著した作品であるが，前述のような家族への支援がいかに必要であるかということを語っている。彼女は，序文にどうしてこの本を書くようになったかを述べている。

　　ジョナサンは逝ってしまった。だがわたしたちの物語は語られねばならない。それなくして，おなじ苦しみを負うひとのいることをどうやって知ることができるだろうか？それをせずに，どうやってわたしたちは癒しを見出せるだろうか？

　　わたしはこの本をジョナサンに捧げよう。ジョナサンは礼儀正しく，しかも愉快で愛すべき人物だったのに，その最後の7年間は地獄のような毎日だった。

　　わたしはこの本を何百万という分裂病をわずらう人びとに捧げよう。彼らは日々，彼らの世界とわたしたちの世界とのあいだで必死にバランスをとろ

うとしながら，綱渡りのような暮らしをしているのだ。

　わたしはこの本を分裂病患者の家族に捧げよう。彼らはしばしば絶望に打ちのめされながら，そして世間の無知や無視に苦しみながらも，希望を棄てずに闘っている。[★3]

　デブソンの本は，精神疾患，特に統合失調症の家族を助けようと苦闘している家族が読むべき本である。息子ジョナサンの場合は悲劇で終わるが，デブソンが熱く語るありのままの真実は，家族としてケアをしている人々への激励となるだろう。

　これらの治療・支援プログラムは，安定した思いやりのある環境，献身的な精神保健専門家や家庭医の支持的な協力，そして適切な社会活動への参加や就労支援と組み合わせることで最も効果的となる。すべての目標を達成することはできないかもしれないが，ここで述べた方法が生活の質を見違えるほど改善させ得る。

初めてのエピソードの治療

　精神病の未治療期間と長期的転帰には強い関係がある。積極的な治療が長期にわたって遅れると，学業や仕事，家族やその他の対人関係への病気の影響が大きくなる。青年期や成人期早期の敏感な時期に混乱を経験すると社会適応に大きく影響する。疾患の複雑さがより進行するので，薬物療法も心理社会的治療にも反応し難くなる。

　しかし一つ注意すべき点がある。青年期の人が精神病の早期特徴をもっているようにみえても，必ずしも精神病を発病しているとは判断できない。社会からのひきこもり，学習習慣が身につかない，学業成績が低下するなどは，別離や個性化などの新しい環境に適応する困難さを反映しているかもしれない。若い人の苦悩を早々に「精神病の初回エピソード」と決めつけて治療を始めてしまうと（特

★3　A. デブソン著，堂浦恵津子訳『心病むわが子』晶文社，1995, 14.
　　　現在は「分裂病」は「統合失調症」に呼称変更されているが，そのままとした.

に薬物療法を始めてしまうと），逆にスティグマに悩まされ，将来への不安を引き起こす可能性がある。精神病発症の予測を正確に識別するための研究は1990年代から大規模に進められるようになり，やがて明らかな情報が得られると自信をもっていえるが，理想的な客観的心理検査はまだまだ先のことであろう。

　初回エピソードの場合，発症後1年半くらいたって症状が完全に消退した人では薬物療法を終了することも考慮される。一方，心理的または社会的なサポートは継続して行い，再発の危険性がないか丁寧に確認していく。2回以上の再発があった場合，または診断が統合失調症と確定した場合，薬物療法は少なくとも5年またはそれ以上期間継続される。

結論

　近年，精神病の解明は大いに進歩しており，薬物療法や精神療法の発展に大きく寄与している。病態解明の進歩は原因究明の絶好の研究の機会となっている。原因が究明されるまで，精神保健専門家は，限られたなかではあるが，現在利用できるさまざまな治療・支援の選択肢を最大限に利用すべきである。このような努力は，患者と家族の生活を改善するだけではなく，この疾患につきまとう社会のスティグマを打ち破ることにもつながる。

　21世紀のヘルスケアモデルは確実に患者とその家族のニーズに基づくものになってきている。精神保健医療福祉とプライマリヘルスケアの専門家が力を合わせることによって，地域社会に暮らす精神病の人々（ほとんどは長期間にわたり病気を抱えている）のニーズにあったケアを提供できるようになる。

12.

アルコールと薬物の乱用

　物質は，人がそれのもつ気晴らし効果を求めて，太古の時代からさまざまな文化・伝統のなかで使用されてきた。しかし，一部の物質は使用すること自体が，またすべての物質は乱用すれば，使用者の多くに歓迎されない体験をもたらし，現代の社会にさまざまな問題を提起する性質をもっている。精神科医は「物質乱用」という言葉を使って，中毒性および中毒によって引き起こされる身体，心理，そして社会問題の複雑さを表現している。アルコール，ヘロインのようなオピエート（麻薬類），精神刺激薬，大麻（マリファナ），ベンゾジアゼピン，幻覚薬，有機溶剤等が主な物質であり，問題を引き起こす。これらを誤って使用すれば，結果として，入院，自殺，犯罪，婚姻関係や家族関係の不調和，職場での事故などが関連してくる。

　治療薬としての使用から気晴らしのための使用へと変わるパターンは，大麻において最も典型的に認められる。19世紀まで大麻は治療目的に処方されていた。1890年代になると大麻はその習慣性をもって危険であるとみなされるようになった。この数十年に，その気晴らしのための乱用が薬物文化を生み出し，薬物が絡んだ犯罪，あるいは，AIDSや肝炎などの感染症との関連が指摘されるに至った。このような経緯から，政府，法執行機関，保健サービスとの間で協力し，薬物に関する法制度の修正が必要となった。

　アルコールの気晴らしのための使用は，その入手しやすさから生まれた。例えば，18世紀の英国ではジンが廉価で入手できた。「アルコホリズム」という言葉は1849年に造語として紹介された。19世紀を通して，多くの国で禁酒運動が盛んとなった。米国では20世紀初期に禁止されたが惨めに失敗して，1933年に禁酒法

は廃止された。アルコホリクス・アノニマス（AA）は，米国で同じような時期に生まれ，現在でもアルコール依存症の人にとって重要な支援グループとなっている。

物質乱用とは

物質依存，完全な嗜癖，そして依存の手前である物質乱用には，明確な区別がある。物質乱用は，繰り返し発生する社会的，労働上の精神医学的，医療の問題が代表する。例としてあげられるのは，大学生が毎週末にアンフェタミンを過度に使用して週明けに「虚脱症状」で講義をさぼる，または中年の人が飲酒した状態で運転をするなどである。物質依存は下記のようなもので象徴される。

・物質を大量，かつ長期使用する。
・物質を使用したいという願望が常にあり，低減の努力が成功しない。
・乱用する物質の入手，使用，回復にあまりにも多くの時間を費やす。
・酩酊や退薬症状の影響下で，社会的もしくは職業的活動をする，あるいは自動車の運転のような危険を伴う行為に及んでしまう。
・重要な責任を全うできない，または怠たる。
・物質に関連した問題に気がついていても，使用を継続してしまう。
・耐性を生じる，渇望が強くなる，あるいは，これまでと同じ量の物質では満足感が得られなくなる。
・物質の退薬に関連する症状を経験する。
・退薬症状を和らげる，または避けるために物質を摂取する。

依存か乱用かを鑑別することにとどまらない。物質乱用の医学・精神医学的評価は，使用量の推定，併存する精神的医学的診断，家族内や仕事上の問題，さらには法的な問題にも注意を払う。医学的な見地から注意すべき症状としては，一般に下記のものが知られている。

・重篤な医学的状態，あるいは死に至るような重度の酩酊。
・退薬症状としてみられる身体的および精神的状態（特にアルコールやほかの鎮静薬の場合）。
・時間と場所に関する見当識障害を伴うせん妄，興奮，幻覚。

・認知症，記銘力や知的機能の障害。

・薬物中毒性精神病，通常は一過性（多くはアンフェタミン，大麻，幻覚薬で生じ得る）。

・パニック（大麻やアンフェタミン型精神刺激薬，あるいはコカインの使用で生じることが多い）。

・フラッシュバック（好ましくない薬物の影響の再現，幻覚薬と大麻で起こる）。

物質乱用の原因

　物質乱用の発症，経過，転帰には，生物学的–心理的–社会的な要因が相互に作用して影響を与えている。人は一般に，手っ取り早い気晴らしとして，あるいは身体的苦痛や精神的苦悩を緩和する目的で物質を使用する。大抵の場合，それは一時的なものであり，明らかな健康被害が生じることもない。そのような物質の使用が乱用へと発展する要因は，その物質がもつ特性，ならびにその使用の方法によって異なる。例えば，吸引や静脈注射で使用される物質は数秒以内に効果が発現することから，その報酬効果が強化される可能性が高い。

　一卵性双生児，二卵性双生児と物質乱用の家族から養子に出された子どもの研究はアルコール乱用における遺伝要因を示唆する。さらにアルコホリズムの家族歴は一定の生物学的特性を示唆する。特に，それはアルコール分解能という身体的要因にみられ，アルコールの気晴らし的効果を得るのにより多くの量を必要とする体質の影響は無視できない。動物実験においても，この生物学的要因は確認されており，アルコール依存症になりやすく，アルコールを探し求めるようになるラットを実験的に作り出すのはまったく難しい話ではない。

　いわゆる嗜癖になりやすいパーソナリティの研究は，嗜癖とパーソナリティのどちらが原因で結果なのかを特定することが困難であり，現在までのところみるべき成果を出せていない。しかし，一定のパーソナリティの特質と行動は乱用のリスクを有していることは指摘されている。すなわち，3歳の子どもにまでみられ，衝動的で，気分変動が激しく，攻撃的，仲間との関係がうまくできない，学業に苦労するなどといった特質がそれに当たる。そのような子どもの親には，自分たちが困ったとき，アルコールや薬物に救いを求めるという，子どもたちによ

くない見本を見せている者も少なくない。物質乱用になりやすい要因には，過去の逸脱した行動，非行，情緒的トラウマ，長期にわたる痛みを伴う身体疾患，危機（配偶者の死，結婚生活の破壊，仕事関連のストレス，戦闘体験，近親相姦，レイプなど）がある。

精神疾患と物質乱用とは密接に関連しており，両者が併存（重複診断と呼ばれる）することで双方の治療が極めて難しくなってしまう。ある調査によれば，精神疾患，特に統合失調症，うつ病や双極性障害のような気分障害をもつ患者の3分の1は，物質乱用の診断も受けている。逆に，薬物やアルコールクリニックを受診する患者の4分の1が，併存する精神疾患の診断を受けていることも明らかにされている。

精神疾患の人には物質使用の問題をもつ者が多い。一番の理由は，一定の効果を得るための一種の自己治療である。例えば，意欲を高めるため，うつ気分を和らげるために精神刺激薬を摂取する，または，精神病の症状を一時的に鈍らせる目的で大麻やアルコールを摂取する，あるいは不安を減らすためにベンゾジアゼピンを使う。

重複診断をもつ患者は再発，入院，破壊的行動，失業，経済的困難，隔離，ホームレス状態となる率が高いことが明らかにされている。治療が難しく，一般の精神保健サービス機関と薬物・アルコール専門クリニックとの間を行ったり来たりするものの，しばしばいずれにおいても不十分な治療成果しかあげられない。

アルコールや薬物を乱用する人たちの多くは自己評価が低く，罪悪感，恥の意識，怒りを抱えているが，こうしたものがさらに嗜癖行動を強化しやすい。物質乱用のパターンは，物質の入手しやすさや社会の態度で大きく変わる。アルコールや薬物が入手しやすければしやすいほど，乱用のレベルも大きくなるのは疑いの余地がない。アルコール性肝障害による死亡数は，アルコールが安く，そして入手しやすくなると明らかに増加する。さまざまな社会の力の影響も，同じように明らかである。例えば，若い人たちは仲間からの圧力に敏感で，魅了的なメディアの宣伝にも影響されやすい。その他，リスクの大きいグループは，社会で孤立している人たち，特に都会の恵まれない人たちで，家族がばらばらになり，

アルコールや薬物が入手しやすい環境にいる人たちである。それとは対照的に，「タイプＡ」と呼ばれる性格の人たちで，一般的に意欲に満ち，精力的かつ野心的，酒席での付き合いが多いタイプの人たちもリスクは大きい。なお，文化によって飲酒パターンには違いがあり，例えば，アイルランド人はどちらかといえば，「飲むときには一度に大量に」飲み，フランス人は「毎日継続して」飲む傾向があるとされる。

乱用サイクル

　物質乱用の人の「キャリア」は，個人と社会の要因の網目で決定される。この意味を理解するには，嗜癖と家族のライフサイクルをみる必要がある。

　嗜癖サイクルには，開始前，開始，継続，進行，中止，再発の六つの段階がある。開始前には，反社会的行動，家族の不調和，物質乱用，恵まれない社会環境がみられる。開始は，入手可能性，実験，仲間集団からの圧力，身体や感情的苦痛に対する自己治療などと関係する。継続は，最終的には薬物習慣となってしまう程，ストレスが続くことによって促進される。進行は，不適切な対処や，物質使用につながるような危機と関連性があり，それが依存へと導く。中止は，仮に中止したとしても，一時的なものであって，ストレスがない時期に関係する。この状況に人生の厳しい出来事に遭遇し，これに対処できない状況が重なると，再発を引き起こす。これが，通常，典型的な「安定」した嗜癖のサイクルである。なお，乱用と中止の繰り返しサイクルは，体調不良が悪化して，時には早期死亡を招く結果となる。

　家族サイクルは嗜癖サイクルに沿って動き，交差も認識できる。例えば，結婚当初の嗜癖は，しばしば離婚という結果を招いてしまうが，結婚がある程度続いた場合，物質使用者が中年期を迎える頃には，ある意味，安定した嗜癖者となる。ここに中年期の人生危機が重なると乱用が進行し，結婚生活が衝突に満ちたものとなり，最終的には離婚となる。老年期のパターンは，嗜癖が継続するか，安定した節制，あるいは管理された薬物使用のいずれかで象徴される。

起こりやすい結果

　長期にわたる追跡調査から，物質乱用者の約50％は安定した節制を成し遂げることが明らかになっている。ロンドンで行われた大規模なアルコホリズムの調査では，10年後に40％の人が良好な転帰をたどっていたが，半数はコントロールを失った飲み方をしていることが明らかになった。

　詳細は不明な点が多いものの，飲酒をコントロールしている人のほとんどが，自ら決心をするプロセスを経験しており，そのことがリカバリーの重要な一因となっている。
・仕事や運動や摂食に没頭するなど，代替的な依存対象の獲得。
・執行猶予のような一貫した社会的な脅威。
・継続して使用することが困難となるような心身の病的状態。
・新しい支援のある関係を結ぶ，あるいは「やる気を起こさせる」グループへの所属（最も効果的なグループはアルコホーリクス・アノニマス（AA））。

　物質乱用の人のなかには，物質がもたらす否定的な影響があまりにも多く，その悪影響が物質から得る一時の救いをはるかに超えると認識し，自らの嗜癖状態に嫌気がさして節制を開始する人もいる。このように見方を変える体験は，尊敬する人，友人や医者またはAA会員などからの支援が契機となることが少なくない。

援助希求

　アルコールやほかの薬物を乱用している人にとって，鍵となるチャンスは，彼らが助けを求める，または助けを求めるように圧力を感じたときで，この圧力は配偶者や雇用者からのものが多い。その場合，総合的な評価を行うことが非常に重要で，徹底的な身体および精神の病歴，精密な身体と精神の検査を行う。その場合，次のような事項に注目する。
・紹介の理由。これは治療やリハビリに際して重要である（例えば，大企業の多くは早期識別用の活発なプログラムを有し，被雇用者が援助を求めることを強調している）。

・アルコールや薬物の使用状況に関する詳しい情報。１人の人間が複数の物質を使用するのは全くめずらしくない現象である。市販薬やストリートドラッグも含めて評価する。

・薬物使用の理由を説明することはできないが，嗜癖サイクルのどの段階にあるかを明確にすることは重要である。その際，物質乱用を強化する状況や感情を明確にする必要がある。

・法にかかわる問題を抱えている場合もあり，法廷から先方の書式に従った報告書の提出を求められることもある。評価にあたっては，反社会的行動が顕著となってきたのが，薬物使用を開始する以前か，それ以後かを明らかにする必要がある。

・精神障害に罹患したのが薬物乱用開始前か，それとも薬物乱用を開始してから起こったのかという質問も非常に重要である。

・精神状態の評価は，薬物の効果，または酩酊がなくなってからでないとできない。実際，「本当の人物」は，数週間後，時には数か月後まで浮上しない場合もある。

・徹底した身体医学的評価が必要である。特に肝機能や血液機能に関する臨床検査が必要である。

物質乱用の人を救うために何ができるのか

物質乱用の治療は，患者（そして家族）の個別のニーズによって，さまざまな状況で行われる。これには家庭医のクリニック，病院の救急部門，病棟（深刻な離脱症状が出現した場合），外来クリニック，アルコール・薬物専門のクリニックがある。精神疾患が物質乱用を併存している場合，精神保健専門家の役割が明瞭になる。特に乱用が改善された後も，症状が保持される場合は精神保健専門家の役割は大きい。

物質乱用者は二つの特徴から治療は難しい。一つは，乱用者は自分が直面している問題を否認しがちで，その結果，対処に取り組もうとしないという点である。もう一つは，たとえ小さなつまずきであってもすぐに治療をやめてしまうという点である。患者の協力を確保するのは非常に難しく，セラピストとの信頼で

きる関係は，カウンセリングのプログラムすべてに極めて重要なものとなる。患者が治療を全面的に拒む場合，短時間で機敏に質問をするような手法が必要となる。患者の士気を上げるには肯定的な感想を伝えるのも重要である。

　何度も再発を繰り返すので，治療は何年間もかかって繰り返すのが一般である。再発しやすい傾向は一生残るので，治るという考えはあまり役に立たない。そこで，治療の目標は，次の再発までの患者の生活の質をできる限り最良のものにして，発症時には，乱用が引き起こす危険性を最少化することにある。

　動機づけ面接はカウンセリング方法として高く評価されている。覚えやすい言葉FLAGS（feedback（情報），listen（聞く），advice（助言），goals（目標），strategies（戦略））は，重要な内容を表している。セラピストは客観的な情報を提供し，特に乱用に付随する危険性の情報を理解と共感をもって話すが，「アルコール依存症」「嗜癖」という言葉は避ける。この情報を伝えながら，セラピストは患者の懸念を聞く。セラピストは，乱用のパターンや重度，身体的または精神的症状の有無などを念頭に置きながら，継続して使用した場合の結果について助言を行う。中止，置換療法あるいは安全な量まで使用量を減量するなどを中心にした目標を図解で示す。最後に設定された目標に達成できるよう戦略を立てるが，それには抗渇望薬の投与，置換療法（塩酸メサドンなど），リスクが大きい状態を回避する方法，自助グループに参加する，心理療法等を加える必要がある。

　治療に取り組むこと自体，変化の一段階とみる。変化しようと望まない（前熟考期の）患者は，それが非常にきついものとみているか，または乱用の深刻さを理解していない。躊躇する（熟考期の）患者は，乱用に伴う困難さを認めている。動機づけ面接で，現在の物質使用と将来の目標の間にある差異を判別して，患者を実行期に進める。この時点で，患者は変えようという決心をしただけではなく，作戦計画を実行しようとした。次の段階，維持期は，使用量減量，あるいは置換療法を継続することとなる。

　順序は再発によって中断することもある。確かに，つまずきなしに成功する人はほとんどいない。変化サイクルの段階を何度も繰り返して，長期継続する改善を図ることもある。

209

患者の状態が，悪化するも改善するも，家族の影響が非常に大きいので，家族の参加を促すことは不可欠である。自助グループは，患者が利用できるように存在する。AAやNA（ナルコティクス・アノニマス）は患者用で，アラノン，アラティーンは，それぞれ患者の配偶者，子どもの会である。家族は効果的な治療を行ううえで不可欠な要素である。

さまざまな物質乱用

アルコール

アルコールには常に社会から相反する意見がある。生活の喜楽を高める一方，計りしれないほどの危害も引き起こす。シェイクスピアはそのことをよく知っていたようだ。

> いやいや，いい酒はいい守り神ですよ，うまくあつかえばね…[1]

> ああ，人間ってやつは，おのれの敵をがぶ飲みしてまでおのれの頭を狂わせようとする！ ……おのれをけだものに変えようとする！…[2]

『オセロー』第二幕第三場

アルコール使用は，機会的な社会的飲酒から，医学的な合併症を伴う重症のアルコホリズムまでの幅がある。安全な飲酒の国際基準は，下記の表にあるアルコール含有率の標準的な単位，あるいは量に基づいている。アルコール酩酊は，最初，脱抑制を起こし，血液レベルが上昇するとともに鎮静効果が優性になり，気分，認知，協調運動に障害が現れ，昏睡，そして死に至る。安全な飲酒とは，男性で1日4ドリンクまで，女性で2ドリンクまでである。女性は男性に比較して，同量の飲酒でも血液中のアルコール濃度が高くなるのは，二つの理由があ

★1　W.シェイクスピア著，小田島雄志訳『オセロー』白水社，1983，94.
★2　同上，93.

210　12. アルコールと薬物の乱用

る。女性の場合，胃のなかでのアルコールの分解度が低く，身体全体への分配度が低い。危険な飲酒とは，それぞれ6ドリンク以上，4ドリンク以上である。[★3]男性5人に1人，女性50人に1人が危険レベルの飲酒をして，西洋社会ではアルコールが最も乱用される物質となっている。

実用的な標準飲酒ガイド

飲み物	量	ドリンク数
ビール	グラス1杯　285ml	1
低アルコールビール	1缶，小瓶1本　375ml	1
ワイン	120ml	1
蒸留酒	シングル　30ml	1
ワイン	1本　750ml	8
蒸留酒	1本　700ml	22

注：レストランでのワイン標準1杯は150ml

　アルコールを乱用する人は，治療を受けざるを得なくなって初めてそれを求める。一般的な理由は，医療的，心理的，社会的，法的問題である。アルコールは広範囲に組織の損傷を起こすことでは類がなく，身体組織のほとんどが影響を受ける。身体の合併症は，アルコール離脱，栄養欠如と低下した免疫機能が原因となっており，不節制な飲酒の頻度は飲酒量のレベルと相関する。泥酔時の転倒や自動車事故もよくある。

　職場への遅刻や無断欠勤など社会的な問題も，患者を医者に相談するよう仕向ける要因となる。飲酒運転や泥酔時の抑制を失った行為などの違法行為も当然の成り行きである。アルコールを乱用する人が社会に起こす損害は，家族にとって惨事であり，家庭内暴力，子どもの行動に関する問題，経済問題，配偶者の苦悩などにつながる。オーストラリアの作家M．J．ハイランドは，家族の耐えがたい問題を次のように表している。

★3　厚生労働省で進めている健康日本21（第二次）においては，男性で1日平均40g以上，女性で1日20g以上は生活習慣病のリスクを高めるとしている．

学校から帰ると……父が台所の床の冷蔵庫の横に寝ていた。パジャマのズボンと上は下着だった。

　横には空のセレパックス（ベンゾジアゼピン系の抗不安薬）の箱が，まるで外出中に誰かが来て名刺を置いて行ったかの様に腕のそばにあった。

　父の横に立って上から見下ろし，もう死んだのかなと思った。自分用にトーストを焼いて，ベジマイトを塗って食べた。

　母が仕事から帰って，「救急車を呼ぶよ」と言った。

　僕は「そのままにしておいたら」と言った。そう言っておいて，ばれたと思った。2人の間にある口に出していない願いを，計画犯罪の様なものにしてしまったのだ。「ああ，神の許しを！」と母は言って，「放っておくわけにはいかないよ」

　「どうして」

　「だって，あなたのお父さんだよ」

　「ああ，ただのどうしようもないアル中と思った」

「精神病院エレジー」『Meanjn』vol.63，no.4，2004．より

　心理的合併症とアルコール乱用の正確な関係は不明確なままだが，精神医学者はいくつかの臨床像を認識している。アルコールは一時的な多幸性効果があるが，長期の飲酒で不安定な気分になっていくことは驚くにあたらない。アルコール乱用の治療を受けている人のほとんどはうつ状態である。なかには2〜3週間の離脱でよくなる人もいるが，多くはうつ状態が持続する。重要なことに，アルコール乱用者は臨床的にうつ状態でなくても，その持続する不機嫌さやいらいら感は，患者や家族の生活を陰鬱なものとしてしまう。

　自殺者の約15％は，アルコール乱用が関係しているという。そのなかでも臨床的なうつ病の人はほんの一部で，アルコール乱用によってしばしば発生する危機を伴う，アルコールのもつ脱抑制効果が最大の要因となっている。社会における不快から過度に飲酒するようになり，不快感を和らげる手段となる。アルコール乱用はまたPTSD（6章参照）として知られる特定形態の不安の主な合併症でもある。薬物は苦痛を鈍らせる，特にトラウマ再体験の苦痛を鈍らせる。例えば，

ベトナム戦争の退役軍人でPTSDに苦しむ人の半分がアルコールや中毒性薬物を乱用していた。

アルコール性幻覚はアルコール離脱期に起こる特殊な精神病性状態である。自分に批判的，もしくは脅迫的な声が聞こえることで，患者の生活は，一時的ではあるものの著しく混乱する。

アルコール中毒の最も破壊的な精神的長期影響は，疑いなく認知障害，あるいは脳損傷であって，放置すると進行性の認知症となる。ロシアの非常に有名な医者２人の名前にちなんだウェルニッケ―コルサコフ症候群は，特に深刻な脳損傷の形式である。錯乱，不安定な歩行，視覚障害などからなり，サイアミン（ビタミンB₁）欠乏が原因で，即座に補給しなければ重度な記憶障害を残す。

マーチンの人生は，しばらくの間，何もうまくいっていませんでした。毎朝，張りつめた感じがあり，胸部に嫌な感じがあり，抗生物質を３コースも服用しました。違和感があり，坂を歩いている時，転びそうになりました。家族の支援もなく，妻はほかの男性と逃げて行ってしまい，子どもは違う街に住んでいました。友だちが非常勤の仕事を世話してくれたのはよかったのですが，ある日，右腹部に痛みを覚え，病院に行くことになりました。医者は，マーチンに肝臓が腫脹していると言いました。どういうわけか，医者はマーチンに飲酒に関する質問をして，マーチンが１箱24缶入りのビールで一日のほとんどはもつと話すと驚いた様子でした。

アルコール乱用の治療

アルコールによる合併症は非常に多いので，患者が助けを求めたとき，患者の状態に合ったさまざまな治療が求められる。これには，解毒，コントロールされた飲酒への戦略，代替化学物質，再発予防，自助グループが含まれる。

言葉の響きは悪いが，解毒は，アルコール離脱における身体および精神的な症状を最少化する過程を指す。これには，特別な治療を設定するのが最良の方法で，治療薬を必要とする場合，精神安定薬であるジアゼパムを７〜10日かけて量を減らしつつ投与する。

213

解毒プログラムが完了する前に，考えられるのは，抗渇望薬を使った治療である。ナルトレキソンはアルコールがもたらす多幸感を止め，耐性も生じにくいが，患者が慢性肝不全状態にある場合には投与することができない。アカンプロセート[★4]も渇望を抑制し，耐性も生じにくいが，（腎臓を通して排泄されるので）腎不全状態にある人には向かない。なお，この二つの薬品を組み合わせる方が，単独より効果的である。

嫌悪反応を利用する治療薬としては，たとえばジスルフィラム[★5]のような薬剤が処方される。この薬剤を服用している人がアルコールを摂取すると，顔が赤くなる，嘔気がするといった不快な効果が現れる。このような不快反応の脅威が効果の基盤となる。しかし，このような不快反応を期待する治療法が用いられることは年々少なくなっている。医者の多くは患者を不快な状態にする治療法（時には死に至る可能性もある）を選択することを躊躇する傾向がある。

再発は，対人関係でのもめごと，社会での飲む誘いなどが関係した，退屈，怒り，抑うつ気分のような感情の状態が深く関係する。予防するには，悲観的な考えや感情を観察して，飲酒のリスクが非常に高い個人的な状況や社会状況（パブのような場所）を避けることを判断できるよう学習することが必要である。また，人生の目標を考え直す，罪悪感や自責の念を乗り越えることなども学び，抑制のきかない飲酒に戻ってしまう場合は，一時的な再発に対処する建設的な方法を見つける。

最後に，世界に広がるアルコーホーリクス・アノニマス（AA）は，社会的な形態の治療法で，多くの人から飲まない生き方ができる基盤として，評価されている。AAの12のステップ（下記参照）は賢明な方向だけでなく，リカバリーとよりよい生き方の実践的な指針を提供する。

AAの12のステップ

1. 私たちはアルコールに対し無力であり，思い通りに生きていけなくなっていたことを認めた。

★4　日本での商品名は「レグテクト」.
★5　日本での商品名は「ノックビン」.

2. 自分を超えた大きな力が，私たちを健康な心に戻してくれると信じるようになった。

3. 私たちの意志と生きかたを，**自分なりに理解した**神の配慮にゆだねる決心をした。

4. 恐れずに，徹底して，自分自身の棚卸しを行ない，それを表に作った。

5. 神に対し，自分に対し，そしてもう一人の人に対して，自分の過ちの本質をありのままに認めた。

6. こうした性格上の欠点全部を，神に取り除いてもらう準備がすべて整った。

7. 私たちの短所を取り除いて下さいと，謙虚に神に求めた。

8. 私たちが傷つけたすべての人の表を作り，その人たち全員に進んで埋め合わせをしようとする気持ちになった。

9. その人たちやほかの人を傷つけない限り，機会あるたびに，その人たちに直接埋め合わせをした。

10. 自分自身の棚卸しを続け，間違ったときは直ちにそれを認めた。

11. 祈りと黙想を通して，**自分なりに理解した**神との意識的な触れ合いを深め，神の意志を知ることと，それを実践する力だけを求めた。

12. これらのステップを経た結果，私たちは霊的に目覚め，このメッセージをアルコホーリクに伝え，そして私たちのすべてのことにこの原理を実行しようと努力した。[★6]

　AAの最も重要な価値は，会員の間に築きあげられた強いつながりであり，会員は忠誠，責任，義務に基づいて，際立った結束力のあるネットワークを維持する。ただし，AAは誰にでも適しているのではなく，スピリチュアリティに基づいた強い達観が必要とされる。

　「コントロールされた」飲酒（＝節酒）の問題は，引き続き議論の的となっている。支援者は，完全に離脱できない人のために，安全なレベルでの飲酒ができることで満足している。このアプローチは，飲酒者がまだ"経歴"の早期にあ

★6　AAワールドサービス社の許可のもとに再録.

る，すなわち問題が定着する前の段階に最善なものであろう。最適な介入方法
は，前項で説明したFLAGSに沿ったものである。AUDIT[7]のようなスクリーニン
グテストの結果の点数を伝えて，動機づけを高めることもできる。

　WHOのガイドラインに沿って制限値を決定する。これは男性の1日飲酒量は，
4標準飲酒以下で，女性は2以下，そして1週間に2日は飲酒しないというもの
である。治療では，患者が危険な飲酒をするようになったきっかけを理解するこ
とにも注意を払い，そのきっかけを避ける戦略をつくり，飲酒量を前もって決め
ておく。

ベンゾジアゼピン

　ベンゾジアゼピンは1960年代に登場した新しい種類の精神安定薬（抗不安薬）
で，医療の実践に革命を起こすとみられた。不安，ストレス関連の症状，不眠な
どに非常に効果的で，以前のもの（「危険」なハルビツール酸塩）と異なり，習
慣性がないように思われた。何百万人もの人が最初のベンゾジアゼピン系薬剤で
あるバリアム（ジアゼパム）で治療を受けた。著者も，患者や精神科医の同僚
と，この薬品の登場に興奮して喜び合ったのを覚えている。ついに安全で効果の
ある精神安定薬ができたと。しかし，これもこころの苦しみの完全な薬を探し求
める年代記のもう一つの蜃気楼であった。医療関係者や市民はバリアムをやめよ
うとするときの，恐ろしい症状に苦しむ「バリアム中毒者」の話を聞くように
なって，ベンゾジアゼピンの嗜癖可能性に気がつき始めた。

　これらの症状は元のものの再発と誤解されて，処方と依存の繰り返しとなって
しまった。幸い，科学研究の成果と悪評判により，ベンゾジアゼピンの投与は，
感情の危機の最中に起こる不安や不眠の即効薬として短期間の使用に制限すべき
と判断された。ベンゾジアゼピンは短時間（4～6時間）または長時間（8～12
時間）の2種がある。継続して使用すると，離脱症候群の最も強い時期は2日
（短い作用）から7日（長い作用）ほど続く。主な症状は，不安，非現実感，身
体の痛み，吐き気，下痢などである。時には，離脱時にてんかん発作が起こるの

★7　Alcohol Use disorder Identification Test（アルコール使用障害同定テスト）：WHOが開
発した10項目からなる自記式評価尺度．

216　12. アルコールと薬物の乱用

で，重度の患者は入院が必要となる。

> マーガレットは10年程前に夫をガンで亡くして人生が変わりました。当時，彼女は68歳でした。その後，うつ病が発症して，抗うつ薬とケアに支えられて回復しましたが，医者から「1か月」だけといって処方してもらったベンゾジアゼピンに依存するようになってしまいました。ベンゾジアゼピンはマーガレットを楽にしてくれるので，医者に処方箋を再度せがみました。1か月ほど前に姉を訪ねたときに錠剤を家に忘れてしまいました。マーガレットは"非現実感"を感じて，筋肉痛と吐き気に苦しみ始め，姉はマーガレットの医師に連絡を取らなければならなくなりました。

患者がベンゾジアゼピン系薬剤の依存を克服するには，別の方法で不安やストレスに対処する方法を身につける必要がある。治療の最初は，短時間作用型のベンゾジアゼピンを長時間作用型のベンゾジアゼピンに置き換えていき，そのうえで数週間かけて漸減していくという方法をとる。高用量のベンゾジアゼピンを常用していた患者，あるいは，過去に重篤な離脱症状が出現した既往があったり，重篤な精神疾患の併存が認められたりする場合には，入院による解毒治療を検討する必要がある。抗うつ薬——特に，抗不安効果が強い抗うつ薬を投与することもある。また，減薬ないしは断薬に伴い，もともと存在していた不安障害が再発した場合には，リラクゼーション訓練を導入するとよい。トランクス（TRANX：Tranquillizer Recovery and New Existence，安定剤依存からの回復と新しい生き方）のような自助組織はAAと似た方法を採用しており，カウンセリングサービスを提供するとともに，ベンゾジアゼピンからの離脱を支援してくれる。

オピエート

オピエートは神経組織に影響する，最も強力な薬物の一つで，疼痛の緩和には計り知れない効果がある。しかし何百万人もの人が絶望的な中毒となり，恐ろしい悲惨な生活の元凶となっている。ヘロイン，モルヒネ，ペチジン，コデインは，多幸性と鎮静効果および情緒的苦痛を鈍化する働きがあるので，誤って使用される。ヘロイン使用は，特に静脈注射で投与した場合，「急激な興奮」が何分

か続き，多幸感と暖かい感覚と下腹部にオルガスムに似たような感覚を経験する。浮遊する多幸感の後は鎮静感が起こり，投与量と血液中のレベルによっては数時間持続する。依存性は，注射痕や堅くなった静脈，中毒反応（例えば，瞳孔が針の尖端のように小さくなる），特徴のある離脱症状（圧倒的な渇望，嘔気，けいれん，鳥肌，発汗，落ち着きのなさ，涙目，鼻閉）で明らかである。

　乱用は，主として学校の成績が思わしくない，職業不安定な20代早期の未婚男性にみられる。社会経済的に恵まれていない人たちは最も脆弱で，仲間の圧力，家族の薬物経歴や子どもの頃のトラウマが大きく影響する。激痛の治療の結果，オピエート中毒になる場合もある。適切な鎮痛薬の処方が，医者が気がついていない間に依存を生み出すのである。特別な問題としては医者や家族による自己投与がある。

　　スージーは18歳の時，ボーイフレンドからヘロインを教わりました。青年期には，友達といくつかの薬物を試したことがありました。ヘロインでは，ほかの薬物では経験しなかった心地よい高揚感を覚えました。6か月も経たないうちに，毎日1g注射するようになっていました。数時間ヘロインなしでいると非常に苦しい気分になり，涙目や鼻水，筋肉痛，腹部のけいれん，発汗，いらだち，不眠などを経験するのです。これらの症状はより多くのヘロインを使用することにより消え去りました。スージーはウェイトレスをしていたのですが，ウェイトレスの給料では，この高価な習慣を続けることができず，セックスワーカーとしても働き始めました。ある日，いつものヘロインよりはるかに強いヘロインを購入して注射したところ呼吸が停止しましたが，幸いにして一命を取り留めることができました。しかし次の日には，再びヘロインを求める暮らしに戻ってしまったのです。

　オピエート依存症の治療は容易ではない。法的圧力の下（または薬物に関連した合併症から）助けを求めるか，オピエート乱用による浮き沈みをよく知っている多職種チームによる治療を受けるのが最善である。離脱には2〜3週間かかる。フォローアップには，再発防止プログラムを受けること，それから，健全な

人間関係をもつことと仕事を見つけることが重視される。ナルコティクス・アノニマス（NA）のような自助組織は，こうした一連の回復のプロセスを支援してくれるであろう。数か月にわたってリハビリを提供する治療共同体のスタッフは，患者が責任感と自尊心をもつようになるのは非常に難しく，時間がかかることを強調している。治療が成功するためには長期にわたってプログラムを続ける必要があるが，残念ながら早期にプログラムから離脱してしまう者も少なくない。

　治療法には，大きく分けて置換療法と断薬療法という二つのアプローチがある。置換療法はオピエートへの渇望を抑えるための治療薬を無期限に続け，患者を中毒に伴う危険性や，薬物使用が引き起こすさまざまな問題から遠ざけることを目的としている。オピエートの代替薬として最も広く用いられているのはメサドンである。この治療薬は研究所で製造されるもので，一日１度の経口投与で効果を維持できる。この治療によって，患者は身体，精神そして社会的な健全性を取り戻す機会を与えられる。その結果として，過剰摂取による死亡のリスクも低減され，HIV感染やC型肝炎感染率も低くなる。かつて一日に何回もヘロインを使うために費やしていた時間は，メサドンによって一日のほんの一部に制限されるため，患者の自由時間が増え，より意義のあることを追求することができる。また，再びヘロインを使用してしまった場合には，メサドンはヘロインによる多幸性を鈍化させるので，ヘロインによる報酬効果は減弱される。こうしたメリットは，メサドンを投与している限りは維持されるが，投与をやめた場合には再発率は極めて高いという問題がある。

　置換治療はメサドンクリニック，家庭医，精神科医，その他特別な関心とトレーニングを受けた専門家によって行われる。メサドンは，目標が早期の断薬ではなく，長期保持の目的用プログラムの一環である場合，使用量が多いほど効果が高い。このプログラムは，併存する精神障害の治療や，効果的なコーピングと適応の促進のためのカウンセリングを含む。[8]

　ブプレノルフィンは，メサドンに代わる効果的なものであり，過剰に服用しても呼吸抑制を起こしにくいので安全性も高い。その他の利点としては，効果が長いため，隔日１回投与でよいことがあげられる。

完全断薬を目的とする治療は，解毒とその後のリハビリテーションを必要とする。ブプレノルフィンが最も多く使用され，ジアゼパムがもう一つの選択肢として使用される。麻酔または鎮静下に行われる急速な解毒もあり，薬剤（ナルトレキソン）を使って誘発し，オピエートの効果に拮抗する。ナルトレキソンも，解毒が完了した後の再発を防ぐために使用されるが，患者がヘロイン注射を再開した場合，ナルトレキソン使用には大きなリスクが伴う。ナルトレキソンでの治療脱落率は，ほかの置換療法より高い。

在来の治療がうまくいかなかった中毒者は，少数の先駆的な医療センターで，健康状態を観察しながらヘロイン注射を継続することとなる。この治療法によって，違法薬物使用の減少と犯罪の低下と，その後に続く心理社会適応の改善がみられたというエビデンスが年々多数報告されている。この急進的な革新はさまざまな議論を呼んでいるが，筆者は実用的な方法であると考えている。治療に抵抗する中毒者を放置するより，管理的な環境でのヘロイン投与の方が最終的な治療転帰はよく，命が救われる者も多いのではないだろうか。

ヘロインの使用は薬物関連問題のなかでも莫大なコストと関連があり，中毒が始まってから10〜20年の間に依存者の4分の1が死亡することがわかっている。社会は，政策を立案する際のイデオロギーによるとらわれを排除し，できる限りの科学的施策を考える義務がある。

精神刺激薬

三つのグループが乱用の対象となる。アンフェタミンと派生物，コカイン，処方された精神刺激薬である。アンフェタミンは，以前は，抗うつ薬と食欲抑制薬として市場に出回った。今日，若い人の間で違法薬物として広まっている。もっとも多い形態は，メタンフェタミン（別名アイス）[★9]で，加熱吸煙，吸引，または

★8　欧米では，ヘロインなどのオピエート類の乱用・依存が非常に多く，覚せい剤などの精神刺激薬の乱用・依存は比較的少ないが，それとは対照的に，現在のわが国では，覚せい剤の乱用・依存が非常に多い一方で，ヘロインなどのオピエート類の乱用・依存はほとんどない状況である。このために，わが国にはヘロイン乱用・依存治療に対するニーズは低く，海外ではあたりまえに行われているメサドンを用いた置換療法はまったく行われていないのが現状である．

注射の形で使用される。エクスタシー（MDMA）は，アンフェタミン系の化学合成薬物で，多幸感，エネルギー増強，感覚と知覚の強化，他人への親近感などの幻覚経験や刺激効果から，お祭り騒ぎをする「レイヴ」などでよく使われる。

コカインは20世紀初頭，専売強壮剤や薬として広く使われた。近代社会での違法なコカイン使用の流行は1970年代に始まった。経口投与，または注射投与だが，「クラック」の形態で加熱吸煙摂取されることも多い。期待される効果は，多幸感，性欲，エネルギー，覚醒感などの増強である。

精神刺激薬を使用していない間は，見た目には正常にふるまうことができても，感情的には怒りっぽく，気分が変わりやすくなる。このような症状から，また精神刺激薬を使用するという悪循環を繰り返す。アルコールと同様，脱抑制効果で，事故や暴力，犯罪につながっていく。

精神刺激薬の乱用は，不安，パニック発作，気分障害などの精神状態と関係している。しかし，精神病は，最もよくある合併症である。妄想的思考は幻聴や幻覚を伴い，疑い深くなることから被害妄想までさまざまである。治療は，ほかの物質乱用の原則と同じである。

ジェフは，毎日長時間，バンドのリハーサルや演奏をしていました。子どもの頃から，アルコホリックの母親から常に批判され，自己評価はいつも低い方でした。スピードを鼻から吸うことで，エネルギーが増加して，演奏もうまくいく自信ができました。ある週末，彼とバンド仲間は，普段より多くのスピードを使いましたが，ジェフはバンドの仲間が彼を殺そうとしていると疑い始めました。そしてジェフはバンド仲間の一人に襲いかかり，警察が呼ばれました。彼は鎮静薬を投与され，精神科病棟に入院となりました。病棟では，正常になるまで数日間入院しました。そしてアンフェタミン誘発性精神病と診断を受け，スピードをやめるよう助言されました。もちろん助言

★9　わが国でいう覚せい剤.
★10　アンフェタミンの俗称.

には耳を傾けましたが，音楽業界で活動する間はアンフェタミンから遠ざかるのは無理だとも思いました。

大麻

大麻は先進国では最もよく使われる娯楽用薬物であり，若い人の間では3％が定期的に使っていて，その半数が依存症であると推測されている。最もよく知られているのはマリワナ（葉と花）とハシシ（樹脂）の二つの形態である。一般に喫煙され，幸福感，脱抑制，過敏な感覚が数時間続く。離脱症状である不眠症，いらいら感，不安，発汗は比較的穏やかで，普通は治療を必要としない。

長期使用によって，記憶，注意力，複雑な情報をまとめる能力等に変化がみられる場合もある。それほどではないが，このような変化は日常の機能に影響することもあり，特に青年期で学業に苦労している人たち，あるいは，成人で仕事に高度な精神的能力が求められる場合には影響するであろう。

大麻使用は，不安，非現実感や誇大妄想などの精神的症状と関連している場合もある。急性精神病が誘発されることもあるが，一般に数週間の短期である。しかし統合失調症に脆弱な人との区別がつきがたい。大麻は，統合失調症の再発の原因としてよく知られている。長期の使用で，無気力，失快楽症，怠惰な生活などを引き起こすこともある。数か月薬物から離れると，この状態は著しく改善される。

幻覚薬

自然にある幻覚薬は何千と同定されており，特に茸類（たとえばメスカリンやサイロシビン）と木の実類である。LSD（リセルク酸ジエチルアミド）のような合成物は1960年代によく出回るようになった。今日ではこれの虜になるような使用はみられない。多様なサイケデリックな経験は簡単には説明できない。空間，時間，身体の経験に変化を感じると同時に，感覚の過感性やゆがみが起こることもある。使用者のなかには，人生の意味が解明されたという霊的経験を話す人もいる。しかしこれらはまったく驚きではない。幻覚薬は，不安や非現実感や激しい気分変動のような危険な効果をもっている。なかには幻覚を伴う急性精神病を

誘発する患者もいる。妄想から，例えば「飛べる」などの危険覚悟の行動をとって死に至ることもある。「フラッシュバック」という言葉は，サイケデリックな薬物効果に戻ることであり，望まれていない恐ろしい経験である。依存性は低いので，サイケデリックな薬物習癖には治療を要するものはまれである。患者は冷静な環境で説明されると，恐ろしい「幻覚」の治療を求める。

有機溶剤

　商業用シンナーは，ガソリンや天然ガス（接着剤，ラッカー，ペンキ，洗剤，ブタン）の副産物で，乱用は学校や青年期で順応性が低い人たち，特に孤立した農村地域で散発的に発生する。鎮静薬物と同じような作用をして，眠気，めまい，運動協調性の欠如，知覚変容が起こる。呼吸困難，心停止または奇妙な抑制できない行動から，死に至ることもある。治療は，学校における成績が思わしくない若者の問題を社会的に扱い，より健全な形のレクリエーションを薦める。

多種物質乱用

　2種類以上の薬物乱用には一定のパターンがよくみられる。アンフェタミン（仕事でのエネルギー増強用）とアルコールまたはベンゾジアゼピン（鎮静化と精神刺激薬の効果からの回復用），または物質を混ぜることでそれぞれの効果を強化する（例えば，アルコールと大麻）。重度の問題のあるパーソナリティや精神的な問題の有病率は高く，子どもの頃のあらゆる種類の虐待経験者が含まれる。下記のレニーの例でも明確なように，多種物質乱用の治療は非常に難しい。患者との治療関係を築き上げ，目標を定めるのは極めて困難なことである。一つの物質が主な場合は，治療はその物質を目標にすることができる。ところが，乱用が無差別な場合，行動を制限する（例えば，親の家に住むなど）ことで悪影響を減少することができる。無菌注射提供を含むハームリダクション戦略は非常に価値がある。

　レニーは，子どもの頃，クラスメートとうまくいかず，よくうつ病を経験しました。親はいつも5人のきょうだいのほうをかわいがっているとレニーは思っていました。父親は子どもに無関心でよく罰を加えました。レニー

は，仲のよい友達が自殺して，その後，薬物を使うようになり，故意にアルコールや大麻を過度に使い，泥酔するまで飲むようになりました。青年期の後半，レニーは，飲酒しながらベンゾジアゼピンを摂取すると，しびれ感が非常に強化されることを発見しました。20代初期には，音楽業界で知り合った知人を通して，ヘロインを注射するようになり，アンフェタミンも使用して，エネルギーレベルを上げようとしましたが，ベンゾジアゼピンの鎮静効果のほうが好みでした。10年ほど薬物を静脈注射で使いましたが，注射器の針を共有するのは否定し，HIVは陰性でした。

リハビリテーションも数回試し，2年程メサドンプログラムを実行しました。32歳の時，自動車事故を起こして仲のよかった友達を亡くし，医者に助けを求めました。地域の居住型の治療共同体で治療を始めましたが，治療が終わってから18か月後に2度ほど過剰飲酒をしました。言うまでもなく，彼のセラピストは，レニーの今後の治療の成果をあまり期待していません。

結論

年間何千億ドルもの違法薬物が国際的に取引され，それは軍事貿易に次ぐという事実は，我々の時代における一つの悲劇を表している。国際レベル，国内レベルそして地域レベルにおいて，社会は物質乱用という伝染病を抑制しようと苦闘している。中毒者を被害者とみるか，犯罪者とみるかは別として，彼らの運命は暗いものである。結論のでない議論が延々と繰り返されてきたものの，慎重な研究を通して，依存症の特性に光を当て，最善の治療に取り組み，たとえ完全に治すことができなくとも，少しでもよくなるようにすることが我々にできることである。

違法薬物乱用ではあまりに殺伐とした印象になってしまうというのであれば，アルコール問題に関する未来を思い描くとき，詩人T. S. エリオットの「人間は，あまり現実すぎるものに耐えられない」という言葉が思い起こされる。この言葉にこそ，保健医療の専門家がアルコール問題に立ち向かい続ける理由，とりわけ

それがもたらす身体的–心理的–社会的な弊害に対処しようと努め続ける理由があ
る。

13.

性同一性と性障害

　性同一性と性機能は，人間の経験には不可欠である。20世紀には，性的関心を人間の心理学の分野に初めて持ち込んだフロイトの貢献があり，そしてウィリアム・マスターやヴァージニア・ジョンソンによる正常な性機能と異常な性機能，そしてその治療をはじめて記述するという開拓者的な仕事は，この問題を医学界に引き入れる助けとなった。精神保健専門家は，患者の多くを治療する際，直面する問題についての心理的な理解を提供することに貢献した。問題とは，性同一性の不確かさから，性機能の障害，いわゆるパラフィリア（性的倒錯症）まである。

性 同 一 性

　性同一性とは，女性か男性かという意識に関するものである。ほとんどの人は，生物学的性と性同一性の調和がとれている。性的発達は生物学的過程と環境による経験の両者によって形成されるが，それには家族や社会の影響，文化的規範と期待を含む。

　明確な生物学的異常に起因するかもしれない問題（例えば子どもが性器の奇形をもって生まれる）は，早期治療によって長期的な危害を最小限にとどめることができる。一部の子どもは性別違和が成長と共になくなるか，少し残る。その連続体の反対側には，本人は間違った性別で生まれてきたと確信して，自分にとって自然と思える性に変えたいと望むことがある（性転換願望）。性転換願望の人は，外科手術で彼らの性別を変えることが唯一の治療と思うかもしれない。この抜本的な地点に到達するまでに，彼らは異性愛生活を営もうと試みるが，報われ

ずに最後には諦める。彼らはまた同性愛関係をもつかもしれない。当然のことながら個人的な問題を抱えている人が多い。たいていの人は手術を受けていない。それは彼らの状態が医者を説得するのに十分でないか、または治療施設を利用できない理由による。しかし多くの人が、彼らの転換された性別に順応して安定した生活を送っていることは疑いない。

　手術前の評価は非常に厳格で、患者はほかの性として自然に幸せに生きていけることを少なくとも1年から2年示す必要がある。また総合的な精神医学的評価を受け、この抜本的な手順に適していることの確認を受けなければならない。心理的に安定していて、手術前のカウンセリングプログラムに参加する意志を示さなければならない。手術前にホルモン療法を受け、身体の変化を促すこともある。

　　アレンは22歳で、性転換手術を希望しました。男子として育ちましたが、いつも心地よくなく、幼稚園では乱暴な遊びから遠ざかっていました。学校に行き始めてからも、身体的接触を伴うスポーツは避けました。女の子の仲間を求め、男子からは「女々しい」とのけ者にされました。青年期後半に、田舎から出て都市部に移りました。そこで同性愛のグループと連絡を取り、自分と同じような人たちに出会いました。違法に女性ホルモン剤を入手し、顔面の毛を脱毛する電気分解治療を受けました。面接では、アレンは1年ほど女装していたと打ち明け、女性として新しい人生を始めたいと話しました。

性転換手術を受けて成功した英国の作家ジャン・モリスは、『苦悩――ある性転換者の告白』のなかで次のように話す。

　　しかし私には、非常に明解なことに思えた。私は、性別（ジェンダー）が女なのに性（セックス）が男だという、間違った身体に生まれてきた。したがって、完全な姿になるためには、その一方を他方に合わせるしかないのだ。…しかし、性転換への衝動を信じるものとして、少なくとも自分でそれ

を体験した者として，私は，それが，単に環境によって形成された強迫観念ではなく，生物学的な基礎に基づく，観念の上の，そして本質的には精神的な問題だと思っている。肉体的な面では，私はすでに，尽力の及ぶ限り，切望していたアイデンティティを獲得した。…したがって，自分にまだあいまいな点が残っていることを，私は少しも気にしてはいない。私は，過去に男として生活してきた。そして今は，女として生活している。そのうちに，私は，男ということも女ということも超越して生活するようになるであろう。実生活の中でできなければ，芸術の中で，この点でできなければ，別の面で。…[★]

性機能障害

性機能障害は，終生にわたって，あるいはある期間正常に機能していた後に起こることがある。全般性のもの，状況性のもの（例えば，特定の性的パートナーだけに起こる現象），そして心理的な原因，あるいは生理的またはさまざまなものが入り混じった原因による。男性に最もよくある問題は，性衝動の低下，勃起不全，早漏である。女性の場合は，性衝動の低下，性交痛，不感症である。男女とも困難が重なっている場合が多く，例えば早漏の男性は勃起不全があり，女性は性衝動がないと同時に不感症であるというふうに問題が一つではない場合が多い。このような臨床像は，原因の複雑性を反映しており，個人にあった治療を必要とする。

男女ともに影響する状態

男女とも，性へのファンタジーや性行為への願望が持続的に低下する，または繰り返し低下したり，なくなることに大きな苦痛を感じている。性欲低下障害と厄介な名前であるが，生物学的，ストレス，医療，精神状態（例えば，うつ病や不安症）あるいは夫婦不和に続いて起こる。正確な原因を識別するのは非常に困難である。

[★]　J. モリス著，竹内泰之訳『苦悩——ある性転換者の告白』立風書房，1976.

> ジョージは42歳で，ビジネスマンとして成功していました。彼は性欲がなく，妻のリズを満足させることができないと訴えました。その原因の一部は年齢だろうと思っているのですが，仕事の圧力の増加によって性的なことが頭から離れていったと認めました。時々，彼はリズの性的要求に応えなければならないと思うのですが，しっかりした勃起が得られません。この夫婦のカウンセリングで最も重要なことは，リズにジョージの性衝動が，彼女のそれに比較して低下しているという生物学的現実を知らせることでした。家庭のことや，仕事のことで悩めば悩むほど状態は悪化しました。関連した性的教育と感覚中心のアプローチ（下記の治療の項を参照のこと）で，ジョージのパフォーマンスはかなり改善し，性行為の頻度は増えました。

　性的接触の継続的な回避や回避の再発は，結果的に，苦痛や緊張した対人関係の問題を招き，それは穏やかなものから厳しいものまで連続している。精液との接触を気持ち悪く思う，汚いものと思う，性行為の後シャワーで自分をきれいにしないといけないと思う人もいる。嫌悪感は性交と結びついて根深く染み込んでいる。治療では，性的ではない関係を強化することに専念する。その後，カップルが本当に望む場合，セラピストは性的接触の形態，頻度，前戯の種類と程度，コンドームの使用などに関する同意を仲介する。このように妥協することで，カップルは性的行為を制限し，生活の質の改善につなげる。

　嫌悪が過小評価される原因として，同性愛，両性愛，自体愛性向がある。例えば，同性愛の男性は，異性愛経験によって自身の性的好みが変わると信じて結婚する。配偶者は夫の同性愛に気づいてないが，治療はほとんどうまくいかず，ほとんどの夫婦は離婚する結果となる。

　性交痛または性器の痛みはかなりの苦痛である。女性の場合，不十分な膣液あるいはパートナーによる不十分な刺激が考えられる。不安，怒り，嫌悪，その他の否定的な感情が興奮を抑え，刺激が十分な場合でも性交に痛みが伴うこともある。男性は，パートナーを妊娠させるおそれ，性病感染のおそれ，あるいはパートナーを満足させていないおそれをもっている場合もある。これらの問題を直接

扱えるように，治療では，潜在的な力動を把握することが重要となる。

女性に影響する状態

　女性の主な性的問題は，性的興奮への適切な反応のないこと，正常な性的興奮の後のオルガスムが得られないこと，または維持できない状態が続くことである。オルガスムを経験するために必要な刺激は個人差が大きく，年齢，性的経験，性的刺激の適切さなどを照らし合わせて診断の適切さが決定される。

　メアリーは23歳の既婚者です。夫のピーターとオルガスムを経験したことがありませんが，自慰ではオルガスムに達することができました。ピーターは彼女に，正常ではないので治療を受けるべきだと言いました。メアリーは1歳半と5か月の子ども2人の世話で忙しいにもかかわらず夫の協力は得られず，いつも疲れていました。ピーターはいつもメアリーよりはるかに性欲が強く，毎晩性交を求めました。前戯なしで性交をするので，夫が性器を挿入する際，メアリーはあまり高揚していませんでした。そして性行為は数分で終わり，メアリーは反応する時間もなく，見捨てられた思いでした。治療をガイドする「処方箋」は，不十分な前戯，ピーターの早すぎる射精，メアリーの疲れと結婚生活の緊張状態を考慮したものでした。

膣痙

　膣痙で悩む女性は，診察の際，陰唇に少しでも触れると，けいれんと痛みが起こる。膣の入り口が強ばって指先も入れないようになる。恐れ（痛みの恐れ），罪悪感，憎悪が入り混じって無意識にけいれんが起こることがある。膣痙は，性に関する正しい知識が不十分な場合に多く起こり，男性に対して不衛生，不愉快な感情を抱くと痛みが起こる。重症の膣痙の女性は，潜在する身体異常があると信じることもある。受動的なパートナーが無意識に現状（たとえば処女）を維持しようとして，性交の不成立になっているのかもしれない。丁重に診察して診断した後，患者自身で膣の開通性を試してから，患者自身，パートナー，一番よいのは両者で，プラスチックのブージーを使って膣を徐々に拡張する。一般によい結果となるが，不快さは続くかもしれない。

男性に影響する状態

　男性の二つの主な医学的症状は，勃起不全（性的不能）──勃起できない，または性交が終了するまで維持できない──および射精に関する問題で，特に早漏がある。後でケビンの例で，勃起不全を説明しよう。

射精に関する問題

　早漏は膣への挿入前，挿入中，あるいは挿入した直後の，性的刺激が小さなときに起こる。はじめて性交を経験する男性，あるいは長期間経験をしていない後に起こりやすい。外科手術や性器に影響する疾患，不安などの精神的要因で起こる。パートナーへの隠された敵意が原因となることもある。

　　23歳のエドは，膣に挿入するとすぐに射精をしてしまい，彼もパートナーも失望していました。前の性的パートナーのときも同じでした。自慰行為でも同様に非常に早いものでした。このような早漏の治療で，最も効き目のあるのは，締め付け技法です。女性がペニスの先をそっと持ち，男性が射精寸前の状態まで激しく手淫を行います。その時点で，男性がサインを送り，女性はペニスの先を締めつけて数秒待ちます。練習を繰り返してタイミングがうまく取れるようになれば，射精が抑制されます。ここで勃起がやや低下すれば，この手法が正確になされたということです。約25秒して，また同じように繰り返します。これを20分の間に何度も繰り返します。3週間ほどこの手法を行うことで，エドは満足のいくタイミングで射精できるようになり，2人はパートナーが上位の態勢で性交をしてもよいと判断しました。数分の刺激と締め付けを繰り返し，挿入がうまくいきました。エドが膣の感覚に慣れたところで，深くゆっくり動いて，射精を数分遅らせることができるようになりました。この過程で自分をコントロールできないと思うと，素早く抜いて，パートナーは再び安定するまで締めつけました。

　まれな現象ではあるが，射精ができない人は，まず手淫射精をする。これは勃起させる激しい動きの後，パートナーがペニスを直接手で扱うことを始める。刺激を与えるには活発な動きが必要となるが，潤滑クリームを使用すればしやすく

なる。難治の場合，バイブレータを使うのもよい。手淫射精ができるようになれば，膣内射精も考えられるようになる。この場合も，女性は身体的にパートナーを刺激する。射精に達成する直前に，女性がペニスを膣にもっていって，即座に挿入した後，腰を動かし始める。女性は，パートナーが興奮を覚えるような性器外の愛撫を行う。射精できない場合，男性は引き抜いて活発な自慰を再開する。

性機能障害の治療

　最善の治療にはパートナーの協力が必要となる。性機能障害の人に現在のパートナーがいない場合，セラピストの意見は限定付きとなる。セラピストは，まず2人に別々に会って，その後一緒に会う。繊細な話題を回避できず，触れられたくないサインを感じる場合でも，セラピストはうまく詳細を聞き出し，問題を十分に理解する。関連した身体検査も行われる。

　ほとんどの性機能障害のある人は不安を抱えており，不安は楽しい性的行為と相反するので，深呼吸や視覚的な想像などを使って緊張をほぐすことが広く行われている。不安が主要な問題となっている場合，このような方法を性行為の前に行う。

　性的な快楽に適している刺激とは，心理的な刺激と身体的な刺激を共に備えたものである。ある人を興奮させるものが，別の人にとってはほとんど興奮させないこともある。このためセラピストは2人の性的な好みの詳細を知ろうとする。

　最初は性交は禁止される。そのかわりに，2人はお互いの身体の快楽を追求して，官能的な可能性を探るよう指示を受ける。男性は緊張感がなく，思いやりのあるパートナーによって刺激され，勃起を強いられることはない。2人は，性的ではない，首や腕や肩をなでる行為から始める。2人がこの行為に慣れてきたところでより感覚的な愛撫に進み，性的緊張感が上昇して，官能的部分を直接刺激するように進む。ここで大切なことは「徐々に」である。2人はそれぞれの望む欲求を伝えるよう勧められる。強い性的興奮が明らかになった時点で（男性の場合は強い勃起，女性の場合は潤滑と膨張），刺激を調整して性的興奮を増減させる。一旦興奮すれば，性交を自動的に行わなければならないという心配は，このように対処できる。性的興奮は空想または写真，音楽，香水，バイブレータなどの刺激によって強化できる。これらは，2人の感性をよく理解して初めて話題に

することができる。セラピーのコースの間に進展を評価し，望まれる場合は新しい目標を設定する。

　性的な関連情報を提供し，誤った考えを訂正して，青年期の不十分な教育によって生み出されたすき間を埋めていく。カウンセリングは，安心感を与え，説明をして励ますのも重要で，うまくいかない場合は，その理由を分析したうえでほかの方法を示す。

勃起不全の治療

　44歳のケビンは，勃起することも，勃起を維持することもできません。過去5年ほど，性欲は低下しており，性的空想もほとんどしなくなり，性交の欲求も低下しています。勃起するには，より激しい刺激が必要となり，性行為は楽しいものではなくなりました。マネージャーに昇進してから仕事の圧力が強くなり，夜遅くまで働き，飲酒も度を超すようになり，過労気味です。妻から求められ，あまり本気になれないまま性交を営もうとしますが，うまくいきません。それから彼は，性行為ができないのではないかという不安にかられるようになりました。失敗するだろうと思いつつ，懸命になるので十分に勃起せず，挿入に苦労しました。それ以降，何があっても性行為を避けようとしています。妻と性のことについては話すことすらできません。妻は，ケビンに他の女性がいるのではないかと疑うようになりました。このことについて話をすることもできず，2人の仲は冷める一方です。

　治療プランをケビン用に特別に作成するには，緊張をほぐす戦略，カウンセリング，前項で話したような性的刺激を含めることになるだろう。

　精神的要因がほとんどない場合，特に高齢の男性には，性器の反応を高めるシルデナフィルやタダラフィルの様な治療薬を使って効果が望める場合もある。正常に作用すれば，ペニスの血管の能力を確実にすることができる。うまくいかない場合は血管や神経に原因が考えられるので，特別な検査をして，その可能性を確かめる必要がある。

233

パラフィリア（性的逸脱）

正常な性的行為とは何かという質問をめぐっての議論が続いている。社会的に容認された規範と異なる性的行為は異常なのだろうか？　ではその規範の限界はどこまでで，誰が決めるのだろうか？　正常とみなされていることからの変化は逸脱とラベルしてよいのか？

このような議論が熱心になされたことは，1960年代以降同性愛に対する医学や社会の態度が変わってきたことから明らかだ。同性愛は，専門家が同性愛を精神医学的分類から削除することに同意した1970年代始めまではパラフィリアに分類されていた。著者は，その削除決定の5年ほど前に，一人だけ治療したことがある。それは20代半ばの男性で，同性愛の人たちのたまり場をうろついていたところを警察に見つかり，警察から治療を受けるように強く勧められた。彼は警察のいうとおりにしないと検挙されると思い，いやいやクリニックにやってきた。彼は「自然な同性愛」であろうと思ってはいたものの，自身の性的嗜好に関して悩んでいた。チームの一員だった心理職はためらいなく行動療法を勧めた。

その提言にしたがって，同性愛シーンのスライドを見ているときは軽い電気ショックを与え，異性愛シーンを見ているときは電気ショックを止めるというプログラムを行った。治療が終わった時，著者は専門家としての義務を果たしたと考えたが，何も変化していないのは誰の目にも明らかであった。今，私の果たした役割を思い出すとぞっとして身が縮む。しかし著者が行った治療法は，同時期に英国の有名な"British Journal of Psychiatry"に掲載された，オックスフォード大学の権威者ジョン・バンクロフトの新しい治療であった。バンクロフトは同性愛の男性10人を対象に行ったうち7人の態度が大きく変わったとして，この「本質的に不快な方法」は正当化されたのであった。

性的指向が心地よくない，または障害されているという感覚の概念はまだ精神医学分類に入っているが，分類に入れるべきか否かは広く議論されている。

パラフィリアは，ほとんど男性だけに起こり，小児期または青年期に始まる。その特徴は，人間以外あるいはパートナー，子ども，その他の不同意の者を苦しめ，辱めることへの強い性的衝動と空想があり，それらは生涯にわたる。パラ

フィリアは正常な性的特質の特定の部分を強調，あるいは非常に不適当な性的物体を選ぶ。この性的衝動に従って行動した場合，あるいはそのことを考えて苦しんでいる場合，その人には精神障害の診断が適切である。年齢とともに，行動化は低下するが，性に関連した空想は持続するかもしれない。

人間は豊かな想像力をもっていて，行動を伴わなくても空想を楽しむことができることを忘れてはならない。ほとんどの人には，このような空想で正常な性的興奮が得られる。

このような行為は本人にもほかの人にも害はないが，例外として，小児の場合の精神的なリスクや，性的リスクは極めて重大である。小児性愛は子どもに挿入や拘束で身体的な害を与えることもある。被害者が受ける情緒的なリスクは極めて高い。性的満足感を得るための殺人，特に連続殺人は，一般市民を不健全に魅了する。映画や著書『羊たちの沈黙』の人気はそれを反映している。

パラフィリアには，露出症，覗視症，フェティシズム，異性装，接触性愛，小児愛者，サディズムなどの多くの形態がある。その他，普通ではない性行為が起こる。特に自己刺激などである。これらの行為は私生活で行われるが，それに苦しんでいない限りは専門家に近寄らないので頻度はわからない。一人で一つ以上のパラフィリアを有する人もいて，より複雑な心理的障害が考えられる。定義から，性的衝動はパラフィリアに含まれているが，その他の動機もあるだろう。例えば，露出症の人は，女性への軽蔑から，または興奮の感覚を得るために，自分の性器を露出するのかもしれない。このような推定される動機を理解することは最善な治療の一部である。

露出症は，パラフィリアのなかで比較的多く，20代の男性によく発生する。全く見知らぬ人に，自分の性器を露出して，時には自慰行為を行う。あるいは露出中またはその後にオルガスムを経験する。一般に，患者の望みは見せることであって，身体的な接触ではないので，それ以上の性的行動は取らない。通常，被害者は女性で，子どもも大人も対象となる。ほとんどは受動的な，性的に抑制されている男性だが，決してそれだけではない。

覗視症はよく露出を伴うが，まったく気づいていない女性の裸体，または性行為をしている女性，あるいは女性の排泄行為を観察する。患者は強い性的快感を

経験するので，そのためにさまざまな工夫や苦労をする。

フェティシズムは生きていない物体を使って性的興奮を求める。よく対象となるのは女性の衣類である。下着，靴，たまにゴムやプラスチックの物が好まれる。対象物は自慰目的に使用される。また，それほど多くないが因習的な性行為を強化するためにも使われる。異性装は性的倒錯の複雑なパターンの一部である。性転換願望のような性同一性の問題の一つの特徴でもある。

接触性愛は，人ごみのなかで，気づいていない，まったく知らない女性の乳房や臀部を触れたり，自分の性器をこすりつけたりして快感を得る男性である。

小児性愛は，思春期前の子どもに大人が行う性行為をいう。特に女児の場合，全くの他人より，家族の男友だちや親戚の場合が多い。しかし，同性愛の場合は他人が多い。このような行動は，家族内の関係や，結婚や性生活にかかわる問題，時には物質乱用と関連する。行動には，愛撫，子どもに性器を触らせる，自慰があり，挿入しようとするのは子どもの年齢による。

サディズムは，心理的苦しみまたは身体の苦痛を与えることが性的興奮となる行動をいう。マゾヒズムは，屈辱を与えられる，打たれる，縛られるなどの苦しみや痛みを受けて性的快感を得る。

パラフィリアの人の中核にある考えは「どうしてこのようなことをするのかわからない。このようなことをした後，いつも罪悪感でいっぱいになり，反省して二度としないと誓うのだが，また空想が始まり，負けてしまい，悪いサイクルが繰り返す」ことである。

すべてのパラフィリアの原因は解明されていないが，遺伝的要因と環境的要因が含まれるだろう。環境要因は偶発的に起こる。例えば，無垢の男児が年上のきょうだいまたは大人に誘惑される。青年期の人が急に発展する性的欲求を男児で実験する，または年上の経験のある男性や女性との性行為を許す。あるいは，性経験のある青年期後半の人が，インターネットやクラブで見たポルノグラフィーの真似をする。このような経験をするうちのわずかな人だけパラフィリアになるのだが，これはおそらく遺伝的素因があり，強い性的快楽のような強化因子が，罪悪感，反省や知られることのおそれを押し切るのであろう。

パラフィリア，特に行動化には，物質乱用やパーソナリティ障害などの精神障

害も関係しているのかもしれない。これらの障害がパラフィリアをより悪化しているおそれがあるので，その障害の治療も必要である。

　先進国では小児性愛や露出症のようなパラフィリアは違法である。有罪となった後，あるいは執行猶予の条件として，初めて臨床的な関心の対象となる。ほとんどの男性は犯罪を起こす前には治療を求めないので，刑事訴訟となる前に何年もパラフィリア行為が続いている。多くの男性は，法に触れていることに関係なく，自分の性的好みを追求する方を選ぶ。ごく少数が，罪悪感や罪滅ぼしに動機づけられて治療を求める。さらに少数の男性だけが，対処しきれなくなったパートナーに促されて，援助を求める。

　パラフィリアは完治しないので，治療はその人の必要性に合わせるほかない。例えば，その人が再犯の可能性を少なくする，症状を改善する，セルフコントロールを強化する，合併する精神障害を治療するなどである。

　リスクマネジメントはリスクが高くなる状態を同定することにある。例えば，小児性愛で有罪となった人の子どもやポルノグラフィーへのアクセスを禁止する，治療抵抗性の露出症者に海浜や公園への立ち入りを禁止するなどである。究極の社会的コントロールは拘禁であり，小児性愛の場合，公共の安全と防止の目的でなされる。

　抗テストステロン薬は，性欲を減少させる効果があり，性的衝動が強い人や自制できない人で，性的犯罪を犯した人を治療するための去勢手術の代替に何年も行われている。効果はいくつかの研究で実証されているが，再発率を下げるためには無期限に処方されなければならない。

　司法権によっては，有罪となった性犯罪者は，留置所のような設定で最もよく使われる精神療法である集団療法を受けなければならないとされている。集団療法の中核となるのは，犯罪者が自分の行為に責任をもつことで，被害者の気持ちを学び，変えようとする真の動機を発展させる，あるいは，少なくともこのような反社会的な行動を抑制する戦略を学習する。集団療法は控えめではあるが，常習的犯行を減少させるには効果的である。さまざまな精神療法も試みられているが結果は不確かである。

　家族の支援は欠かせないもので，犯罪者の家族が健全な場合，将来の見通しは

よい。介入は家族との結びつきをよくして，パラフィリア的な行為を引き起こすような対人関係の問題を減少させるように計画される。

　一般的に治療の結果は明確ではない。利益を評価するのは非常に難しく，特に自己報告は信頼できない（守秘義務が確立していると，正確さはかなり高くなる）。

14.

子どもと青年期

　悲しいかな，子ども時代が人生で最も幸せな時間というのは神話である。実際には，多くの子どもたちはいずれかの年代でこころの苦しみを経験する。子どもと青年期の精神保健には以下のような特徴がある。

・子どもと青年期の大きな相違は，ある時点では正常な行動として観察されることが，ほかの年代では奇妙な振る舞いとみなされるところにある。例えば，幼児もしくは学校に通い始めたばかりの子どもが，これまで慣れ親しんできた養育者からの分離を苦痛に感じるのはおかしなことではない。一方で，年長になってから同様の原因で登校できない場合は，専門家の介入を必要とする不安の表れかもしれない。

・子どもの家族への依存の程度は年代に伴って変化する。乳幼児期では生きていくために完全に依存しているが，青年期は家族に依存した子どもから，自立した頼もしい成人になるための移行期である。

・子どもが自ら専門家の支援を求めることはほとんどない。通常は，心配した親や教師によって専門家のところに連れてこられる。すべての親は，いずれかの時点で子どもの行動や発達について不安をもつが，その時点でほとんどの親は援助を求めようとはしない。問題がいつの間にか解決することもあれば，家族や友人の助言で安心を得ることもある。問題が重度もしくは持続する場合，親は家庭医や関連する保健サービスに相談するが，精神保健専門家に相談することはときたましかない。

| 2 3 9 |

私たちは子どもたちが何かしらの試練や苦難を経験するのは普通のことだと思っているが，子どもや青年期（以降，子どもと記す）のおおよそ７人に１人が，私たちの想像を絶するほど大きな困難を経験するといわれている。その割合は低所得者層では高くなる。青年期の中期以前は，男子は女子よりも，都市部は農村部よりも影響を受けやすい。慢性的な身体疾患のある子どもはより脆弱であり，脳神経系疾患または知的障害をもっている場合も脆弱性が高い。一般に子どもの情緒的な問題には同定可能な身体的要因はない。遺伝的要因や生物学的要因によって子どもの情緒的な問題が生じることは知られているが，薬理的な治療よりは心理的な治療が重んじられる。親のカウンセリング，家族療法，個人の精神療法が主流である。ある限られた状態では薬物療法が大きな効果を発揮するが，残念なことに治療し得る精神保健の問題を抱えた子どものうち４人に１人しか専門家の援助を受けていない。それゆえ，援助が必要なのに見逃されている多くの子どもたちに対して，社会はより配慮するべきである。

　臨床上の問題は，大きく次の三つのグループに分けられる。

・発達…心理的成長が逸脱する。例えば，精神遅滞，自閉症，会話や言語の特定のゆがみや遅れ
・情緒…女児に多くみられる。不安や抑うつ，あるいは食事，排泄，睡眠などの間接的な身体的機能不全
・行為…男児に多くみられる。破壊的，反抗的，反社会的な行動

　多くの子どもは，情緒と行為の問題が混合した症状を示し，特に知的障害をもつ子どもの場合によくみられる。

発達の重要な役割

　私たちは誕生してから青年期前期までの間に，人生のなかで最も劇的な変化を遂げる。誕生してから３歳までに，運動，言語，知的能力の面で急速に発達する。身体，個人的，性同一性の獲得に伴って，遊び，創造性，シンボルの使用が始まる。乳幼児は誕生した時から，自ら行動し，感情表出することによって，環境に参加し，認知し，反応することができる。乳幼児のこれらの行動は，大人のさまざまな反応，愛情や思いやり，苦痛や怒りのような否定的な感情も引き起こ

す。養育者への愛着は生後4〜6か月の間に発達する。5歳までに家庭崩壊や離別を経験した子どもは愛着形成において脆弱である。

　子どもの気質は環境へのかかわり方を決定する重要な因子である。乳幼児の気質は，活動性・粘り強さ・情緒的反応・怯え・愛想のよさなど，自分自身と周りに対する一貫した反応のパターンとして定義される。面倒を引き起こす気質の乳幼児は，親が期待するような子ども像にうまく当てはまらない。この様な気質の子どもは，情緒的問題や不安行動があるという理由で精神科医のところに連れて来られる傾向がある。男児は女児に比較して発達がゆるやかであり，気質も不安定なので，これらの問題は男児に多い。

　青年期にはもう一度大きな変化を遂げるが，この変化が何歳から始まるのかさまざまな意見がある。10歳頃もしくは中学校に入るのと同時期という意見もあれば，思春期と重なるという意見もある。青年期から成人前期への移行時期もはっきりと定義されていない。先進国では中学校卒業後も教育期間が長く続き，若者は18歳になった途端に法的には成人とみなされるが，20代まで親の世話になることが多い。

　よくある見解とは対照的に，多くの子どもは青年期に感情の大きな混乱を経験せずに過ごすが，さまざまな激しい感情を経験して気分の変動を起こしやすい。この大切な移行期には，生活のあらゆる面で影響を受けやすい。著名な精神分析家エリク・エリクソンは著書『幼児期と社会』のなかで，自己同一性（自分自身が独立した固有の存在であり，家族・仲間・社会・文化へ所属しているという感覚）の確立が青年期の中核であるとした。

　身体と精神の変化は重大である。一般的に青年期は性的変化に圧倒されることはなく，それに関連した身体変化や密接な対人関係を楽しむ。この時期の重要な知的発達課題は，ものごとを抽象的に考え，経験から結論を引き出し，過去と未来を判別する能力を身につけることである。この過程において，若者はしばしば親の世代の信念や実践に挑戦することがある。

　子どもたちの約3分の1は，よい仲間や家族関係に支えられることによって問題なく青年期を過ごす。半数は目的をもって行動できる時期と，ひきこもり・易怒性・他罰的な傾向を示す時期を交互に繰り返す。このような青年は自信をもつ

ことができず，うつや不安になりやすい。また，自らの性的変化に戸惑うことによって異性関係が阻害され，混乱をきたすことがある。こうした青年の多くは，家族の疾病・家庭内の葛藤・離別などの問題を抱えている。

　青年期の約5分の1に反社会的行為を伴う深刻な混乱がみられ，その多くは低所得者層であり，親の精神疾患や結婚生活の問題を抱えている。一般的に，親との衝突・低い自己評価・不安・うつがみられる。彼らの学業は奮わず，早期に性的経験をもち，安定した対人関係を保持するのが難しく，自己同一性を確立するのに困難を伴う。このような不安定な発達経過をたどった場合，青年期に精神的・人格的・社会的な問題（例えば，ホームレス）を抱えることが多い。

発達と臨床的問題 —— 離婚を例に

　両親の離婚は子どものストレス状態を顕著に反映し，経験した年齢の発達段階によっていろいろな形で心理的な問題が現れる。

　西欧社会では結婚の3分の1が離婚に至っており，多くの子どもが両親の離婚を経験すると考えられる。離婚に先行する両親の不仲，実際の別居とそれに続く影響が大きなストレス要因となる。離婚後は，喪失体験が子どもの発達段階に大きく影響する。未就学児（3〜5歳）では，別居した親から見捨てられたような不安感を抱き，混乱することもある。退行し，実際の年齢より小さな子どものようなふるまいをすることもある。怒りをぶちまけ，注意を引くための行動が現れることもある。

　3歳のルーシーは，トイレトレーニングはすっかり完了していましたが，父親が家を出てからお漏らしをするようになりました。母親によると，話す言葉がはっきりしなくなり，ときどき赤ちゃんのような言葉を使います。かんしゃくを起こすようになり，母親のそばを離れようとしません。就寝時間になるとぐずり，母親が部屋を出ようとすると泣き叫び，彼女が寝付くまで何度もそばに戻らなければなりませんでした。

　小学校低学年（6〜8歳）では，両親の離婚を強く悲しみ，忠誠心を双方に保

たなくてはならないように感じ，両親が再度一緒になることを強く望むことがある。また，自分が見捨てられたように感じて，片方の親が家を出て行った理由を，もう一方の親のせいにしようとする。

　6歳のコンは，両親の結婚生活が幸福ではないことや，父親が何度も浮気をしていることを知りませんでした。両親は夫婦関係を修復するための心理療法を試みましたが好転することはなく，父親はほかの女性のもとへ去ってしまいました。コンは家でも学校でも遊ばなくなり，独りで不機嫌に座っていることが多くなり，学業成績も急速に悪化しました。母親はコンがビスケットを隠しているのを見つけたところ，母親が家を出た時のために食べ物をとっておいているのだと答えました。母親がこれからもずっと一緒に居ることを約束すると，コンは母親に駆け寄って，「お母さんが，お父さんを追い出したんでしょ。お母さんが出て行けば，お父さんが戻ってくる。出て行け！」と泣き叫びました。

小学校高学年（9〜12歳）では，認知面でも社会面でもより成熟しているため，その事実から距離を置いて考えることができる。自分から離れた親と対立し，もう一方の親と協調することによって自分の不安感を軽減しようとする。特に離れた親が新しいパートナーを見つけた場合，その相手を強く敵視することがある。

　11歳のダニーは，父親と会うことを拒んでおり，いつも不機嫌で成績は悪化する一方でした。別居は母親から提案したものでした。当初，両親は協力してダニーの面倒をみていましたが，父親が新しいパートナーを見つけるとその関係は崩れてしまいました。ダニーは父親の新しい相手との関係が気に入らず，父親がダニーと母親をもう必要としていないと思いました。

青年期（13〜18歳）では，両親の離婚を契機に自分自身の将来的な対人関係に不安を抱くことがある。青年期後期では，両親の問題を分別のある目で見ること

が出来るが，非道徳的な形で怒りが表出されることもある。このような体験で情緒的な発達が混乱し，非行などの不適応に繋がることもある。

> 18歳のマリオは，自分は妹よりも年上だから両親の離別や小さい衝突にうまく対処できると自信をもって話しました。しかし，彼はガールフレンドに，自分も将来離婚するかもしれないという不安と，両親に対する失望感を打ち明けました。特に両親が口論することに対して，そのふるまいが無責任と感じ，強く批判しました。その後，小さな窃盗や教室での粗暴行為などの間接的な方法で，両親への怒りを表出するようになりました。

精神保健専門家はどのように対応するのか

ほとんどの精神保健専門家は，本書2章と4章で取り上げた生物-心理-社会的なフレームワークを適用する。

生物的な面では，子どもの出生歴・発達歴・既往歴，または現在の身体的症状および遺伝的な精神障害の素因などに焦点を置く。問題によっては身体診察や検査が必要となる。例えば夜尿の相談では，もともと夜の排尿が自立していないのか，それとも最近のストレスが原因で始まったものかを確認する。子どもが尿路感染症や腎機能障害をきたすことは少ないが，簡単な検査によりこれらの身体疾患を除外し，親（や精神科医）の懸念を払拭することができる。こうした例とは対照的に，一日に何度も「頭が真っ白になる」ような行動や学習の問題を抱えている場合，より複雑な神経学的検査を行うことで，てんかんのような深刻な状態の可能性を除外する必要がある。

心理的な面では，子どもの情緒的な状態や認知能力を評価する。通常，子どもの直接観察や，保護者や先生からの間接的な状況聴取によって評価する。子どもに直接問診する場合，保護者の同席の有無や，子どものその時の気分などすべてが影響する。特に年少児の場合は，相手が親であったとしても，自分の不安や不満を他人に話すことは難しい。子どもは，現実の場面から切り離した方が話しやすくなるため，臨床家は描画（例えば良い夢と悪い夢の絵など）や遊びなどの間

接的な方法を使って，感情や体験を表現させようとする。例えば架空の設定をつくり，自分がどのようにふるまうのか，どのように感じるのかを想像して話してもらう。よく使われる質問として，子どもに「三つの恐いもの」または「三つの願いごと」を話してもらう方法があり，この答えからいろいろな情報を入手することができる。

> 8歳のマリーは，よく腹痛を訴えて学校を休むようになりました。三つの願いごとを聞いたところ，母親が知的障害をもつ妹のことを心配しないようになることと言いました。実はマリーは母親の健康をいつも心配していて，その不安が身体の痛みとなって現れていました。そして，彼女の二つ目の願いは両親が口論を止めること，三つ目は家族で楽しいクルーズに行くことでした。

　高学年の子どもや青年たちは，親同席の診察と個別の面接を受ける機会が与えられる。個別の面接は，性的虐待の経験・自殺念慮・妊娠などのデリケートな事柄を確認する唯一の方法である。また，臨床家が彼らの言い分に非常に強い関心をもっていることを知らせることも重要である。守秘義務について伝え，親と共有してほしくない内容があるかどうかを尋ねる。自傷他害のリスクや違法行為に関連する場合は秘密にしておくことは推奨されない。

　臨床家は，学業成績や教師へのコンサルテーションから子どもの認知発達段階を知ることができる。加えて，人物画を描かせることにより3～13歳の子どもの精神年齢を適切に計算できる。学習や学業到達度に大きな問題がある場合，児童心理学者が一定の認知能力の評価を行い，特別な配慮を要するかどうかを知ることができる。読字障害のような特定の学習障害では，正確な診断と適切な補充教育によって予防することができる。学業低下は重度の精神的な問題を意味するかもしれない。

　社会的な面では，子どもの問題の引き金となり持続させていることに，家族がどのようにかかわっているかを探る。例えば，夫婦間の葛藤・家庭内暴力・家族の反社会的行為は子どもの負担となり，無断欠席を続ける原因になることがあ

る。両親の生い立ちや家族歴が彼らの養育能力に大きく作用することがあり，どのような家族関係で育ったのかを尋ねることも重要である。特に影響するのは，夫婦関係の不和・葛藤・離別である。家族を一つのグループとして面談することにより，家族内の相互作用を多くのレベルから観察することができる。

　家庭以外の社会環境も広く検討する。例えば，ある特定の民族としての背景をもつ場合，その文化的要因は青年期に大きく影響するので，親の価値観と仲間の価値観の板挟みになっているかもしれない。これらの問題は，喫煙，薬物，性的行動などについての仲間の価値観の相違として，それほど表面化することはない。

　次のポールの例で，発達要因や家族要因を一つの繋がりで考える必要があることを示す。

> 　やせ型の12歳のポールは，数か月にもわたり繰り返す頭痛に悩んでいました。家庭医は，家族歴から腹部偏頭痛の疑いがあると考えましたが，明らかな身体的要因を見つけることができませんでした。ポールが自ら進んで医者に診てもらおうとはしませんでしたが，母親がすっかり疲労し，困惑してしまったため，医者に連れてこられました。ポールは，この数か月前に高校へ通い始めたところでした。

　この症状は高校という新しい不慣れな環境に対するストレス反応と考えられるのだろうか？　それとも原理主義的な思想をもつ両親がポールを教会から宗教に関係のない学校に転校させたために不安を抱かせているのだろうか？　あるいは母親のうつ，悪化する夫婦間の葛藤，父親の怒りの爆発がポールの気持ちに悪影響を与えているのだろうか？　父親のアルコール乱用によって家庭内で抱えていたストレスがより悪化し，ポールの母親を助ける義務感を強くしているのだろうか？　2人の弟が友だちと遊んでいるときはいいが，彼らがいることで母親に助けを求めることが難しくなっているかもしれない。

　過去にも繰り返し分離不安を感じる体験があり，彼にとって母親と離れる苦痛は初めてではなかったのかもしれない。幼稚園に入園した時や，父親が自動車事

故で重傷を負った時にも同じ感覚を抱いたかもしれない。彼の痛みの原因となり得るものは多岐にわたり，さまざまな問診により根底にある要因を見つけ，彼の発達に家族機能がどのように影響しているのか全体像を得る。そのほか二つの要因を考慮する必要があり，その一つは反応性・易怒性・衝動性などの子どもの気質である。もう一つは核家族と拡大家族に生じる精神的な力動の詳細な情報である。

臨床的な問題の分類

個人の発達や家族・社会状況が大きく異なる子どもを一括りに精神疾患と診断するのは難しい。そのうえ，子どもが呈する問題はしばしば状況によるものであり，あるいは子どもの成熟とともに改善することもある。社会経済状況のような危険因子と対比すると，これらの障害の原因は明らかにされていない部分が多い。治療効果が確立されていない疾患もあるため（例えば素行障害），診断することの意味が乏しいこともある。それでも因果関係と自然経過を明らかにする研究や治療反応性を明確にするために，専門家が議論するうえで分類することは欠かせない。

WHOの分類にも，米国精神医学会の分類にも，子どもの精神状態の記載があり，これらは定期的に改訂されている。臨床医が使用するにあたりいくつかの但し書きがある。まず，これらの問題は正常な発達に照らし合わせて定義されており，例えば1歳児に普通にみられる夜尿や分離不安などの症状は，7歳児でみられた場合には年齢不相応とみなされる。発達のマイルストーンを達成できないときにしばしば障害とみなされるが，成人の精神医学と比べてその線引きは曖昧なところがある。最後に，症状は強さや持続性に診断的意義がある。例えば，かんしゃくは未就学児にとっては珍しいことではないが，頻繁であり，長く続くことによって機能障害をきたすのであれば問題とみなされる。一部の発達障害を除き，乳幼児期に明確に見分けることは難しい。就学前や小学校年代では，成長に伴って症状や障害は明確になる。

次のような大きなグループに分けて状態の評価を行う。感情的（うつ病など），破壊的（素行障害など），排泄（機能的遺尿など），発達的（自閉症など），そし

ていわゆる成人の障害（神経性食思不振症，物質乱用，統合失調症，双極性障害など）である。

乳幼児期・児童期早期にみられる問題（0〜5歳）

　言語発達と平行して，生後3年間に社会的機能も急速に進化する。生後8週間の赤ちゃんは，どのような笑顔にも反応して，視線を合わせて微笑み返すことができる。この反応は6か月までに母親やその他の家族などの養育者に限定されるようになり，こうした対象は乳児の成長とともにより重要な役割を担うことになる。苦痛や空腹感，病気あるいは分離不安を感じるとき，子どもたちはこの人たちに安息を求めるようになる。このような愛着を形成することにより，子どもの探索行動を促すことができる。愛着形成の阻害は子どもの感情に深刻な影響を与え，無関心になるか，または過度な愛着を求めるようになる。対人関係の発達とともに子どもの自己概念が進化し始める。

　乳幼児の気質には大きな個人差がある。授乳や睡眠習慣が安定していて，穏やかでなだめやすい「扱いやすい」子どももいれば，全く逆に「気むずかしい」子どももいる。このような生後早期の気質から長期的な困難を推測でき，例えば「気むずかしい」気質の乳幼児では，要求があまりにも多すぎて，養育者は満足させることができないかもしれない。

　5歳までの問題は，養育者との不安定な関係性または子ども自身の発達や器質的な問題を反映する傾向がある。例えば乳幼児と養育者の性格的な相性が悪い場合，2人の機能不全は次第に大きくなり，双方の苦痛も増大する。特に自閉症児では，睡眠・食事・排泄などの身体機能の問題がよくみられ，精神科医は子育て機能に注意を注ぐことになる。母親の産後うつ病はより注意を払うべき状況であり，出産後1年以内に母親とその家族に直接影響し，授乳・睡眠・気質の隠れた問題となることがある。

睡眠障害

　就学前の子どものおよそ10人に1人が睡眠障害を経験しており，その半数が行

動の問題に関連している。一般的に子どもが寝つけない場合，悪夢・夜恐症・夢中遊行・不眠症あるいは過度の睡眠を経験する。悪夢は就学前の子どもによくみられ，日中の不安が影響することがある。夜恐症は未就学児の約3％にみられ，強い恐怖により泣き叫び，目を覚ましているかのようにみえるが，実際には全く記憶はない。夢中遊行は子どもの15％にみられ，ストレスがあるときに起こりやすい。30分程トランス状態のようになり，ぎこちなく動き回り，意味不明なことを口走ることがある。

　眠りの浅い子どもは，母親のうつ病や夫婦不和などの問題を抱えていることがある。もしくは，難産の既往・発達上の難しさ・扱いにくい気質・過活動など，生物学的な脆弱性をもつ子どもにみられる。家族内の不和に起因する場合は，この緊張状態を緩和するような対処が効果的である。子どもに起因する場合は，就寝時間を習慣づける，養育者が子どもの泣き声に過度に反応しないようにする，ベッドに寄り添う時間を徐々に少なくすることも有効である。

授乳と食事の戦い

　親子間の食事をめぐる格闘はよくみられ，生後2〜3年目から始まる。子どもが気質的に不安定なとき，および／あるいは親が子どもの頑固さ（幼児が最初に抱く自立心の一部）に耐えられないとき，取り乱した親と反抗する子どもの間に持続する戦いが生じる。

　早産児では食事に困難を伴うことが多く，約3分の1は数週間の経鼻栄養あるいは静脈栄養が必要である。飲み込みと吸う経験が十分ではないので，口から食べ物を摂取することに抵抗する。異食症はまれな状態ではあるが，土などの食べ物ではないものを食べることに固執し，しばしば精神遅滞や親のネグレクトに関連する。塗料・毛髪・草などの摂取が長引くと中毒や腸閉塞を引き起こすことがある。

排尿と排泄の問題

　膀胱と腸機能が間欠的にコントロールできなくなることはすべての子どもにみられるが，時にそれが長く続き，親と子ども双方の不安になることがある。精神

科医は，何が起こっているのか正確に説明することで不安を和らげることができる。

　尿路感染症や糖尿病のような身体疾患のない子どもで，夜もしくは昼に失禁で衣類を濡らすことが，5〜6歳では少なくとも1か月に2回，もう少し年長では1か月に1回ある場合は，機能性遺尿とされる。一次性遺尿症は発達上の問題であり，排尿が自立せず，下着が乾いている状態がない。通常は情緒や行動の問題と関連はないが，子どもにも家族にも苦痛となる。多くの発達上の問題と同じように，男児に多くみられる。家族のなかに同じ症状をもつことが一般的であるため，遺伝的素因があるのかもしれない。二次性遺尿症は，排尿のコントロールができる時期が1年あるいはそれ以上続いた後に起こる。混乱した家族やライフイベントに関連して起こり，情緒や行動の問題を伴う。

　臨床医は身体検査と尿検査を含めた徹底的な検査を行い，身体疾患を除外する必要がある。ベルやパッドを装着する行動療法が効果的であり，特に「ご褒美」をあげることが正の強化となる。この装置の警報が鳴ると，保護者は子どもにトイレに行くよう促し，そしてシーツを変えた後に警報を設定し直す。夜尿のない状態が1か月続くまで続ける。抗利尿ホルモンの合成種であるデスモプレッシンは短期使用に効果的だが，中止したときの再発率は高い。

　同様の状態が腸機能でみられることを機能性遺糞症という。随意もしくは不随意に，衣類のような不適切な所に糞便を繰り返し排泄する。遺糞症は5歳児の1％に起こり，男児に多い。繊維質摂取が少なく，糖分摂取が多い場合に起こる慢性の便秘が原因となっていることが多い。親と子どもが便秘を解消するために奮闘しているときに遺糞症は起こりやすい。親が厳しく罰する場合，子どもの協力したい気持ちが弱くなり，結果的に便失禁に対する恐怖感を強化してしまう。家族力動の障害を背景としていることがしばしばある。彼らは下着を汚してしまうことで困惑してしまうため，自己評価が低く，社会技能が乏しくなることがある。器質性の疾患が除外されたら，排便が定期的に成功することに焦点を当てて治療する。時間を決めてトイレに行くことや繊維質の多い食事を勧める（必要であれば緩下剤を使う）などの生活指導，下着を汚したときに批判的な対応を取らないように保護者を指導することも含まれる。

愛着の問題

　通常，子どもは親との間に強い繋がりを形成し，その対象は多くの場合は母親である。反応性愛着障害ではこの過程が阻害され，しがみつくような強い依存や不可解な反対の行動を示すようになる。「抑制型」の子どもたちは，人の顔を視線で追わず，「いないいないばあ」のような遊びに反応しない。彼らはひきこもりや無関心であり，自発性に乏しく好奇心を示さず，身体を揺り動かす，頭を壁にぶつける等の行為に没頭することがある。そのため，遊びのスキルや言語発達が遅れることがある。「脱抑制型」の子どもたちは，なれなれし過ぎて見知らぬ人にでも愛情を示す。一般的に，このような行動は不適切なケアの結果として生じ，子どもの身体的・情緒的欲求を保護者が無視する，あるいは養育者が頻繁に変わる場合（例えば，里親が何度も代わる場合）に起こる。ゆがんだ親子関係の結果として，子どもの成長が止まり，体重が増えないこともある。重度の反応性愛着障害は自閉症や知能障害と混同されることもある。

　　ジャックは，小児病棟を訪れるすべての大人に親切であり，愛想よく笑う子どもでした。母親はほとんど病院に会いに来ることはなく，母親が面会に来てもジャックは母親を好みませんでした。ジャックは，成長が止まっていることが理由で入院となりましたが，入院時には両手にタバコの火のやけどがありました。親の虐待による二次的な反応性愛着障害と診断されました。

　このような子どもの治療目標は，子どもの身の安全を確保し，その発達状態に合ったケアを提供することにある。母子ユニットに入院させ母親の育児支援をしながら双方を治療することが必要なこともある。場合によっては家族支援を開始する前に親子の分離を必要とすることもあるだろう。このような養育を受けた子どもたちは，長期的な結果として，自分が親になった時に自分が経験したことを繰り返す可能性があるため，この介入は重要である。

自閉症

　広汎性発達障害と呼ばれ，女児より男児の方に多く，言語および非言語性コミュニケーション能力に乏しく，社会性や遊びなどに障害をもつ深刻な症状で特徴づけられる。一般的に何らかの認知機能障害と関連する。自閉症は，1943年にレオ・カナーが初めて報告し，最もよくみられるタイプである。アスペルガー症候群は，1940年にハンス・アスペルガーが報告し，自閉症と同様の症状であるが，言語と知的能力が正常値範囲にある。自閉症とアスペルガーは全く異なる病態なのか，同じスペクトラム上の病態なのかという疑問は解明されていないが，両者を同じ範疇に置く見解もある。一般的に自閉症の場合，子どもが3歳になる前に中核症状が観察されるようになる。

・言語や発語の遅れと異常（例えば，同じ言葉を何度も繰り返す）。
・社会的交流の障害──無関心のようにみえ，人と目を合わせない。
・儀式的な行動（例えば，身体を前後や横に揺り動かす，頭を壁にぶつける，同じ所を行ったり来たりする）。
・変化に耐えられない。
・創造性のある遊びができない。

　かつて自閉症は親の養育態度に起因すると考えられ，「冷蔵庫」のような親と呼ばれていた。子どもに対して冷たく，反応に乏しいため，社会関係を形成できなくなるとされていたが，現在は無関係であることがわかっている。もし親に十分な暖かみがないとしても，反応に欠ける子どもであるならそれは理解できることだ。現在では，脳病理学的な問題に起因すると理解されているが，依然として明らかになっていないことも多い。家族内に集積性があることも報告されており，遺伝的な要因もあることが示唆されている。知能障害・てんかん（知能障害を有する自閉症児の5人に1人はてんかんが合併する）・非特異な脳機能の異常と関連があることが知られている。2010年には遺伝子と神経生物学に焦点化された"Molecular Autism"という雑誌が発刊されたが，これは驚くべきことではない。

　発症の年齢では脳が急速に発達しているため，自閉症の診断はできる限り早く

行い，段階的な教育や行動プログラムを速やかに始めることが大切である。基本的には，治療のなかで体系的に訓練を行うことにより，通常子どもが自然に習得するさまざまな技能を身につける。睡眠障害・多動・攻撃性などの特定の問題行動に薬物を使用することがある。さまざまないわゆる治療が脆弱な親を対象に実施されてきた。ある種の食事療法・ビタミン剤・予防接種を受けないなどであるが，これらは全く効果がなく，かえって有害な可能性がある。

　自閉症は生涯にわたるものであるが，その3分の2は自立して生活すること，あるいはコミュニティの支援を受けて特別な作業プログラムに参加することができるようになる。その一部は，普通の職場で仕事ができる者もいる。IQが高く発語に機能的な問題がない場合は将来の見通しはよい。映画『レインマン』では，ダスティン・ホフマンが典型的な自閉症の成人を器用に演じてみせた。この映画では主人公の自閉症成人は弟の世話になるのだが，弟は重度な知能障害をもつ主人公の特殊な能力に驚くのである（例えば，写真のような鮮明な記憶力）。その他，オリバー・サックスは『火星の人類学者』で，自閉症の状態を鮮やかに描写している。

小学生にみられる問題（6～12歳）

　子どもは徐々に親から離れ，ほかの人たちとより複雑な対人関係を結ぶようになる。就学するまでに習得した社会技能を使って学校や仲間の要求に応えるのである。ほとんどの子どもは5歳までには，愛着対象からの分離に耐え，不安なく学校に通えるようになる。小学校時代には身体が大きく強くなり，機敏さや社会技能を身につけ，知的な能力も発達する。学校やその他の社会設定への移行は家族の支えによって促進される。順番を待つ，ほかの人と共有する，協力して役割を果たす，困っている仲間を助けるなどの行為を通して，共感性を育み，衝突を言葉で解決する能力を身につける。

　フロイトはこの期間を潜在期と名付け，乳児期から青年期早期へ大きく成長する中間期であり，さまざまな青年期への挑戦がみられるとした。後に続く研究者はこの考えを否定した。たとえばエリック・エリクソンは，社会の基本的な手段

を身につけ，活発に学ぶ多忙な期間であると主調した。先進国では，この時期に学校で公的な学習を行うことに重きを置き，特に三つの$\overset{\star}{R}$を重要視する。このタスクの失敗は，エリクソンの言葉によれば，劣等感に繋がる。

　このため，子どもの学習問題が表面化するのはこの時期である。これらは問題行動に関連することが多く，注意欠如・多動性障害，反抗挑戦性障害，素行障害，特異的な発達障害の四つの形態があげられる。特に男児がこのような状態に陥りやすく，親や教師の懸念を反映して児童精神科医に紹介されることが多い。それに加えて，トゥレット障害や性同一性障害などの特殊な症候群もこの段階で明らかになる（後に記す）。

注意欠如・多動性障害（ＡＤＨＤ）

　一般にADHDの子どもは持続性と注意力に欠け，衝動的で落ち着きがない。親は早い時期からの食事や睡眠の問題とともに落ち着きのなさを強調する。注意力に欠け，ルールを守ることができず，指示に従うことができず，日々の習慣を確立するのが難しい。幼児では事故に遭いやすく，幼稚園児はほかの子どもの活動の邪魔をする。言語の遅れや学習困難がよくみられ，通常は小学校低学年の頃から明らかになる。

　ADHDは20人に１人の割合でみられ，男児は女児の３倍である。原因は明らかにされていないが，遺伝子を含む複数の原因によって生じる共通の神経発達経路の問題と考えられている。今までにさまざまな因子が原因として検討されてきた。1970年代で最も可能性が高いものとして食品添加物が考えられていたが，後に否定された。一貫性のない子育てが原因になるという指摘があるが，それ自体が原因というよりは子どもの生来の脳機能障害と重なり合っているという方がいいだろう。高度な神経画像検査では，ドーパミン系の神経伝達に障害があることが示されており，第一選択として中枢神経刺激薬が有効であることとも一致する。

★　reading（読み），writing（書き），rithmetic（算数）を指す.

シェルブルック夫人は家庭医のクリニックで泣き崩れてしまいました。7歳の息子ロバートがほかの子どもを殴り，学校に呼び出されたのでした。その事件自体はそれほど深刻な問題ではなかったのですが，ロバートは何か月もの間，教室を走り回り，ほかの生徒の邪魔をするため教師は我慢できなくなっていました。このエピソード前には，教師からはロバートのふるまいについての指摘がなくなっていたため，シェルブルック夫人は落ち着いてきたのだと信じていたのですが実際には悪化していました。シェルブルック夫人はロバートの行動について専門家の助けを求めるよう助言されました。学校での問題はショックでしたが，受診を勧められることは予想外ではありませんでした。シェルブルック夫人は息子が非常に活発な少年で，一つの仕事をやり通すことができず，常に観察が必要であることを知りました。そうしなければ，ロバートは木に登ったり，道路に飛び出したり，行く先々で騒ぎを起こすのでした。

＊　　　　　　　　　＊

5歳のデビッドは，発見されなければ大事に至るような火遊びをしたために，精神科医の診察を受けました。家庭内にはたくさんの混乱があり，出来事の少し前に母親は新しい相手との同棲生活を始めていました。観察中，デビッドはじっと座っていることができず，指示されたことをやり遂げることができませんでした。IQは平均値でしたが，短期記憶に障害があり，検査では集中・注意力の欠如が確認されました。

ADHDの治療は多くの構成要素からなり，家族カウンセリングもその一部であり，ほかの子どもとの衝突を減らすように組み立てられる。親は子どもが適切なことをしたときにどのように褒美を与えるか，明確な指示と一貫性のある行動を取るようにすることを教えられる。学校の評価も含めて診断と治療が決定される。学習困難のある子どもに対しては，その能力に応じた手助けをするのが理想で，学習の合間に運動を挟んで変化を加える。与えられた作業から関心がそれた

場合には，合図を使って注意を促し，集中力のある生徒のそばに座らせることが役に立つ。逆説的ではあるが，中枢神経刺激薬（デキストロアンフェタミンあるいはメチルフェニデートなどのアンフェタミンに類似したもの）は効果があり，不注意，衝動性や多動性のために学習や他児との接触や家庭生活に支障をきたす場合，中枢神経刺激薬の服用は非常に大きな役割を果たす。青年期後半になると症状が改善し，薬物療法をやめても支障がなくなることがある。

　米国の有名な専門家ラリー・ディラーを含む一部の評論家は，ADHDの本質的な症状が現れていない時点で，安易に薬物療法が行われていることに警鐘を鳴らす。さらに子どもの発達面や家族要因も含めたより詳しい検査をすれば，大きな心理社会的要因がかかわっていることもあり，このような側面の対策は無視することができない。正確な診断と重症度を判定できるような客観的指標がないことは問題である。

反抗挑戦性障害と素行障害

　私たちは，子どもが何も理由がなくても親や権威者に反抗することをよく知っている。反抗が年齢に比して過度になる，あるいは著しく常軌を逸した行為（例えば，窃盗，強迫的な虚言，家出，無断欠席，攻撃性など）がある場合，反抗挑戦性障害（ODD）や素行障害（CD）の可能性に目を向ける。これは子どもが単独で行動するのか，または仲間と行動するのかによって，社会的行動と反社会的行動に分けられる。深い反省をすることなく，他者への思いやりも欠如する場合，青年期後半に重大な罪を犯すことがあり，一部は成人期に反社会性パーソナリティに発展する（10章を参照）。

　反抗挑戦性障害は些細なことでかんしゃくを起こし，口論や非難をして，人を怒らせる子どもに付けられる診断名である。このような行動は家族や仲間との関係を破壊するため，学校では扱いづらく，わがままで不従順とみなされる。子どもを過剰にコントロールする親に育てられた状況でみられ，反抗的な行為は対人関係の相互作用に起因すると考えられる。子どもが実際に著しい反社会的あるいは攻撃的行動をする場合，反抗挑戦性障害の診断には該当しないため，反抗挑戦性障害ではなく素行障害の方が好ましい。一方，一般に反抗挑戦性障害は素行障

256　14. 子どもと青年期

害に発展する。

　素行障害の子どもは，いじめやけんかを仕掛ける，人や動物に残酷にふるまう，窃盗，家出など多くの行動で特徴づけられる。青年期の男子の約５％，女子の２％が素行障害の特徴を有しており，社会的に恵まれない子どもほど有病率は高くなる。素行障害と成人の反社会性パーソナリティ障害に明らかな関連が認められる。逆に言えば，多くの反社会的な子どもは目を離すことができないので，「そこそこ」の子育て，高い知性や適切な親の監督が予後に保護的に働くと考えられる。

　反抗挑戦性障害や素行障害の子どもたちは情緒的な障害があるのか，それともただ単に反抗的なだけなのかという議論は繰り返されてきた。社会は子どもの反社会的行為を不必要に医療化していないか，あるいは混乱した家族やコミュニティの責任をすりかえていないか，それとも反社会的行動は社会的な疎外や不利から生まれるものなのではないか。反抗挑戦性障害と素行障害の特徴は首尾一貫しており，単にいくつかの逸脱行動の寄せ集めではないことから，医療的に疾患としての構成概念は妥当とされている。しかしながら，親のネグレクト，小児期の性的虐待，厳しすぎるしつけ，不適切な監督や非行仲間との交流は共通の環境要因である。

　長期的にみると治療効果は乏しく，反社会的な行動に変化はみられないことが多い。問題解決療法・ペアレントトレーニング・家族療法が有効であり，特にこれらの介入が包括的に提供される場合は更に効果が期待できる。薬物療法が選択されることはほとんどないが，暴力性による緊急事態や合併する精神障害に処方されることがある。最もよい方法は，リスクのある子どもをできるだけ早期に同定し，親に一貫した効果的な接し方を教えることである。

　12歳の養子のカーロスは，近所の家に放火したために診察と評価を受けました。小さな頃から，放火や家出などの反社会的行動を繰り返し，母親から制限されることに反抗してきました。カーロスは，両親が彼の行動を管理できないため，何度も施設ケアを利用することになりました。治療には特別な

257

教育プログラムがあり，一貫した制限が設けられ，違反した場合はそれに見合ったペナルティが与えられました。また，自尊心を築き，仲間との関係をよくするためにグループセラピーに参加することになりました。これらすべての支援を受けながらも，カーロスが問題から抜け出すことができたのは数年後のことでした。

＊　　　　　　　　＊

　13歳のアダムは，母親と義父（教師）と8歳の異父妹と一緒に暮らしていました。本当の父親は，彼が赤ん坊の時に家族のもとを去りましたが，その後も時々連絡をとっていました。彼は「ダメ」という言葉を受け入れられず，かんしゃくもちで怒りっぽい子でした。小学校生活は大きな問題なく過ごしましたが，家庭では家族を困らせる子どもでした。彼のわがままをきっかけとして両親の口論が多くなり，その原因となる問題を扱うことをおろそかにしていました。義父は母親が甘やかしすぎることが原因であると確信していました。宿題やテレビのことで母親と口論になることが多いのですが，義父は帰りが遅いのでその場面に出くわすことはなく，母親は義父が息子のしつけにもっとかかわるべきだと考えていました。アダムが高校に入学すると状況は悪化し，大きな問題は起こさないものの学業成績は低下し，宿題をしていないときは無断欠席するようになりました。無断欠席した日は，一日中家でゲームをしていました。彼は言われたことを絶対しないので，家庭の雰囲気はピリピリしていました。

特異的発達障害

　特異的発達障害は男児に多く，単一の発達領域に偏りがあり，学習面での問題に直面することが多い。読字の問題は最も多く，10人の子どものうち1人にみられる。言葉の能力を要する知能検査は，読字能力の評価に最も適している。これらの障害に「難読症（dyslexia）」という言葉が広く使われているが，誤解を招き

やすく適切ではない。

　話すことの問題（発音あるいは構音の障害）と言語の問題（言語理解あるいは意味ある言葉を表出する障害）がある。言語発達には正常な聴覚が必要となるため，著しい言語障害のある子どもには注意深く聴覚検査を行い，言語療法士による評価を受ける必要がある。言語発達の初期には，軽いあるいは間欠的な吃音はよくみられ，それを減少させるには言語療法が有効である。

　学習上の問題が重度あるいは持続する場合，専門家の支援が必要になる。言語療法，運動技能訓練，個別支援をする教師を付けること，手書きの代わりにコンピューターキーボードを使うなどの代替法も含まれる。特定の遅れは成長とともに改善するが，関連する専門家の援助がない場合は，社会性およびコミュニケーションの遅れから情緒や行動問題に結びつくことがある。

　特異的学習障害は，単なる学業不振と区分する必要がある。後者は平均的なIQであるにもかかわらず，ほとんどの科目で年齢相当の知能レベルを下回る。学習障害以外の要因としては動機の欠如あるいはうつ病がある。

トゥレット障害

　多発性チック障害は不思議で奇妙な障害であり，短く，無目的な身体動作を繰り返し，時に汚い言葉のような音声を発する。当然，一般的には受け入れ難い行動なので，彼らはほかの生徒や教師から避けられてしまうことがある。抗精神病薬によく反応することから，トゥレット障害は脳機能の問題と考えられている。

　ベンは12歳の時に初めて精神科医を受診しました。彼はここ数年間，典型的なトゥレット障害に悩まされていて，鶏のような音声を不随意に出して，腕を振り回す動作がありました。友だちはほとんどなく，友だちの家に泊まる誘いを受けたこともありませんでした。抗精神病薬を開始したところ，数週間で症状は大幅に減少し，初めて休日を友だちと一緒に過ごすことができました。両親は，ベンがこんなに幸せなのは何年もなかったと喜んで話しました。

性同一性障害

　4歳までには自分自身の性別を認識し，ほかの子どもの性別に関する感覚が確立するが，服装倒錯のようにほかの性別のふるまいを試そうとすることもある。親は女の子がおてんばであっても心配しないが，男の子が女の子の様にふるまうことには心配する。ほとんどの子どもは，親に割り当てられた性役割を足掛かりに性同一性を確立し，それはほとんどの場合外性器と一致する。実際とは異なる性別になりたいと願う子どもは少数ながらおり，極端な場合は自分の身体の証に反して別の性であると信じる。一部は大人になってから，性転換手術を求めるようになる。このような性同一性障害の原因は明らかでないが，生物学的因子と環境因子の双方が関与していると考えられる（13章を参照）。

青年期の問題（13〜18歳）

　思春期は青年期の始まりであり，家庭，学校，仲間グループやその他の場面での役割や対人関係が大きく変わる時期であって，より独立した地位と内面のコントロールが大きくなることへの転換を反映する。青年期の混乱という言葉がよく使われるが，そのほとんどは多少のつまずきだけで青年期をうまく通り過ぎ，成人期への移行を達成する。その一方，発達に伴う生活変化は今までに経験したことのないものであり，青年だけではなく家族にとっても容易ではない。15歳から25歳の10年間は非常に重要な時であり，統合失調症，双極性その他の気分障害，神経性食思不振症や神経性過食症のような深刻な精神疾患が発症する時期である。いわゆる同一性危機に陥ることも珍しくはなく，自己イメージ，対人関係，性指向，宗教関係や価値観などに悩むことがある。自分が何者なのか，自分の価値は何なのかわからないという若者にとって，こうした悩みは危機的な影響を及ぼすことがあり，特に宗教的なカルトや過激な政治運動は有害である。

　青年期早期（14歳までの思春期）は第二次性徴が生じ，急速に身体が発達する。外見的にも大きな変化が生じるため，この時期に摂食障害は出現しやすい。高校入学と重なる時期で，親友関係だけでなく，大きな変化と教育の基礎づく

り，将来のキャリアなどに影響する時期である。思春期には内分泌的な変化を背景として，性的な関心，動機づけや性行動の活性化など，精神-性的発達に大きな変化が生じる。性指向がより明確になり，主に異性愛あるいは同性愛の官能的な空想が進化する。思春期では性的関心が急速に強くなるが，性活動はその時代や文化によって著しく異なる。

青年期中期（14～16歳）では仲間同士の影響が強まり，音楽，服装や身だしなみが左右される。外見，仲間からの受容，学業の達成度やスポーツの功績などの多くの要因によって，自己概念や自己評価はより確立される。自立を巡って親と衝突することは珍しいことではなく必ずしも破壊的なことではない。

青年期後期（16～20歳）（21世紀では，いつまでが青年期なのかの定義は流動的であり，彼らが青年期を過ごす文化背景に大きく影響される）は，教育や仕事に就くための準備に重きが置かれる。多くの西洋社会では男子の約3分の2，女子の半分が18歳までに性行為を経験しており，そのほとんどは特定の相手と短期間に安定した関係をもつ。しかし，あまりに早い年齢で性行為を経験することは問題であり，青年期になったときに危険を招くような行動をとることがある。若年妊娠に至る女児には，情緒的剥奪や施設内での養育経験が背景になっていることがある。

新しいライフイベントの経験（例えば友人関係の破綻や失業など）と同様に，自立や自己決定能力が確立するのは10代後半からである。

気分障害

すべての青年は何らかの気分の変動を経験するが，臨床的にうつ病と診断されて，治療が必要となるのはその一部である。成人では一般的な臨床症状を呈することが多いが，青年期では非典型的な症状（例えば普段より長く眠る，多く食べるなど）がみられることがある。ほかの精神的な問題が併存していることがしばしばあり，特に破壊的な行動障害，薬物やアルコールの乱用，不安障害が考えられる。一方で，このような症状が年齢的に当たり前であり，成長期の一時的な状態として誤解され治療につながらないことがある。治療を受けない場合，うつ病エピソードは平均して6か月ほど続く。うつを経験する青年のうち2人に1人は

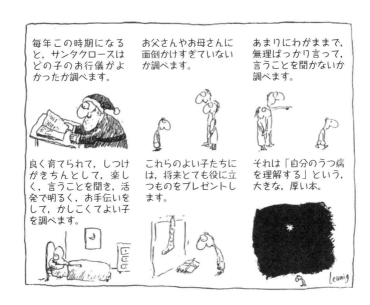

　成人になって再発し，5分の1は完全な双極性障害へと発展する。過去にエピソードがあり，それが長期にわたり，治療によって完全に回復せず，ほかの精神的あるいは身体的な問題でストレスに直面している場合には再発しやすい。

　この年代のうつ病と自殺の関連性は十分明らかにされているので，うつ病の認識と治療は非常に重要である。自殺行動は女子の方がはるかに多いが，自殺による死亡は男子の方が4倍である。学業面での圧力，失業，家族内葛藤や家庭崩壊，メディアによる青年の自殺報道，アルコールや薬物の乱用，親密な対人関係の喪失が引き金になるのだろう。

　特記すべきことは，自殺により亡くなった青年のほとんどは，自殺の数週間前に大人（教師やかかりつけ医など）に苦痛を打ち明けている事実である。自殺を試みる青年の10人に1人が自殺を完遂しているため，すべての自殺未遂を慎重に扱う必要がある。

　精神療法が治療の中心となるが，重篤な場合には抗うつ薬（選択的セロトニン再取り込み阻害薬）（18章参照）を処方する。ほかのすべての治療の効果がない場合，電気けいれん療法が行われることがある。

不安障害

青年期には，機会や挑戦であふれた世界へ飛び出し，独自の同一性を確立することが大きな課題である。その過程では多くの予想できない困難を経験することが避けられないため，この時期に不安を経験することはおかしなことではない。正常な青年の半数が，心配，落ち着きのなさ，社会不安や身体の症状を訴える。過保護な傾向がある養育者からの分離，もしくは慣れ親しんだ環境から離れることは不安感を引き起こすことがある。情緒的苦痛は腹痛や頭痛などの身体症状につながり，実際には異常所見がみられないことがある。このような状態に陥る青年は，親，特に母親に頼り過ぎていたのかもしれない。その多くは未熟であり自己イメージが乏しいが，知能的に平均以上もしくは平均であるため学習上の問題には直面していない。不安障害は親を夫婦の衝突から守りたい，病気あるいはうつ病の親を支えたいという青年の願望に関係するかもしれない。このような青年のうち半数が成人になっても情緒的問題を抱え，広場恐怖やその他の不安症候群に発展するリスクが大きくなる。

治療は心理療法や潜在的な家族問題を解決することが含まれ，明らかなうつ病が併存する場合は抗うつ薬を使用する。時には不安障害自体にも抗うつ薬を使用することがある。

15歳のティナは学校に行くことを拒否し家から出るのを恐れていました。学業を重視する学校での勉強に対する不安を抱き，過保護な母親によってその不安は強化されてきました。ティナが10歳の時に父親が家を出た後，母親はティナを夫の代わりに話し相手としていました。ティナは，母親が一人で寂しくなると飲酒が増えるので，そばにいてあげないといけないと強く思ってきたのです。治療はティナと母親の両方に焦点があてられました。治療では，ティナが徐々に家から出られるように，兄の支援を借りて外出する練習をしました。家族療法はティナの自立心を高め，家族のさまざまな問題は父親が家を出たことから起こったという理解を深めました。

小さな子どもも，幼稚園から小学校への移行時に不安症候群に罹患することがある。状態や症状は大人の場合と類似しているため本章では繰り返さない。

物 質 乱 用

ほとんどの青年は，たばこやアルコールから大麻や麻薬に至る薬物を経験する。大麻使用は広がっており，10代のほとんどは有害ではないと考えている。普通の青年は，精神疾患を引き起こす可能性や，より深刻な薬物乱用へとつながるおそれがあるとは思いもしない。気晴らしのためにアルコールを飲むことはよくあり，社会的な悪影響（家族との衝突等）あるいは危険への挑戦（事故による外傷等）に発展しない限り問題とはされない。有機溶剤（接着剤吸引），麻薬（ヘロイン，コデイン），幻覚薬（MDMA／エクスタシー，LSD），精神刺激薬（コカイン，アンフェタミン）などの違法薬物使用は，保健医療従事者はしばしば病的なものとしてとらえる。

依存症はその後の年代に比べると青年期には少ない。薬物乱用のリスクが最も高いのは，親との争い，学業不振，仕事が続かない，社会から逸脱した仲間との付き合い，ほかの精神障害の罹患・特に行動障害を伴う疾患・物質乱用の家族歴などの背景をもっている青年である。乱用の危険は，自殺，事故，B型肝炎，C型肝炎やAIDSへの感染，薬物を入手するために罪を犯すことなどがある。

薬物乱用の青年のうち保健医療サービスに援助を求める割合は明らかではないが，おそらく非常に少ないと考えられる。乱用はしばしば精神医学の問題（精神病など），司法の問題（犯罪行為など），教育の問題（落第など）や社会の問題（ホームレス状態など）から明らかになる。治療は社会的要因と発達的要因の総合的なアセスメントを必要とする。従来の心理療法の効果はないことがわかっており，ほとんどの治療法は身体疾患（C型肝炎，HIV）の予防を強調し，身体的な依存に発展させないように，犯罪を犯さないようにすることに重点をおいている。学習上の問題に対しては適切な教育支援を提供し，運動や職業・社会訓練において自尊心を高めるような体験を重ねる。一方で，家族内の無益な衝突を避けるために家族療法を行い，年齢にふさわしい行動ができるように一貫した制限を設定する。薬物への渇望を軽減させる治療薬は成人には役立つことが判明してい

るが，青年期についての体系的な評価は行われていない。

精神病

統合失調症や双極性障害等の精神病性疾患は，思春期前に発症することは極めて少なく，一般的には青年期中期以降に好発する。既に述べたように，物質乱用と精神病は強く関連している。青年期で発症した場合でも成人の症状と似ているが，思考の異常や妄想は明らかではないため診断が難しい。非特異的な症状として，社会機能や認知機能の低下，原因のない全般的不安がある。治療は成人の場合と同じであるが，家族の協力が特に強調される（詳細は11章を参照）。

児童期と青年期の虐待

14歳のウイリアムは，仲間に対して攻撃的であるために常に恐れられ孤立していました。養育者に対しても反抗的であり，手に負えませんでした。そのため，いくつかの学校を退学になっていました。彼は水泳，銃や天災に関する本の読書に夢中でした。将来は特殊軍隊ユニットに入隊することを夢見ていました。彼は生後間もなく母親に捨てられ，義父に養育されました。不幸なことに彼が11歳で家出をするまで，常に義父から身体的（そしておそらく性的）虐待を受けていました。その後，彼は里親先を転々として，行動はどんどん荒れていきました。虐待に関連したPTSDに悩まされ，若い人と一緒に居ると侵入的な思考とパニックになり，そこから逃げ出したくなるのでした。一人で泳いでいる時，あるいは武器のある空想の世界にいる時には安全を感じることができました。ウイリアムが小さな点になって，巨人の「神の男」から脅かされる夢を繰り返してみるようになりました。その巨人の顔を描くように促されると，彼には義父の顔しか思い浮かびませんでした。ウイリアムは，義父が彼を壁に押し付けて殴っている様子を繰り返し思い出すと述べました。

児童虐待（身体的，性的，情緒的）から生じる問題は，子どもと大人の相互作

用による犠牲者であり，身体的・情緒的に有害な後遺症をきたす点から，今まで述べてきた疾患とは異なる。1961年に米国の小児科医であるヘンリー・ケンプが被虐待児症候群を提唱してから注目を集め，児童虐待は近代の家庭生活の悲劇として広く認識されるようになった。1980年代以降の調査で，虐待を受けた子どもは驚くほど多いことが明らかにされている。その影響は想像を絶するほどに大きく，対人関係に長期間にわたり悪影響を及ぼし，親密な人間関係が構築できず，成人期に至って多種多様な精神医学的問題をきたし，自分が親になったときに十分に子どもを養育できないなどである。

　家族は社会の基盤であり，社会のあらゆる悪から守る神聖な場所であり，常に保護され維持されるべきと考えられてきた。その反面，少なくとも西洋社会では，最近まで女性と子どもは夫や父親の所有物とみなされており，それは法律，宗教や経済的な取り決めに反映されてきた。世界の多くの女性と子どもにとって，いまだこれが現実なのである。

　子どもや女性の保護に比べて，動物保護ははるか以前から社会のなかで確立されている。1871年に不適切に扱われた子どものことが，隣人によってニューヨークの動物虐待防止会に通告されたが，子どもは動物とみなされないとして裁判所は通告を却下した。このおかしな事態は，子どもに対する残酷な仕打ちを防止するための団体を設立するきっかけとなった。多くの女性や子どもにとって，家庭が危険な場所になり得るという証拠があるにもかかわらず，我々はまだ成人の4分の1が子ども時代に虐待を受けた経験があることを受け入れられずにいる。

　当初，子どもが虐待を受けていることに気づくのは，身体的虐待に限られていたが，性的虐待，心理的虐待やネグレクト全般にも網が広げられるようになった。子どもは頑丈で，忍耐強く，レジリエンスが大きく，不運にも耐えられると考えられてきた。しかし，この考えは完全に崩され，精神科医はPTSD（6章参照）の概念を児童虐待にも適用し，悲観的な子どもの反応にも対処するようになった。虐待を受けた子どもは話すより態度で示す方が多く，その影響は行動，情緒的な状態，身体機能や学習困難に表れる。

　単一の破滅的なイベントであっても，長期にわたる多様な形態の虐待であってもトラウマの影響が発生する。急性反応は，より早期の心理的発達の段階への退

行，不眠，悪夢，驚きやすさ，外界への過度な警戒，広範囲な恐怖，パニックやいらいら感である。行動も大きく変化し，夜尿，不安や攻撃的な行動を伴う場合がある。虐待が長期にわたる，あるいは繰り返される場合，子どもの自己像，対人関係や世界観は深く影響される。子どもは周りの圧力から自分を守ることに必死になる。虐待を受けた子どもは，虐待を受けた大人と同じように，加害者のいうとおりにすれば状態がもっとよくなるという誤った認識をもつようになり，加害者をなだめる行動をとるようになる。こうした行動により暴力が軽減されるわけではないため，かえって子どもの無力さが増大し，逆説的に自分が悪いから暴力をふるわれると感じるようになる。

　子どもたちは愛着のある養育者からの予想可能な首尾一貫した養育を必要とする。当然のことであるが，この「ほどほどの」ケア（英国の小児科医・精神分析家のドナルド・ウィニコットが生み出した用語で，子育ては必ずしも理想的とは限らないという意味）が破綻すると，長期にわたる悪影響を残すことになる。生活上どのような困難が生じるかは，虐待される前にどのような養育を受けたのか，どのような虐待を受けたのか（特にその期間と深刻度），加害者と子どもの関係性によって異なる。虐待を受けた大人との関係性が近いほど，裏切られた思いは強く，当惑し，悪影響は長期にわたる。これらはさまざまな精神医学的問題を引き起こし，低い自己評価，対人関係の困難，不安，うつ病，摂食障害や外傷後ストレス障害などを引き起こす。子どもの頃に虐待を受けた子どもが，成長してから問題となるパーソナリティ，特に境界性パーソナリティに発展するという関連性が指摘されている（10章参照）。子どもの頃に虐待を受けた人の多くは，親になって同じことを繰り返すことはないが，逆説的ではあるが，3分の1はこのサイクルを予防することができないようである。

　代理ミュンヒハウゼン症候群はまれな現象ではあるが，非常に危険性が高く，最も奇妙な虐待の一形態である。養育者——ほとんどの場合は母親である——は子どもの症状を装い（実際には健康な子どもであるにもかかわらず，ひきつけや発熱を繰り返すと嘘をつく），あるいは下剤や利尿薬，時には毒物を使って子どもを実際に病気にしてしまう。この奇妙な臨床像が気づかれるまで，子どもは繰り返し検査を受けることもある。証拠を突きつけたとしても母親は自分の犯した

役割を認めることはなく，多くの場合は母親自身が長期にわたるパーソナリティの問題や診断されていない精神疾患を抱えている。そのうえ，母親自身も子どもに押しつけた偽りの症状の病歴をもっている場合がある。

すべての児童虐待の治療には，診断の第一段階で高いレベルの疑いをもつ必要があり，緊急保護の必要性を評価する必要がある。子どもの安全が危惧される場合，福祉機関と連携する必要がある。子どもと家族は児童相談所に紹介され，小児科医または児童精神科医が診断を確定する。

多くの国々では性的虐待を含めた児童虐待の疑いがある場合，社会福祉当局に報告する必要がある。治療のためには，虐待を受けた子どもの適切な保護は欠くことができない。検査または家族から遠ざけるために入院が必要となることもある。子どもを安全な場所へ移動する，犯罪の可能性があるかどうかを捜査するために警察の協力が必要になることがある。子どもの安全を確保するためには，公的に正式な保護申請が必須となるであろう。評価が完了して治療が開始された時点で，ほとんどの子どもは親の養育に戻される。

子どもの情緒的問題の予防

著者のお気に入りの漫画では，患者用ベッドに寝ている赤ちゃんの横に中年のセラピストが立っていて，「私も，あなたくらいの年に治療を始めていたらよかったのにと思うよ」と話しかけている場面がある。子どもにかかわる精神保健専門家は，一般市民に対して予防の大切さを啓発する極めて重要な役割を担う。心理的問題の予防には，ライフサイクルにおけるこの発達段階が最適である。アンナ・フロイトは幼稚園と精神分析についての講演で，「子どもが生まれてから最初の6年間で修得しなければならないものは，その後の人生で修得するものをはるかに上回る。同じような機会は二度と来ない」と述べた。親に養育スキルを教えるためのプログラムや，学校において教師が子どもと良好な関係を作るためのプログラムがあるが，これらの効果についてはいまだ議論の余地がある。著者がオーストラリア・ニュージーランド精神医学誌の編集をしていた時，多くの専門家を招きこの話題に関する議論を行ったが，疑問に対する答えよりも新たな疑問の方が多かった。

確かに政策決定機関にとって，このような子どもの精神保健や社会福祉の問題に取り組むことは極めて難しい挑戦である。実際に直面すると思われる実例を取り上げてみよう。アンナ・フロイトの考えに基づいて，子ども向けの精神保健プログラムを導入すべきなのか，あるいは脆弱であると同定された子どもにだけ導入すべきなのか？　大半の子どもは成長に伴ってストレス対処能力やレジリエンスを身につけ，さまざまな困難に対応できるようになると考えていいのだろうか？　我々は子どもの発達を必要以上に医療化して考え，自然に適応できるようになったプロセスを臨床的な改善ととらえていないだろうか？　心理的に有害な影響を与えるという理由で，その領域だけに限られた医療資源を投入するべきなのか？　疑う余地のない例としては，いじめられた被害者の精神健康に与えるリスクについて考えた場合，子どもたちに教育を施すことでいじめを減らす，あるいは社会的に不利な状況にある家族に対して感情面と実用的な支援を提供する試みである。問題行動がある子どもを早期に同定し，目標別のプログラムを精力的に提供し，早期介入することができる。このような子どもたちは重度の精神的問題を抱える可能性があり，親に愛情の伝え方，首尾一貫したしつけの方法や刺激のある家庭環境のつくり方を教えることで，子どもへの恩恵が生じると考えられる。

　ここまでに提起した問題は，非常に重要な心理的発達の側面に関連している。多くの精神疾患は10代半ばから20代半ばの10年間に発病することが知られているにもかかわらず，現実にはこの年代での精神保健サービスの使用率が低いことが今世紀の初めに認識されており，このギャップを埋める最善の方法について熱い議論が展開されている。従来のモデルでは，精神保健のニーズは青年期と成人初期の間に空白ができる傾向にあり，18歳以降の継続したケアが整備されていない。全般の健康，薬物やアルコールや性保健サービスとともに，精神保健がワンストップで利用できるようになるのが理想的である。

　2006年にオーストラリア政府の提唱により，このような考えに沿ってヘッドスペース（Headspace）が新制度として設立された。ヘッドスペースは全国的な組織であり，若者の代表的な問題として薬物・アルコール問題に焦点を置き，各サービス間の連携を確立することで12～25歳の若者が適切な支援を受けられるよ

うにする目的がある（www.headspace.org.au）。この活動は常に評価の対象となっ
ているため，将来的にはこのモデルが効果的かどうかわかるだろう。多くの国
で，多くのNGOがウェブサイトを立ち上げて若者の精神保健の増進を試みてい
る。オーストラリアのよい例としてリーチアウト（Reach Out）があり，「若い人
たちに援助希求行動と問題対処能力を促して，うつ病を軽減できるよう手助けす
る」ことが目的の一つであり，危険にさらされている若者のために既存のコミュ
ニティが支援を提供することを推奨している（http//au.reachout.com）。

結 論

　子どもと青年期の精神保健の歴史は比較的短いが，非常に画期的な時期にきて
いる。若い人が必要とする精神保健の範囲が認識され，彼らを苦しめる問題の本
質を明確にすることや役立ちそうな治療に関心が集まっている。本章で述べた成
果は印象論にとどまり，確固たるエビデンスに基づいた根拠を提示するにはまだ
少し時間がかかると思われる。

15.

女性

　もし本書が1960年代に書かれていたら，一つの章を特別に精神疾患と女性に捧げることは想像もつかなかっただろう。例えば1968年の米国精神医学会の精神疾患分類には女性についての言及が全くない。今日では，女性特有の精神保健問題，とりわけ妊娠・出産にまつわる重度な精神障害を考慮に入れないということは想像もつかないことである。

　これはなぜだろうか。調査研究によってある種の精神疾患は男性に比較して女性の有病率が相当高いことが明らかになっているからである。それに加えて，より多くの女性が専門的な支援を求めていたり，あるいは助けが必要だと認識されているからである。フェミニスト運動は女性特有のニーズを明らかにして，それが何世紀にもわたって無視されてきたことを強調した。ドメスティックバイオレンス（DV），性暴力，児童期や思春期の性的虐待などの精神的な影響などがこころに浮かぶ。この社会の価値観から発生した無関心さの少なくとも一部は，シモーヌ・ド・ボーヴォワール，ベティ・フリーダン，グロリア・スタイナムとジャーメン・グリアらによって先導された1960年代のフェミニスト運動で声高に追求された。多くの臨床医は，このような運動に非常に敏感に反応して，精神疾患の本質と治療についての考えを改めている。多くの女性が精神保健専門家の一員になったのは，医学やケアの業界に大きな利益となっている。なかでも特記すべきは，女性自身が，女性特有の特殊な問題を患者や被害者に代わって主張することで，出産後のうつ病や不妊が及ぼす精神的な作用，閉経，児童期性的虐待の長期的影響などの研究の促進にも大きな役割を果たしていることだ。

　著者が特に印象を受けたのは，米国の家族療法家であり熱心なフェミニストで

271

あったデボラ・ループニッツの著書『家族の解釈』における，過去にセラピスト
は女性にとって不利な社会の価値観を押しつける傾向があったという熟慮された
主張である。私は彼女の提唱に同意する。社会的，政治的背景，なかでも性差別
の蔓延が，女性患者や女性一般を犠牲にしてまで精神医学において無視されてい
たことを，私自身の専門家としての人生を通して思い起こすことができる。例え
ば，女性は，自分のせいで家族の問題が起こり，精神病を発症させる原因と感じ
させられた（統合失調症患者の母親に「分裂病原性母親」という恥ずべきレッテ
ルを付けたのはこの病気の歴史における汚点である）。また，独身の場合は失敗
者とみられた。

　女性の精神疾患への社会的態度の歴史は非常に好奇心をかきたてるものである
が決して啓発的なものではない。例えば，現代であれば転換ヒステリーあるいは
精神病と診断される女性は，中世期以降しばらく魔女であると決めつけられ，拷
問を受けるか死ななければ治らないと信じられていた。「サレムの魔女たち」と
して知られるいかがわしい史実と関連するアーサー・ミラーの劇『るつぼ』に
は，このような「魔女」の姿がしっかりと描写されている。19世紀のチャール
ズ・ダーウィンの考えは，遺伝子を含む生物学的要因が我々の行動を形づくるの
に極めて重要なものだという見解に導いた。性別間差異の論理が進化してステレ
オタイプな性役割が正当化されるようになった。こうして女性の機能は主に家庭
と母性だとみられるようになったのである。男性主導の医学界はこの見解を支持
し，女性は遺伝的に身体疾患にも精神疾患にも脆弱にできているという見解が助
長された。

　19世紀の「衛生マニュアル」は，女性の性的不品行，性的罪悪行為は不健康を
もたらすと説き，女性の社会的行動と健康状態のつながりを強化した。有名な
フェミニスト作家は社会と狂気と女性のつながりをつくってきたことを強調し，
女性の症状の表現と（通常は）男性の医療における反応の流儀について記述し
た。女性は一貫していわゆる精神障害と診断されてきたが，批評家は社会のなか
での女性に対する厳しい規制によって生じた不安に対処するための行動であると
申し立てた。著者はまだ研修医となったばかりの頃，旧式の精神科病院に不品行
を理由に何十年も入院させられた2人の老女から話を聞かされたのを覚えてい

る。2人とも妊娠，出産をしたことで家族や友人から敬遠された。その苦境に対して，施設入所が最も適切な処置であるとされたのである。去る者は日々に疎し。年月が経てば，彼女たちがどこから来たのか，精神科病院で何をしているのか，誰も知っている者はいなくなる。信じ難い話だが事実である。

19世紀や20世紀には，このような話はまれではなかった。アイルランドの作家セバスチャン・バリーは，彼の悲劇小説『秘密の聖書』で，それを巧みに描いた。主人公のロザンヌ・マックナリーは100歳くらいで（本人自身を含めて誰も正確な年齢は知らない），地方の精神科療養所の長期入院患者である。我々はすぐに，彼女の若い娘時代の「不品行」のため，地方の教区の牧師による「汚名をかぶった」家族を助けようとする試みによって入院させられたことを知る。小説ではあるが，実際の出来事に基づいたもので，自由を失った不幸な抑留者以外にとって全員に都合がよかったというわけである。

文学の世界も，背徳症^{モラル・インサニティ}のように社会通念に反してはいないが，まったく依存的かつ受動的な女性は施設ケアが必要であると考えられた例を提示する。若いニュージーランド人のジャネット・フレームはその種の長期入院者で，当時病根を除去すると考えられた精神外科の前頭葉白質切除術を今にも受けようとしていたが，その直前に彼女の書いた短編小説が授賞対象となったというニュースが突然届いた。職員は彼女の才能に全く気がついていなかったのである。その後彼女は有名な作家となった。

女性は本質的に消極的で劣性（彼のペニス羨望の概念は彼自身の先入観を体現したものである）であるというフロイトの見解は，その反発も含めて後の心理学的理論に大きく影響した。米国の精神分析運動の先導者カレン・ホーナイは，フロイトの概念を拒絶して，性行動を決定するうえで，社会の力は生物学的な力よりはるかに大きな関連性があると反論した。

性別の果たす役割^{ジェンダーロール}に対する立ち位置の硬直性（そしてそれによる副作用）は1970年代まで継続した。例えば，1970年の米国で行われた調査では，臨床家が男性と女性を診るとき，精神保健におけるダブルスタンダードを使っていることが明らかになった。精神的に健康な女性は，健康な男性とは全く異なる（ステレオタイプな）「女性らしさ」を有しているとみられた。これによって女性の立場は

難しくなり，健康であるとみられるには，この女性らしさという特徴を維持する必要があったのだ。社会科学者フィリス・チェスラーは，議論を呼んだ刺激的なタイトルの著書『女性と狂気』で，女性に気が狂ったというラベルをはることは，社会的コントロールの手段の構成であると強く反論した。チェスラーは有名なF．スコット・フィッツジェラルドの妻のゼルダ・フィッツジェラルドと，シルヴィア・プラスほかを例にとって男性優位の精神医学を精力的に批判した。彼女はラディカルにもこう述べている。

> 女性は，自己犠牲という十字架に刺しつらぬかれている。男性とは違って，彼女らは，分類的にも，文化優位，人間性，性アイデンティティを基礎にした再生，つまり部分的には異性の血の犠牲による再生の体験を否定されている。換言すれば，ある女性はこの事実によって狂気に導かれている。このような狂気とは，本質的には女性の身体性，性的・文化的去勢の強烈な体験であり，かつ可能性を探し求めるそれである。このような模索は，"幻覚"にとらわれたり，身体的攻撃，誇大妄想，セクシュアリティ，情緒性の突出などとなる。このような傾向のすべては，たぶん女性支配の文化ではずっと受け入れられやすいだろう。女性のこのような傾向は，家父長的精神病院では恐れられ，罰せられる。[★]

フェミニストの批評家は，精神医学の治療について，女性をもともと精神疾患になってしまった状態——すなわち，女性が受動的で依存性が高く従属的である姿——に戻そうとするものであり，社会の側の変化の必要性，とりわけ男女平等な社会の実現の必要性について見落としていると唱えた。ほかの批評家は社会的原因に目を向けずに個人を治療する傾向に注目した。治療における出会いに固有の力関係を利用した虐待として，特に精神療法家による患者の性的搾取は関心を集めた。

フェミニストはこれらの主張を通して精神医療に計りしれないインパクトを及

[★] F．チェスラー著，河野貴代美訳『女性と狂気』ユック舎，1984，31．

ぼした。彼らの女性への暴力防止運動は，例えば，レイプ・クライシス・センターやDVをうけた女性のシェルターなどサービスの代替モデル設立につながった。そこにおいては，社会や政治における変化を達成する目標において，女性自身が自分の福利に責任をもつように奨励されている。

疾患のパターンにおける性差

女性は全般に，精神疾患により脆弱であり，これが結婚，仕事，社会的役割に密接に関連する。さまざまな状態において有病率に著しい性差があることが調査によって明らかになっている。うつ病は軽度でも重度でも女性の方が圧倒的に多く，広場恐怖症やほかの恐怖症，パニック障害等の不安症ならびに身体的な症状が現れる状態も女性が優位を占める。一方，男性は反社会性パーソナリティ障害やアルコール乱用の有病率が高い。女性の脆弱性には以下のような理由があげられる。

・子育てや家族の世話は，本質的にフラストレーションを引き起こすものである。
・主婦の役割は体系化されておらず，見えにくい。
・働く既婚の女性は既婚の男性と比較して，より圧力を受けやすく，より大きな役割葛藤をもちやすい。

これには調査の裏付けがある。既婚女性は既婚男性よりも精神的問題の有病率が高いが，未婚女性のそれは未婚男性のそれと同じくらいである。結婚は両性においてよりよい身体的健康と関係しているが，女性の精神的健康は，有給職に就いていない限り男性より脆弱である。女性の精神的健康に仕事がもたらす効果は，夫あるいはパートナーの態度に大きく左右され，育児のやりくりに満足しているかどうかにも左右される。育児のやりくりがうまくいっており，父親も貢献している場合の女性の精神疾患の有病率は低いが，働く女性で子育ての援助が得られず，子どもを一人で世話しなければならない場合は特に脆弱性が高い。仕事をしていない女性は子どもがいると脆弱性が高くなる。

西洋社会の女性が抱える精神保健問題で，とりわけ多いうつ病について考えるならば，性差の大きな影響がみられる。治療にやってくる男性1人に対して女

275

性は2人である。年齢は重要で，子どもや高齢者ではそれほど性差はないものの，これらの年代の間では女性に多く，若い母親の年代でピークに達する。

生物学的因子がこれらの差にも寄与していて，特に産後の重度うつ病の場合がそれであるが，より軽度のうつ病の場合は精神的要因や社会的要因が関係している。どんな人にもいえるのは，臨床的なうつ病になる前に厳しいライフイベントが先行する頻度が圧倒的に高いことである。女性は男性ほどそのようなライフイベントを体験しないが，両者のストレスのレベルは同じである。ところが女性は同程度のストレスに対してより多くの症状を呈し，ライフイベントの影響により大きな脆弱性を示す。女性の脆弱性の原因としては，相談相手がいないこと，幼い子どもの育児，家事以外の仕事に就いていないこと，早く母親を亡くしていることなどがあげられる。もう一つの要因として苦悩の表現に性差があり，女性は肯定的なものでも否定的なものでもより感覚的なものを大切にする。

ライフサイクルを通じてのメンタルヘルスの問題

女性にうつ病の割合が多く，青年期早期からその傾向が現れることから，ホルモン変化の研究がなされるようになった。児童期に受けた身体的および性的虐待や情緒的ネグレクトと広範囲な精神的状態の脆弱性の増加とのつながりは既によく知られている。

青年期はアイデンティティ，ボディイメージ，性的関心が発達する時期である。思春期の膨大な生物的変化は，身体や精神の変化を急速に進め，時には戸惑うほどである。また女性の心理的な問題に対する感受性が強くなる時期でもある。

複数の社会要因が，成長期の女児の発達に長期的な悪影響を及ぼすことがある。その要因には，性行為や薬物使用を伴う危険な行動，身にならない社交関係，学業の中断などがあげられる。社会的影響とりわけ学校は，理想的には家庭の外で女児が知性と社会性を育み，発展している自己尊重感が確立する環境を提供するものである。ほどよいケアを提供できない家庭を補うような機会が普及している。確かに，児童期に性的虐待を受けた女児であっても10代に役割モデルとなるような人との信頼できる対人関係があれば正常に発達する。社会的な，また

スポーツにおける達成は自己評価を強化する。

> キリーの両親は，彼女が幼いときに離婚しました。キリーはそれ以来父親と連絡を取ったことはなく，薬物乱用があり，うつ病に罹患している母親ジョシーと一緒に暮らしました。ジョシーはキリーに情緒的に応えられないのみならず，数多くのボーイフレンドがいました。そのボーイフレンドのうち少なくとも２人が，キリーを性的に虐待しました。当然ながら，キリーは学校でも落ち着かず，誰も信用できなくなりました。そして学習習慣も身につかず，自分は落ちこぼれだと思いこむようになりました。高校に入学すると逸脱した青年仲間と一緒にいると安心するのでした。キリーは，反抗的になっていきました。違法薬物に手を出し，情緒的苦痛から一時的に逃れることを覚えました。13歳で母親と派手なけんかをして家を追い出され，身体を売って薬物を手に入れる資金を稼ぐようになりました。16歳で自殺未遂をした後，精神科病院に初めて入院し，社会サービスや保健サービスを勧められたのですが，１年後に妊娠するまで向き合おうとしませんでした。女の子が生まれて，新たに自分自身を見直そうという気が起こり，その後４年間，セラピストのところに通いました。彼女はこの定期的な支援を受けながら自分の子どもを育てることができました。彼女の進展の鍵となったのは小さな時から支えてくれた叔母への愛着があったことでした。もう一人は地域の精神科看護師で，キリーを支えていつも相談相手となってくれました。

　成人の精神的な問題は，月経前緊張，避妊に関する葛藤，不妊とつながるある種の喪失感など，生理と受精に関連する場合もある。性的問題は，意思疎通の乏しさから重度の身体および性的虐待に至るまで幅広く，いずれも精神疾患に対する脆弱さを増す。堕胎，流産，死産など１度または複数の妊娠喪失は女性の情緒適応に大きく影響する。精神障害は，出産１年後に発生する率が高い。うつ状態にある母親は子どもに悪影響を与え，家族の機能不全の悪循環につながる。

　女性器の手術後（子宮摘出，乳房切除など）も難しい時期である。平均余命が長くなったことから，高齢者女性は，直接あるいは介護者としてアルツハイマー

病の影響を受ける。精神的に衰えた高齢の介護者における情緒障害はよくみられる。

月経サイクル

月経は何世紀にもわたって神話に覆い隠され，多くの文化において誤った考えにより事実がゆがめられてきたために，女性が自分自身，自分の身体や生殖能力をどう感じるかに影響してきた。

古代より，月経サイクルには情緒の変化や行動の変化が伴う。女性の約50％が，一つないしは複数の症状を抱えている。月経前や月経中には，しばしばいらだちや落ち着きのなさ，不安，うつ，不眠，集中力不足などが経験される一方，中間期には幸福感がよくみられる。

月経前のホルモン変化はおそらく行動，認知，気分，性的変化に関係する。ほとんどの女性がこのような特徴を経験するが，それが特に大きい場合，医療の助けを求めるようになる。なぜ一部の女性に重い症状が出るのかは，ホルモンの感受性（すなわちエストロゲンと黄体ホルモンのレベルの変化が，脳に急速に作用すること）が影響すると考えられているが特別な異常はみつかっていない。このような症状は，卵巣嫡出や自然閉経後に消失することがわかっている。

長い名前であるが，月経前不快気分障害はこれらの症状が特に重い場合を指す。特徴として，悲しさ，緊張感，いらだち，集中力に欠ける，極度の疲労，睡眠妨害，身体の症状（閉経後は症状がなくなる）などがあり，ひどくなれば心理的苦痛が生じ，社会的機能に影響が現れる。

ベリンダは3人の子どもの若い母親で，結婚生活の問題でカウンセリングを申し込んできました。彼女は，特に家事や家計問題，育児のことで夫とよく口論になると話しました。夫のジョンは，彼女がいつも小言を言っていて子どものことでいらだっていると不服を言いました。包括的な聞き取りをしたところ，ベリンダは予想されたとおり，月経サイクルと関連してこのような気分を経験していることがわかりました。月経が始まる7日から8日位前

から涙もろくなり，過敏でいらだち，些細なことで憤りが爆発しがちです。時には抑制がきかなくなって子どもにあたり，その後は必ず後悔します。ところが月経が始まるとこのような症状は消滅するのです。ベリンダは完璧主義で成績が優秀だったこと，思春期には生理痛を経験したことを認めました。治療では，ベリンダと夫のジョンに月経前不快気分障害の特徴を説明し，カウンセリングでは夫婦としてのストレス対処法を模索するよう勧めました。ベリンダはリラクゼーションの基本を教えてもらい，毎日聞けるようなテープをもらいました。彼らはこの比較的わかりやすい方法によく反応し，家庭生活も調和のとれた満たされたものとなりました。

母性

　出産と新生児を育てることは，女性の人生で最も感銘深い経験である。社会が至福の母性を期待する一方，多くの女性が出産後１年はそれとはまるで反対のかなりの苦悩を経験する。女性の人生で，精神疾患を経験する最もリスクの高い時期であるのも確かである（この時期はリスクが６倍に増加する）。産後精神疾患は，たいていの場合は妊娠中も症状は経験されているので誤った名称である。

　産後精神病（以前は産褥精神病と呼ばれた）は，女性の出産後の重度の精神疾患で，幸いなことに稀である（およそ出産1000人に１人）。ところが，出産後１か月以内の精神病のリスクは非常に高く，出産の２年前に比べて20倍になる。産後精神病がほかと全く別の疾患なのか，あるいは気分障害の一形態なのかは未解決である。症状は大体２週間以内に現れる。出産から発症まで短時間であることと，その大幅な上昇率から，疾患はその傾向をもつ女性の（まだ明確になっていない）ホルモンの不均衡と関連することが示唆される。脳の化学メッセンジャーに作用する女性ホルモンの循環の低下によるものではないかと考えられる。ほかの関連要因としては，出産時間の遷延，死産，産後精神病の既往歴，気分障害の家族歴などがある。

　一般に，罹患した女性は妄想と幻覚を経験する。その誤った考えには通常新生

児が含まれており，新生児を悪魔あるいはそれ以上に悪いものと信じて，死が救済の唯一の手段とみなすことがある。また困惑と呼ぶことが最も適切であるような状態を披露する。何かが恐ろしく間違った方にいってしまってどうしていいかわからない無力感を感じるのである。著者は，20代後半の学部卒業生で，彼女の初めての子どもが生後4週間の時，子どもは悪魔であり世界を破壊する前に殺害しなければならないと命令する声を聞いて，悲劇にもこの乳児を窒息させた女性をよく覚えている。当時は，母子ユニットはまだなかったが，重要なのは乳児殺害に至るまで診断が正しくなされていなかったことである。

　治療は，一般的な精神病と同様であるが，本例が我々に警鐘をならすのは，母親と乳児の安全が最も重要だということである。治療薬を選ぶ場合も，母親が授乳している場合，乳児の安全をまず第一に考慮する必要がある（第11章参照）。

　産後うつ病は産後精神病よりもはるかに頻度は高い。約4分の1の女性が出産後1年以内に気分が低下し，出産後2か月から3か月が発症のピークとなる。母親の明らかな情緒的苦痛と，それによって乳児の世話がうまくできなくなっているにもかかわらず，症状は見逃されることもある。楽しいはずの経験が突然憂うつになり，恐怖を感じるようにもなる。この全く思いがけない反応は，睡眠不足とその結果起きる疲労のせいであると片付けられてしまう。気分の変化のほかに，毎日の日課すら十分にこなせず，乳児の世話を十分にできないことに後ろめたさを感じる。ほかの特徴として，重症度はさまざまであるが，通常は一日の終わりに症状が悪化して，疲労，不眠，乳児に危害を加えてしまう恐怖が強くなる。母親の苦痛は，乳児とのつながりやその発展の妨げとなり同時に夫や家族，社会とのかかわりの妨げとなる。このような症状を認識して，迅速な治療を行い，理想的には予防まで行うことが，母親と乳児と家族のメンタルヘルスを促進する助けになる。

　産後の気分障害（または精神病）のエピソードのあった女性が，次の妊娠時に再発しない保証はなく，再発リスクは3分の1から半数にある。著者は，多くの女性が第2子を強く望みながらも，再び産後精神疾患に罹患する恐怖で身動きできなくなっていることを知っている。最終的には両親2人で決めることであり，精神科医は妊娠を最善の努力で見守り，必要に応じて治療する。

産後精神病と同様，産後の母親が経験するうつ病の原因も謎である。生物学的
-心理学的-社会的要因すべてがさまざまな形で関与している。過去の月経に関す
る問題やうつ病経験は，家族のなかにうつ病を経験した人がいる（遺伝性を示唆
する）事実とともに，その人の脆弱性を予測させる。妊娠中も含めて，心理的要
因や社会的要因も関与する。関与する心理的要因のなかには，情緒的な支援のな
いこと，ストレスとなるライフイベント，子どもの頃の性的虐待，両親によるケ
アのないなかで育てられた長期にわたる不安などがあげられる。確かに「産後」
という表現は誤解を生むもので，情緒的な苦悩は一般に産後ではなく，妊娠中に
始まる。

　妊娠中，特に最初の3か月に抗うつ薬を処方するべきかどうかは難しい問題で
ある。一番の問題は安全性である。デンマークで行われた大規模研究では，心臓
の障害（極めてまれ），早産，高血圧のリスクが高くなるという結果がでている。
妊娠中に抗うつ薬を中止することも問題があり，重度の再発性うつ病をもつ女性
を再発の危険にさらしてしまう。治療の決定は，患者，配偶者と精神科医が，薬
物療法を行う場合，行わない場合のリスクと利点を注意深く考慮して行う必要が
ある。これはまったく簡単なことではない。著者はその判断を遅らせたために，
重度のうつ病に脆弱な患者が，いくつかの理由から悲惨な妊娠期を過ごした経験
をもっている。

　産後のうつ病は，基本的に人生のほかの時期に発生する場合と何ら変わりはな
い。しかし新生児と新生児のニーズは，臨床チームに大きな挑戦となる。母親と
新生児の双方の安全は最大の懸念である。恐ろしいことに，自殺は母親の死の最
も一般的な原因の一つであり，特に産科ケアが進んでいる先進国に多い。当然な
がら，新たに準専門分野が精神医学において進化して，母親と幼児を切り離せな
いペアとしてみる洗練された治療計画を設定するようになった。

　産後うつ病の緩和，あるいは予防を助けるものとしては，一日の構造化，社会
的に承認された休息，女性のプライバシー保護，親族や友人による毎日の仕事の
手助け，そして母親の新たな社会的立場のさまざまな儀式の認識が含まれる。多
くの伝統的社会では，明らかにこれらの形のサポートを主に家族から受けてい
る。例えば，ジャマイカの女性は，慣習として，最初の1週間以上は儀式的な隔

281

離を楽しみ，次の1か月は家庭において祖母に赤ちゃんの世話をゆだねて過ごす。ナイジェリアの伝統的地域では，母親と赤ちゃんは複合的な家族のなかの特別な小屋で数週間を過ごし，祖母は指定された役割を果たす。西欧社会では対照的に，以前そうしていたような床上げまで6週間の産褥期がおぼろげな記憶となり始めている。儀式はさらにまれになり，非宗教的な時代を反映している。

マタニティブルーは，産後うつ病と容易に見分けることができる産後10日以内に起きる軽い一時的な症状である。症状は数時間から数日続いて消失する。症状は，泣く，気分が変わりやすい，不眠，不安，いらだちが一般的である。母親になったばかりの女性の約70％がブルーを体験する。幸いにも正しい説明と支援によって，十分苦悩を軽減することができる。ところが，時にはブルーがより重度な気分障害の始まりであることもある。

26歳のソニアは看護師で，2歳の子どもと8か月の幼児の母親です。2人目の出産から，いつも疲れていて物事に無関心になったと家庭医を訪れました。ソニアは，「疲れ切った母親って，いつもこのように感じるでしょう？」と言うのですが，医者はうつ病を疑いました。ソニアは，出産直後の喜びは感じましたが，退院後すぐに気が沈み，悲観的になり，不眠，極度の疲労感，食欲不振，集中力に欠けるなどを，経験し始めたと打ち明けました。そのうえ，子どもにも夫にもいらだちを抑えられませんでした。友だちを避けるようになり，家事も怠慢になり，自分のことを「悪い母親だ」と嫌悪するようになりました。将来についても希望がもてず，死んだ方がよいと思うようになりました。彼女の赤ちゃんは泣きやまず，落ち着きませんでした。ソニアはいらだち，赤ちゃんに憤りを感じましたが，一番苦しいのは赤ちゃんに対する感情が何ももてないことでした。医者に来る前，実は赤ちゃんを泣きやませるために息を止めてしまおうとまで考えていたのでした。

ソニアの母親は，何度もうつ病になり，一度は重度なもので入院をしたほどでした。ソニアは，母親は批判的で支えてくれないと思っており，仲はよくありませんでした。ずっと以前に，ソニアは名付け親に性的虐待を受けま

した。そのせいで彼女は自己信頼感も自己尊重感も奪われたままでした。

　ソニアと幼児は，病院の母子専用病棟に入院して，授乳に影響のない抗う
つ薬が処方されました。ソニアが，未解決であった性的虐待や母親との不
仲，育児問題などに対処できるように個別の力動的精神療法が導入されまし
た。育児専門看護師は，ソニアの授乳と育児について短いカウンセリングを
行いました。また，夫婦間の会話を改善するためにカップルカウンセリング
も始めました。当初は効果を信じられず，ためらいがちでしたが，新しく母
親になった人たちのグループにおいても社交的になり，インターネットから
得た医療情報を提供することにも貢献するようになりました。

不妊と流産

　流産は，大きな喪失を取り囲む悲嘆の一形態としてみるのが一番よいだろう。
喪失が自然発生のものであろうが，人工妊娠中絶であろうが，または死産であろ
うが，母親であるという状態を喪失するのである。出産できなかった自分の身体
を信頼できないことは女性としての自己評価に大きな打撃を与える。出生直後に
子どもが死亡した場合，数多くの社会の習わしによって悲嘆のプロセスを進むよ
うに助けられるが，このような儀式は残念ながら流産の場合には実施されない
（最近では追悼儀式が行われるようになった）。当初の感覚の麻痺の次には悲しみ
が，そして空虚感，おそらく怒り，力不足，ほかの人を非難する傾向などが続
く。このような感じは徐々に消えていき，悲嘆のプロセスが有効に働けば，人生
にかかわっていこうという新たな意欲に変わっていく。

　5件の妊娠のうち1件は流産に終わるが，保健医療関係者はこの潜在的に悲痛
な経験を軽視しがちである。流産を経験した女性への社会の同情心が十分でない
のは，過去も現在も同じである。中世期では，女性は時には生きたまま火あぶり
にされた。現代社会においても，流産の繰り返しや不妊が男性側からの離婚の理
由とされることがある。一般的にトラウマはそれほど大きくないとみられている
が，人工妊娠中絶（数多くあるうちの一つの理由として）ですら喪失であり，当

然ストレスとなる。それは，胎児の喪失，妊娠にかけられたエネルギーの損失，自身の健康や運命をコントロールできなかった感覚を含む。支援や儀式がないことは，女性が精神的に休むことを否定し，孤立に繋がる。妊娠早期の喪失は，母親が胎児の身体に別れを告げる機会もなく，喪の過程は複雑なものになる。

　出産日近くに胎児の死を経験すると，長期にわたる心理的な症状を引き起こし，家族関係にも害を及ぼす。一般に認識されている症状には，うつ，不眠，ひきこもり，怒り，罪悪感，結婚生活の緊迫感があげられる。一般に母親は父親に比較してより症状を示すが，両者とも打撃は大きい。喪の結果に影響する要因は，拡大家族からの支援のレベル，病気あるいは死亡した幼児との接触の有無，幼児がどれだけ生存したか，父親と母親の間のコミュニケーション，保健医療専門家の反応などである。

　これらの心理的な問題の多くは，不妊の夫婦にも関連する。IVF分野（体外受精）では多くの新しい技術が急速に発展しているが，成功率は期待外れなほどに低く，プログラム参加者のストレスは大きい。不妊が続き，技術の助けにも反応しないとなると，パートナー双方の精神健康や結婚生活にも害が及ぶ。このような脆弱性のために精神科医は次第にかかわりを強くするようになっている。

　28歳の既婚者レナは，第一子の女の子を出産して4週間後，産後うつ病の症状が出現しました。実はこれは3回目の妊娠で，以前，19歳の時に人工妊娠中絶，2年前に流産を体験していました。流産は，3年間不妊治療を受けた後の妊娠で，18週目でした。レナは流産の時，病院からの支援が十分ではなく，非常に落胆しました。胎児を抱くことも許されず，追悼儀式も実施できませんでした。彼女の姉は24週目で出産して，赤ちゃんは集中治療で長時間の蘇生治療を受けて助かっていました。レナは，20週目以前の妊娠喪失は流産とみなされるといういい加減な決定に憤りを覚えました。

　レナは家族に理解してもらえず，自分の悲嘆を胸の奥に閉じ込めるようになりました。そして1年後に，まだ十分に前回の喪失から回復していない状態で再度妊娠しました。その出産によって過去の2回の妊娠についての悲嘆

と憤り，罪悪感が再び頭をもたげたのです。

閉経

　西欧社会の女性は50歳前後で閉経を迎える。平均寿命は80歳に近くなってきているので，女性は閉経後，人生の３分の１を過ごすことになる。精神症状と閉経の関係は明らかではない。産婦人科医は，症状が卵巣ホルモンエストロゲン欠乏から直接起こると焦点を絞りがちで，ホルモン補充療法（HRT）を勧める。しかし社会学者は，特定の社会文化的集団からあてにされることや厳しいライフイベントがより症状に影響していると主張する。女性は中年になると，自分自身または配偶者や近い身内の大病，仕事の不安定さ，「中年期の危機」，配偶者の退職，自分自身の退職，子どもが離れることまたは戻ってくること，究極の喪失（配偶者の死亡）などの多くに遭遇する。もちろん，このような否定的なものを相殺する肯定的な出来事も期待できる。例えば孫の誕生，望まない妊娠からの開放，新しい趣味や興味の追求などである。これらの生物-心理-社会的な観点から，精神科医は一般的にこの二つの観点の双方を利用する。

　閉経を迎えた女性のほとんどは，閉経に前向きあるいは少なくとも中立的な感覚をもち，身体・精神双方の健康状態にはほとんど影響がないことを報告している。例外は，外科的な閉経を経験したグループ（子宮，あるいは事情によっては卵巣を切除した女性）で，体調が優れず，医療サービスに手術前だけでなく，手術後もより頻繁に頼るようになる。女性が閉経に対して否定的な態度をもつのは，閉経以前から経験されてきた症状と関係している。

　閉経問題でクリニックに通っている女性や，産婦人科にかかっている中年女性は，うつ病の有病率が高い。更年期のうつ病は，妊孕力や女性らしさの喪失と関連しているかもしれないが，西欧社会ではこのような反応は一般的ではない。うつ病は閉経そのものではなく，むしろ中年期の浮き沈みに関係している。

　一方，気分の変化は，ほてり，多量の発汗などの更年期障害症状と関連づけられる。これらは女性ホルモン喪失の直接的な影響で，心理的な泣き言はドミノ理

論で説明がつく。すなわち，ほてりや発汗で不眠となり，不眠から疲労といらだちが引き起こされるなどである。いずれにしても，このような典型的な症状は，ホルモン補充療法によく反応する。この種の治療が，身体的な不快症状を取り除くことで感情的な助けとなるのか，あるいは落ち込む気分に直接影響するのか，まだわかっていない。気分の障害が著しい場合は，抗うつ薬を処方する方がよいだろう。子どもの独立，夫婦間の不和，虚弱な親のケアのストレスなどが女性の心配事となり，精神療法アプローチが必要とされるが，時に関連する薬物療法と組み合わせて行われる。

　52歳の既婚者セリアは，3人の息子の親であり，月経痛がひどいので子宮摘出手術を受けました。ところが手術中に合併症が見つかったため，卵巣も嫡出することになりました。手術後，ホルモン補充療法を始めたのですが，1か月してほてり，発汗，めまい，気分が激しく変わるなどの症状が現れました。セリアは気分が沈み，自信を失って，社会からひきこもり，家事も怠るようになりました。セリアは，身体的に魅力がないと思い，夫との性行為にも関心を失ってしまいました。

　セリアの母親は55歳の時に自殺で亡くなりましたが，その悲嘆は十分ではなかったのです。夫は，仕事で非常に忙しいだけではなく，自分の感情をほとんど表出できない人でした。3人の息子は皆20代前半で，家から出て独立して生活していました。1番下の息子は，セリアの手術直前に，家を出ました。セリアは女性として，そして母親としてのアイデンティティを失ったと感じました。

　抗うつ薬治療とホルモン補充療法を含めた治療が行われ，精神療法においては，ほてりや夜中の発汗やその症状に対する感情的反応は，女性ホルモン欠如からくることを説明することに力が注がれました。セラピストは，彼女が喪失にうまく対応して将来に順応できるような機会づくりにも努めました。簡単な夫婦カウンセリングも加えられて，夫には妻が情緒的支援を求めていること，そしてよりよい関係を望んでいることを理解できるよう指導し

ました。セリアは将来について楽観的に話せるようになり，特に長く眠って
いた絵画への強い関心を示しました。セリアは中世の絵画コースへの参加を
始めたばかりでなく，「大好きなパステル」を使う芸術クラスにも入会しま
した。

高齢の女性

　西欧社会ではほとんどの女性は70代半ばで未亡人になる。オーストラリアの場
合，80歳以上の女性100人に対して，男性は47人だけである。多くの女性は一人
暮らしで，その多くは家族の支持的なネットワークを欠いている。しかしなが
ら，高齢の女性は無力で病気がちというのは神話である。最期の数年を不健康な
状態で過ごす人はいるとしても，数％の女性しか施設に入所していない。16章に
述べたように，高齢人口の増加は保健医療，社会福祉，経済的支援に関する政治
的，経済的な影響を大きくしている。高齢の女性を，魅力がない，依存性が強
い，老いぼれたなどと否定的に描写することは，精神的および社会的に好ましく
ない反響を呼ぶので，このような通念は排除するべきである。

　高齢者の４分の１が85歳以上で女性が大半でアルツハイマー病あるいは関連疾
患を抱えていることから，ケア提供者の生活の質も考える必要がある。米国と
オーストラリアでは，無報酬で高齢者をケアしている人の４分の３が女性であ
る。男性と女性では，この役割に関する期待と対処の仕方は異なって経験され
る。認知症に罹患した近親者の介護者の負担に関する主観的および客観的な感じ
方は，女性の方が男性に比べて強い。女性の方がストレスを感じやすく，実際，
男性に比べるとより多くそれを担うのである。

　ナーシングホームの長期精神疾患の３分の２は女性で，主にうつ病と認知症で
ある。高齢女性は，アルコール・薬物乱用にも脆弱である（特にベンゾジアゼピ
ン）。孤立や不幸な結婚生活へのとらわれ，ナーシングホームや精神医療の場へ
の収容，適切な治療が受けられない場合は，特に脆弱である。ところが高齢女性
の精神保健サービスの利用は依然として低い。

良質の社会活動や対人関係の満足は，高齢女性の（同様の条件の男性でもそうであるように）士気を高めるのに不可欠である。生活の質は，受け入れられること，価値を認められること，生活の質に貢献するようなレクリエーションに参加する機会を提供する支援に関連する。

虐待を受けた女性

太古の頃からの女性への虐待の悲しい思いはいまも広く存在する。児童虐待（身体的および性的），インセスト（近親姦），DV，レイプ，高齢者虐待を含めて，ライフサイクルのすべての段階に虐待が存在する。

ほとんどの人は，女性への暴力は，刑事上のレイプのように主に見知らぬ人によってなされると思いがちであるが，あらゆる種類の暴力は家庭や家族によってなされるのが主で，これまで黙認されがちであった。このような社会の態度は，女性患者が子どもの頃に性的虐待を受けたというのは，彼女たちの空想であるというフロイトの見方を助ける。暴力のほとんどが男性によってなされ，女性の重荷となっているのである。年齢のいかんにかかわらず，犠牲者は虐待が繰り返されると無力感をもつようになる。被害者は保健医療専門家に傷害の原因を隠そうともする場合もある。

女性への暴力のインパクトは，恐怖への即時の反応（PTSDと似ているが），ひきこもり，情動抑制，自己像の破壊，性的機能不全などである。長期にわたる影響にはうつ病が含まれ，児童期に性的虐待を受けた成人の症状として最も多い。

結論

女性の病気に関する知識や治療は大きく進展した。優れた研究の努力により，女性は多くの人生の大事な時に重荷を抱え，精神的不健康になるような心理的ストレスを負うことが明らかにされてきた。幸いにも，現代社会において，我々は効果的な治療を提供できるようになり，今後も展開がみられるだろう。これには精神保健専門家に占める女性の割合が大きくなったことが貢献している。このような女性たちは，苦しむ人たちに敏感に共感して接するのはもちろん，臨床や研究におけるこの伸びゆく領域に特別な関心を示してきた。

16.

高齢者

　世界の人口は急速に高齢化している。オーストラリアを含めて一般的な先進国
では，2050年までに65歳以上の人口は現在の2倍になる。定年後の人生を活発に
過ごす年数は，前世紀で10倍にもなっている。発展途上国における寿命が長く
なった様子はさらに驚くもので，例えば中国では21世紀の半ばまでに3人に1人
が60歳以上となる。このような予想は，主に高齢者に発症する精神疾患を考慮に
入れると，精神医学に大きな影響を及ぼすことになる。認知症は，今後数十年間
により一般的なものとなるだろう。世界中の認知症を経験する人の数は，2000年
初期の2500万人から，2040年には8000万人にのぼり，新たな発症のほとんどが発
展途上国でみられると予想される。認知症を治すことができず，進行を遅らせる
治療もあまり効果がない現状では，これは恐るべき数字である。

　もう少し明るい話題として，高齢者のほとんどが健康で活発であり，幸せで生
産的な生活を送っていることである。古代ローマの哲学者キケロは，「老年は，
ぼんやりや怠惰とは全く無縁で，さらに忙しい時期である。常に何かをしてい
て，何かを試みて，当然各々の人生前半期の経験と同じようなものである」と名
言を残している。画家のパブロ・ピカソ，チェリストのパブロ・カザルス，劇作
家のソフォクレス，ジョージ・バーナード・ショー，哲学者バートランド・ラッ
セル，作曲家ベルディを考えてみればよい。ソフォクレスが悲劇『コロノスのオ
イディプス』を書いたのは90歳の時で，ヴェルディは最期のオペラを80歳で作曲
し，87歳で亡くなる3年前に素晴らしい合唱曲『スターバト・マーテル（聖母哀
傷）』を作曲した。これらは年齢は創造性に全く障害となるものではないという
有名な例である。

| 289 |

著者自身，年齢を重ねていくうちに，高齢者は人生の最後の4半期にこれまで
の累積した知恵で人間性が豊かになり，何十年もの間に学んだ貴重な人生のレッ
スンを次世代に譲り渡すのによい立場におかれていると改めて認識する。著者の
義父は，90歳まで生きて多くの貴重なレッスンを家族に残して逝った。自叙伝を
書くと同意（誰も興味を示さないだろうと嫌々ながらではあったが）してくれた
時，家族全員大いに喜んだ。実際，『意見を言い終える』という題名の非常に素
晴らしい自叙伝となった。著者の実父にも同じように語ってもらわなかったこと
をいつも後悔している。実父は，著者が人生の先輩から学ぶことが多いと気づく
前に比較的若くして逝ってしまったのである。

　高齢はまた喪失の時でもある。特に後期高齢者は，配偶者を亡くしている率が
高く，独居生活で，身体あるいは精神的な限界があり，独立性に影響する。多く
は家族，友人，隣人，社会サービスの支援を必要として，なかには入院を繰り返
す，あるいは高齢者施設に入所する必要がある人もいる。

　社会の高齢者に対する態度は，彼らが高齢になることに適応するための重要な
要因となる。社会の態度には，高齢者の知恵に対する尊敬さらには敬愛から医療
や福祉にかかる費用が増加して社会の重荷となっているという否定的な見方まで
さまざまなものがある。プラトンは『国家』で，その見解を若いソクラテスと老
人のケパロスとの間の会話で，実にうまく描写している。

　　（ケパロスは言った，）「この私には，一般に肉体のほうの楽しみが少なく
　なっていくにつれて，それだけ談論の欲望と歓びとが，ますます大きくなっ
　てきているのだ」
　　（ソクラテスは言った，）「私には，高齢の方々と話をかわすことは歓びな
　のですよ。なぜなら，そういう方たちは，言ってみれば，やがてはおそらく
　われわれも通らなければならない道を先に通られた方々なのですから，その
　道がどのようなものか，——平坦でない険しい道なのか，それともらくに行
　ける楽しい道なのかということを，うかがっておかなければと思っています
　のでね。とくにあなたからは，それがあなたにどのように思われるかを，ぜ
　ひうかがっておきたいのです。あなたはもう，詩人たちの言葉を借りれば

『老いという敷居にさしかかっている』と言われるその齢にまで達しておられるわけですから、それは人生のうちでもつらい時期なのか、それともあなたとしてはそれをどのように報告なさるのか、聞かせていただければありがたいですね」

（ケパロスは言った、）「われわれは、古い諺のとおりに、同じくらいの年齢の者が何人かいっしょに集まることがよくあるのだが、そういう集まりの場合、われわれの大部分の者は、悲嘆にくれるのがつねなのだ。若いころの快楽がいまはないことを嘆き、……なかには、身内の者たちが老人を虐待するといってこぼす者も何人かあって、……しかし、ソクラテス、どうもこの私には、そういう人たちは、ほんとうの原因でないものを原因だと考えているように思えるのだよ。なぜって、もし老年がほんとうにそういったことの原因だとすれば、この私とても、そのかぎりでは同じ経験を味わったはずだし、また私だけでなく、およそこの年齢に達した人なら、みな同じことだろうからね。けれども、げんに私はこれまでに、そうでない人々に何人か出あっているのだ。……こういった事柄にしても、身内の者たちとの関係がどうのこうのということにしても、その原因はただひとつしかない。それは、ソクラテス、老年ではなくて、人間の性格なのだ。端正で自足することを知る人間でありさえすれば、老年もまたそれほど苦になるものではない。が、もしその逆であれば、そういう人間にとっては、ソクラテス、老年であろうが青春であろうが、いずれにしろ、つらいものとなるのだ[1]」

　ケパロスの返答は非常に賢明なもので、高齢者の精神的な疾患はさまざまな要因が複雑に絡んで引き起こされていることを語っている。ここでは老齢に影響する精神的状態の特徴と治療について述べる。これらの状態は、認知症、うつ病、不安症、物質乱用、パーソナリティ問題などである。しかしその前に、これらの要因を評価する精神科医のアプローチから、簡単に説明しよう。

---

[1]　プラトン著，藤沢令夫訳『国家（上）』改版，岩波書店，2008，22-25.（　）内監訳者注.

高齢者の評価方法

　一般に高齢者は情緒や記憶の問題に関する苦情を言いたがらず，また苦情を言えば身内のものはしばしば年のせいにしてしまう。彼らの世話をする保健医療専門家は，彼らの心理的状態に現れる徴候に早くから注意を払う必要がある。例えば，うつ病の高齢者は，若い人と同じように治療によい反応を示すにもかかわらず多くの重症のうつ病が見逃されている。

　高齢者精神医学（老年精神医学としても知られている）の専門家は，精神疾患をもつ高齢者の評価とケアを地域，病院，高齢者施設で提供する。人生のこの時期を専門としているので，文化，制度，実質的に沿って，高齢者ケアサービスと連携して，適切な医療や精神的治療を提供する。作業療法士，ソーシャルワーカー，心理職，特に看護師も重要な役割を果たす。

　評価はクリニックで行うが，特に「フレイル（虚弱な人）」，聴覚障害のある人，混乱している人の場合，その人の住まいで行うことがより好ましい。重要な情報が一目でわかることもある。台所に食べ物があるか，患者は清潔で身なりも整い，適切な服装で栄養も行き届いているか。家は清潔か，物をため込んでいないか，ヒーターはあるか，磨きのかかった床に絨毯を敷いてないか，ペットが野放しになっていないか，あるいはほこりや焦げ付いた鍋や未開封の郵便物がたまっていないか。家事は行き届いているか，物理的な危機はないか。また面接の場合，家族や友人も付き添うことができるなら，高齢者が混乱している場合に彼らに症状がどれだけ続いているか，どのような症状であるかなどのコメントを得ることができる。時間や場所の見当識，最近の出来事を思い出せるか，約束を守っているか，請求書の支払いができているかなどは，本当の状態を浮き彫りにするものである。混乱している人にはできる限り簡素で明確な形式で質問をするべきである。

　精神的な疾患も身体的な疾患も年齢と共に増加し，両者の関係は複雑なものである。一方が他方を引き起こすか，両者同時に現れることもある。例えば，一人の人の気が滅入っているとして，甲状腺が十分に活動していない場合，気分の変化はそのためかもしれない。うつ病は甲状腺の治療でよくなる，あるいはうつ病

の治療に甲状腺ホルモン補充薬を加えることが必要となる場合もある。年齢が上がるにつれ治療薬の処方が難しくなり副作用が出やすくなるので，特に認知症の場合，高齢者に薬品を処方するのは危険度が増す。

　いったん診断がなされたら，次の仕事は，影響を及ぼす身体的，心理的，社会的，そして環境的要因を考える。オーストリアからオーストラリアへ1939年に移民してきた84歳のシュミット氏の例をみてみよう。クリニックで診察を受ける数か月前に，はじめて重症のうつ病となった。当時，不整脈があり血圧の薬を新しいものに変えたところであった。シュミット氏は人生にうまく対処してきたが，この時点で小さなストレスにも脆弱になっていた。食欲もなくなり，体重が 8 kg 減少した。気分が滅入ったのは， 3 年前に亡くなった彼の奥さんの命日と重なり，彼の物忘れが激しくなったのに気づいた子どもたちから，高齢者施設に入所しないかと勧められたのだった。

　シュミット氏を評価するにあたって，多くの要因が考慮された。
・生物学的……治療薬の変更，副作用の可能性。
・心理的……妻の死への悲嘆が未解決，将来の生活に関する心配。
・対人関係面……一人での生活を諦めろという子どもたちとの意見の相違。
・社会的……一人暮らしの寂しさ，社会行事に参加する能力の低下。

　精神疾患のある高齢者は，特に虐待に脆弱である。身内のものは，高齢者が難しい行動をとるのを，注意を引こうとして故意に行っているとみなして，当然の報いとして仕返しをする。長期にわたる意図的な虐待は一般的ではない。子どもの場合，高齢な親の金銭を浪費するか家を取り上げようとするかもしれない。高齢者施設の所有者の場合，入所者の資産を脅かし，入所者を残酷あるいは執念深く扱っているかもしれない。このような虐待は，被害者が気づいていないか苦情を言うのを非常に怖がり，ほとんど明かされることはない。このような非人間的な扱いを見つけるのは用心深い医者の役割となりがちで，その場合，それに応じて介入する必要がある。

　ほとんどの人が，単なる長寿よりも高齢者の生活の質を重視する。尿路感染症や腸閉塞や股関節骨折などの，治療可能な苦痛となる症状に対処することは生活

293

の質を改善する。その一方，重度に認知症が進んでいる高齢者の，例えば肺炎，肝不全の治療は，単に避けられない運命を延ばしているだけで無情であるという意見も多い。

　高齢者が経験する精神疾患で最も多いのは認知症である。まず，このグループから取り上げよう。

認知症

　歴史上どの時点よりも人間の寿命が延びた今日，この「認知症」という言葉は我々を不安にする。我々は，認知症の恐ろしいイメージを面白おかしくして，その不安を消そうとしがちである。例えば，誰かがよく知っている人の名前や物の名前を思い出せないときに，「認知症になっちゃった」というようなことを言って逃れようとする。認知症は高齢者と結びつけがちだが，時折，さまざまな病状から，高齢者でなくても罹患する場合がある。60歳以上になると5年ごとに罹患率は高くなり，65歳での有病率100人に1人から，85歳になると4分の1という恐ろしい数字になる[★2]。オーストラリアでは2005年に新たに2万5000人が認知症の診断を受けているが，2050年には17万5000人になるだろうと予測されている。高齢化は確かに金のかかるもので，罹患者や家族の介護者を支援する必要があり，不幸にもアイデンティティを失った人にも，彼らの身内にも，社会にも負担はかかる。

　アルツハイマー病（AD）は，認知症の最も一般的な（約半数）ものであり，原因が掴めず，治療もない。アロイス・アルツハイマーは，重度な精神疾患の根拠となるような，脳の構造に現れる変化を絶え間なく研究した精神医学界における代表的な科学者である。1906年11月4日は認知症の歴史でも大切な日となった。その日，アルツハイマーは，非常に多くの精神的症状が現れた51歳の女性の症例について記述した。その女性は，夫への嫉妬，幻覚，読み書きの困難，激しい物忘れ，判断力の低下，そして時にはせん妄という一連の精神疾患症状を示した。アルツハイマーは，彼女の病状が悪化し，寝たきり状態となり，口もきけず

★2　年齢区分ごとの有病率は日本のデータとほぼ同じ（2012年10月現在）.

294　16．高齢者

に支離滅裂な状態となり，最期に死亡するまでの5年間，彼女を熱心に観察した。死後，彼女の脳を研究してみると脳は萎縮していた[★3]。その4年後，彼のミュンヘンの同僚は，彼の名誉にちなんでこの状態をアルツハイマー病と名付けた。

どうして脳の神経細胞間にアミロイドたんぱく[★4]が蓄積するのか，そしてそれが細胞のなかの原線維に絡みあうのかという疑問に対して多くの理論が提案されている。高齢化と認知症の家族歴はリスクを高める。アミロイドたんぱくは，通常の細胞にある大きなたんぱく質（APPというアミロイド前駆体たんぱく）の一部であることが明らかにされている。一般に中年まで生き伸びるダウン症候群をもつ人々に，このような典型的な脳変化が起こるというのは，数十年前から知られていることである。ダウン症候群自体は，染色体異常による遺伝性の状態である。この二つの状態の関係は，染色体21の遺伝子がAPPのレベルをコントロールすることで説明される。すなわちAPPの増加によって，ダウン症候群にアミロイド沈着が起こる。

脳血管性認知症は，認知症の約15％を占め，脳の血管の病気によって，神経細胞とその他の細胞が死んでいくため起こる疾患である。一般に高血圧や脳卒中の既往歴が伴う。ADと異なり，発症は一般に突発的で，突然悪化して改善する時期が散在する形をとる。

レビー小体型認知症（DLB）は，男性により多く発症するが，脳血管認知症と同じくらいの割合で発症している。レビー小体（1914年にドイツの病理学者フレデリック・レビーによって初めて記述された）は脳神経細胞の内部にみられる円形の構造物で，主にαシヌクレインというたんぱく質でできている。ADと同様，認知力の低下は進行性で（実際はより急速で），ADは発症後平均10年で死を迎えるが，DLBの場合は平均6年とされている。

認知症のその他の原因には，パーキンソン病，AIDS，頭部外傷，低酸素脳症があげられる。

★3　この時，老人斑，神経原線維変化というアルツハイマー病の代表的な病理所見が報告された.
★4　老人斑の原因物質.

非常にまれなケースであるが，適切な治療によって可逆的，あるいは改善することができる認知症がある。アルコール乱用に関連する認知症（認知症の約 6 ％を占める）では，断酒が効果的な場合もある。可逆的な原因としては内分泌疾患，特に甲状腺機能低下，ビタミン B_{12} 欠乏やある種の脳の感染症がある。

臨床像

　認知症はありふれた疾患なので，我々のほとんどは認知症の人を知っているし，記憶，知的能力，行動やパーソナリティに起こる変化もよく知っている。医者に物忘れしやすい，考えが混乱するなどと訴える患者はほとんどなく，身内から医学的な注意がもたらされることが多い。友人や医師は，患者が予約の時間に来ないことやセルフネグレクトを示すことで気がつく。しかし家族，特に配偶者は，愛する人がナーシングホームに送られるのを恐れて，医療関係者の助けを求めるのを遅らせることがある。台所での火の不始末，徘徊，攻撃性，同じ質問の繰り返し，隣人による盗難の訴え，配偶者を詐欺師と呼ぶことなどの危険あるいは奇妙な行動は警告であって，行動につながる心配がある。

　記憶障害は認知症の鍵となる徴候である。新たな情報を学習する能力は早期に低下して，数秒間しか保持できないところまで低下する。過去の出来事を思い出すことも時間をかけて低下し，配偶者や子どもの名前のような非常に個人的な情報まで忘れてしまう。この過程は，壊れたテープレコーダーに似ており，新しい情報を記録する能力が着々と失われていく。すでにテープにあった情報も同時に消えて行き，最近の情報が先に消えて，最期にはテープのなかのものすべてが消える。記憶以外の，知性，言語，計算，時間と場所の見当識，判断力といった精神的機能も低下する。進行した段階では，その人は，元の自分の殻となり，食事，排泄，着替えなど日々の行動すべてに，助けが必要となってくる。結果として完全に子どものような行動に戻る。シェイクスピアの「お気に召すまま」で，ジャッキーの 7 年目の有名なスピーチが，この終点を最も生き生きと要約する。

　　さて，最後の幕切れ，波瀾に富める怪しの一代記に締括りを附けるのは，第二の幼年時代，つまり，全き忘却，歯無し，目無し，味無し，何も無し。[*5]

このような歓迎されない特徴はあるが，認知症と診断された人々の多くは軽度のものである。より深刻な変化を表す人たちでも，静かに座って，ぼんやりと毎日を過ごしている。おとなしい高齢女性で夫の助けが必要となる人でも，彼女の認知症の全容は劇的な出来事が起こって初めて事実が披露されることになる。そして記憶や方向付けや日々の生活が問題となってくる。

普段，ユーモアのあった人は，ユーモアを保持するが，もともと疑い深い，論議好きまたは強迫的な人はそれがより強くなって家族や友人と衝突するようになるかもしれない。恐怖と焦燥感をもつ人も少数あり，絶えず安心させることが必要になる。

患者の評価

精神状態の検査において，外見は頼りにならない。独居生活をしている人はしばしばだらしなく見えるが，身内と住んでいる人はきちんとしている。話をしている際，ほとんどの人は話に少し間違いがあっても戸惑いをみせないが，注意深い人は自分の能力の限界に不安になる。家族，趣味，または最近の活動について話し合うと，最近の出来事と昔の出来事が織り込まれているなど，混乱を露呈しがちである。このような問診の場合の秘訣は，患者が特殊な質問に対して一般的な答えを返す傾向があることであり，例えば「今日は何曜日ですか？」という質問に，前週に起こった出来事の話をする。

記憶，見当識，判断あるいは毎日のスキルの判断に困難がある場合は，必ず知的機能の検査を行う[6]。軽度の認知症のある人は，即座に元気づけやユーモアを示すことによって不足を隠そうとするため，検査は必要である。時間の見当識，三つの簡単な単語や，架空の名前や住所の記憶の検査はよく使われる検査である。図表を真似て描く，時計の文字盤を描く等は，脳卒中やパーキンソン病などの明らかな原因がない場合に全体的な精神機能の障害を知るよい指標となっている。一般的な通念に反して，認知症に罹患していない高齢者のほとんどは，何月何日

★5　W. シェイクスピア著，福田恆存訳『お気に召すまま』新潮社，1981，71.

★6　日本では，長谷川式簡易知能評価スケール改訂版（HDS-R）やMini Mental State Examination（MMSE）が用いられる．

であるかに気がついていて，１日か２日の差で日付を言うことができる。応え方も答え同様，その人の理解度を明らかにする。口先だけの返答（「ニュースはもうわからない」「計算はいつも苦手だった」など）は不足を隠そうとする人によってよく使われる。[★7] これは我々の能力が問われたときや，脅威を感じるときに使う手段に似ている。

身体所見と特別の検査は認知症の可逆的な原因を見逃さないために必要となる。高齢者で治療可能な原因を見つけることはまれである。

認知症のある人の約５％がうつ病の治療を必要としており，ひきこもり，落ち着きのなさ，不眠，食欲不振から示唆される。認知症でうつ病の高齢者は，疲労が目立ち，何かに気を取られていて，不幸せで無力なようにみえる。このような人たちの一部は，配偶者の死後，あるいは環境が大きく変わったとき，急速に悪化する。

個人の側面

認知症についての家族の経験は多く世に知られていて，そのなかには認知症の悲劇だけでなく，身内の人たち，特に配偶者や子どもたちの献身と勇気も記されている。シャロン・オードリックは彼女の祖父母の経験を記録した。

祖母が亡くなった日は，奇妙な一日でした。私たち家族は悲しみに暮れていましたが，祖父は涙一つ見せずにいました。多分，以前からこうなることを受け入れていたのだろうと思いました。祖父は，祖母が彼の胸に抱かれて静かに亡くなったので幸福でした。彼女の25年間の苦痛や苦労はやっと終わったのでした。

祖父はパン工場で働き，当時，彼が作ったパンは馬に引く荷車で配達されました。祖母はタバコの巻紙を作る工場で働きました。祖父は２ポンド，祖母は４ポンド稼いでいましたが，1939年に結婚し，主婦となることを期待されて仕事を辞めました。４年後，２人はオレンジの果樹園を購入して，その

★7 ADの人の特徴的なコミュニケーション方法で，「場合わせや取り繕いが上手」と表現される.

後果樹園で2人とも一生懸命働き，6人の子どもを育てました。祖母は料理，縫い物が好きで，家を庭で育てた花で飾るのが好きでした。

祖母がアルツハイマー病と診断されるまでの数年間，祖父は，祖母が急に泣き崩れるようになり，怒りっぽくなって，常時，祖父に怒鳴るようになって途方に暮れていました。祖父は，祖母が自信のある有能な女性だったのが，自分の世話すらできなくなるのを目の当たりに見てきました。祖母はお金をどこかに隠し，隠した場所を忘れてしまうのでした。衣類は前後反対に着て，数年前には簡単にできたことが，できなくなっていらだっていました。

私は祖父を勇敢な人だと思います。もし自分がその立場になったら，同じことができるだろうか。祖父がしたように，私も配偶者に献身的になれるだろうか。何の報酬もない，完全なる忠誠心。祖父は「彼女はいつも一番美味しいものを食べさせてもらっていた。一日中イチゴを食べさせたよ。朝は温かい牛乳とウィートビックス[8]にイチゴを添えて，昼はゆで卵と一緒に」と話します。祖母のおむつを替え，56年間共有したベッドから，祖母が好きな長椅子に運びました。祖母は，その長椅子でくるまって，彼女にとって何の意味もないテレビに時折目をやって，一日過ごしました。祖父は200ヘクタールのオレンジ園で日の出から日没まで働きました。

家に帰ると，祖母の隣に座って，祖母の手を取りチョコレートを口に入れてやりながら話しかけるのでした。祖父は過去15年ほど，祖母が祖父のことを誰だかわかっていないということには気にも留めませんでした。アルツハイマー病が祖母の記憶から祖父を抹消していました。

知性的で強かった祖母がゆっくりとしおれていく姿は，見るに堪え難く悲しいことでした。祖父にとっても，祖母の運命に何もできず，ただ見ているだけというのは，胸が裂ける思いだっただろうと思います。

アルツハイマー病が患者や，その愛する人たちの生活に与える影響は，文芸評

---

[8]　シリアルの一種.

論家のジョン・ベイリーの手記にもあるように，胸が裂ける思いである。彼の妻の，有名な作家であり哲学者でもあったアイリス・マードックが，最初に精神障害の徴候をみせたのは，イスラエルで開かれた会議に参加している時であった。アイリスはスピーチの途中，言葉が出ず，観衆も居心地の悪い思いをしたほどであった。数か月後の会議でも，同じように頭が真っ白になる状態になった。オックスフォードに戻ってから，アイリスは珍しく新しい小説の考えが浮かばず，困ってしまった。これまで，アイリスは長期にわたる活発なキャリアを楽しんでいたのだった。夫のベイリー教授にとってこれらの徴候は不吉な印だった。ベイリー教授は，アルツハイマー病の徴候に似た暗い霧は，将来起こることの暗い霧に似ているという。アイリスの母親も，何年も前にアルツハイマー病と診断されていた。このような会議での問題が起こってから3年後，アイリスの娘は，アイリスがテレビの子ども番組を楽しんで観ているのを見て，この悲劇が目の前に開かれていくのを目撃した。2年後にアイリスは81歳で死亡した（『アイリスへの挽歌』セント・マーティン出版社，ロンドン，1999年および『アイリスと友だち』ダックワース出版社，ロンドン，1999年）。

認知症の人の処遇

　理想的には，認知症の人がケアの決定に参加する。早期に診断される場合，生涯の代理人指定や遺書作成にかかわることを考慮する。患者は議論したことを忘れてしまうことがあるので，書き留めておくことやパンフレットは有用である。本人や家族には診断は慎重に説明し，効果的な支援サービスと治療が重要な役割を果たす可能性があることの希望を伝える。

　主要なタスクは本人や家族がどのように対処しているか明確に理解することで，これによって治療を行う最適の場所を決定することができる。着替え，洗濯，入浴，料理，家事，買い物，金銭処理がどの程度できるか？　手伝いがどれだけ必要で，誰が手伝えるのか？　危機に際して近所の人たちは手助けできるか？　どのようなサービスを受けているか？　身内は，患者の理解しにくい危険な行動で困っているか？

　患者が家庭でケアを受けられる場合，介護者への明確な情報を提供することは，患者がわがままや怠慢とみられるような行為をみせたときにうまく対処する

助けになる。怒りっぽい人には真剣に取らないでユーモアをもって対応することを，着替えや入浴を嫌がる人にはしばらく放っておくことを助言する。定期的な運動，気晴らし，音楽，人情味は，すべて生活の質の向上に役割を果たす。記憶の補助（例えば日にちをわかりやすく示すこと，日記をつけること，簡単な言葉ゲームなど）は病気の進行を遅らせることができる。

　介護者の責任は過酷な性質であるため，最も重要なことは抱えている心配事を打ち明けて荷を軽くすること，あるいは休息できるようにすることである。役に立つ介入には，ホームヘルプ，食事配達，レスパイトケア，服薬管理のための薬箱，入浴の看護援助，介護者の支援グループなどが含まれる。患者と介護者は，アドバイスや支援を求めることのできる自助グループや組織への紹介を受け入れることを勧めることも重要である。集団としてとらえるならば，介護者は，苦悩，孤立，身体的不健康，経済的困難を経験する率が高い。これらは，早期に教育，アドバイスや支援を提供する。また精神障害の徴候には，積極的な治療によってこれを小さくすることができる。

　独居生活をしている人，あるいは介護者が虚弱な人たちには，高齢者施設が早めに提供される。ただ，本人が満足していて，ある程度の生活の質が維持できているようなら，できる限り現状を維持するよう励ます。慣れた環境から移動するのは，当事者が混乱し，時には苦しむことになる。ナーシングホームに移動する必要のある人には，移動前に十分説明しておくのがよい。

　認知症には薬物療法はあまり効果がない。残念なことにナーシングホームでは興奮した人を鎮静させるために過度に治療薬が処方される傾向がある。このように治療薬が使われると，患者の精神状態を悪化させ，時には死に至ることもある。

　精神的衰退の過程を逆にする，コリンエステラーゼ阻害薬として知られる新しい治療薬の導入は，患者，家族，精神科医たちに希望を与えたが，効果はさまざまである。アルツハイマー病（アセチルコリン神経系の機能異常）にこの治療薬を使用することの理論的解釈は，ほかの脳内化学システムにも障害があるにもかかわらず，あまりにも簡潔である。確かに，ある人は明るくなり機能も改善されているが，治療が中止されると症状は悪化して好ましい効果は長く続かない。ほ

かの人たちには全く効果はない。

その他の治療薬の効果は極めて限られており，患者の困惑を強め，平衡感覚の障害のために転倒するようになるかもしれない。短期に睡眠薬を使用することは夜の睡眠障害を減少させる可能性がある。少量の抗精神病薬は昼間の不安，攻撃性，妄想的な思考や幻覚を改善するかもしれない。気分安定薬は予想できない攻撃性や気分の不安定を減少するために使用することもできるし，抗うつ薬はうつ状態が持続するときの治療に使用される。

次のランバート夫妻の例は一般的な治療プログラムを描写している。

ランバート夫妻の家庭医ジョージ医師は，両親を心配したランバート夫妻の娘から，家庭訪問を依頼されました。83歳のランバート氏は，骨関節炎と軽い呼吸困難を抱えていますが，精神的にはしっかりしています。奥さんは80歳で，身体は丈夫ですが，物忘れがひどくなっています。前日，買い物に出かけたのですが，1時間経ってもいつもの様に帰宅しませんでした。ランバート夫人がショッピングセンターで泣いているのをある婦人が見つけて，ハンドバッグに入っていた領収書に書かれた住所を頼りに，家に連れてきてくれました。

ジョージ医師はランバート夫妻の家に入るなり，家のなかにほこりが積もり，台所は散らかっていて，庭は手入れをされていないことに気づきました。以前に家庭訪問した時とはまるで家の様子が変わっていました。ランバート夫人は，場所はどこにいるか言えるのですが日付はわかりません。誕生日も思い出せず，自分のことを50歳くらいと言います。子どもの名前はわかりますが，6人の孫の名前は覚えていません。最近のことは覚えていなくて，もちろん前日迷子になったことも全く覚えていません。

身体の診療は普通でしたが，尿臭がして，数日入浴をしていない様子です。ランバート氏は，夫人がシャワーをするのを拒絶して，少し前にしたばかりだと主張すると言います。医師は，ランバート氏から夫人の経過を聞き取り，彼女の精神機能を評価し，身体検査を行いました。採血して尿も特別

検査用に採取しました。

　アルツハイマー病による認知症と診断されました。夫婦と子どもたちは近くの自助グループの支所と連絡を取るように手配され、ランバート夫妻は「記憶を失った生活」コースに登録されました。食事配達、ホームヘルプ、地域看護も手配されました。家族は話し合いで決定権の代行と後見人を決めました。コリンエステラーゼ阻害薬が処方され、数週間で奥さんの記憶力や機敏性、気分に改善がみられました。

せん妄

　高齢者は特にせん妄が起こりやすく、身体疾患に罹患している場合あるいは薬物療法を受けている場合により起こりやすい。実際、65歳以上の総合病院に入院している患者6人に1人の割合で起こっている。しかしながら、医療スタッフは患者の身体疾患と治療に集中しているので、忙しい病院では見落とされがちである。定型的なせん妄状態の人は、時間と場所がわからず、完全に混乱して、最近の出来事の記憶が乏しく、環境を誤ってとらえる。例えば、カーテンの折り目を動物だと思ってしまう。

　高齢者が入院した場合、せん妄の予防が最善の対応策で、患者を新しい環境に慣れさせて、疾病や手術の後に身体を動かすようにして、脳に作用する治療薬を最少化する。夜眠るために昼間は起きているように励まし、眼鏡や補聴器を整え、脱水症にならないように気をつける。

　デイキス氏は72歳で以前は元気でしたが、人工股関節手術を受けました。手術後の夜、デイキス氏はいつもと違って人を罵倒し、点滴を抜き取ろうとしました。精神状態の評価の結果、デイキス氏は時間と場所の見当識を失っていて、パニック状態になり、手術のことは全く覚えていませんでした。デイキス氏は看護師が点滴を通して毒を注入したと信じていました。体中に蟻

が登り，カーテンの折り目には悪者が隠れていて，看護師と何かを企んでいると言うのです。電解質の不均衡を修正する適切な治療によってデイキス氏は完全に回復して家族はすっかり安心しました。彼は奇妙な経験に関してはぼんやりとしか覚えていませんでした。

＊　　　　　　　　　＊

　ロバーツ夫人は88歳の未亡人です。看護師を辞めて高齢者ホステルで幸福に暮らしています。彼女はこの2年ほど，物忘れが激しく，時々，娘のことを亡くなった妹と思うのですが，認知症とはまだ診断されていません。外食に行く途中，彼女は転倒して救急病院に運ばれ，大腿骨頸部骨折と診断されました。手術室の空きはなく，手術は3日後となりました。手術を待っている間，彼女は水分も食べ物もあまり摂取していません。そして痛み止めにペチジンが数回処方されました。ロバーツ夫人は次第に混乱してきて，1945年にオーストラリアの負傷兵を看護した日本にいると確信するようになりました。

　手術後もロバーツ夫人は混乱してさわがしいためにナースステーションから遠く離れた部屋に置かれました。夜になると特に恐怖と混乱が強くなるのですが，昼間はうとうととしています。食べ物と水分の摂取は十分ではなく，食事も数回は手もつけませんでした。尿路感染症にかかって抗生物質が処方されました。日本人に迫害を受けているという妄想があるので少量の抗精神病薬が使用されました。3週間後，混乱は少し治まりましたが，大きな褥瘡ができて失禁するようになり老年科病棟に移されました。そこで徐々に回復して褥瘡も治ってきました。理学療法も受けているのですが，一人で歩くことができずナーシングホームに移りました。忘れっぽいのですが，ロバーツ夫人は今も「腰を骨折して日本の病院に入れられていたあのひどい時」の話をします。

　せん妄の対応には，原因の究明，支持的ケア，合併症の予防，行動症状の治療

が含まれる。静かで，均一な明るさがあり，最少の妨害と最大の安心のある環境が最も重要である。水分と栄養の保持は必須である。夜間のやわらかな照明，馴染みの看護師，家族や友人の定期的な訪問は，総体的に良好な状態に役立つ。恐怖をもつような幻覚や妄想には抗精神病薬を使用することもある。患者はせん妄を経験した後に当惑することがあり，前項のロバーツ夫人の事例のように不快な記憶の経験となり，そのときの行動を伝えられると当惑する。家族には，身内のこのような変化を見つけたときにどのように対処するかという情報と支援が必要である。回復した患者には，発症で経験した恐ろしい記憶は悪夢と同じようなもので，せん妄は後の精神保健に関係ないと安心させることが大切である。

気分の問題

　我々は医学的な注意を必要とする気分の落ち込みを考慮する前に，高齢者が遭遇するグリーフ（悲嘆）は人生後期のあらゆるところに存在することを認識する必要がある。配偶者，身内，友人，知人との死別，健康，独立性，家と近所，社会変化などである。友人や家族の死は，以前起こった死を思い起こさせる。悲嘆は，深い悲しみから罪悪感，怒り，集中力欠乏までさまざまな形をとる。死別した人のほとんどは再び充実した生活に戻る。複雑な悲嘆の場合，死別した人は喪失を受け入れることができない。過去に普通ではない悲しみや心的外傷を経験したか，あるいは葛藤のある対人関係の既往があるのかもしれない。

　悲嘆が共通の経験であるのと比較して，うつ病は高齢者の5％だけに影響する。リスクが高いのはうつ病の既往のある人で，長期の痛み，身体や感覚の障害，複雑な悲嘆の経験をしたか，情緒的な支えのない人たちである。多くの治療薬が気分の落ち込みを引き起こす。同様に脳卒中などの病気がうつ病と関連することがある。

　高齢者のうつ病は，ほかの年齢グループにみられるものと同様である。悲観的で喜ぶことができない，疲労，睡眠障害，食欲不振，そして社会からのひきこもりが目立つ。自殺は古典的には高齢者により多く，特に男性が多かったが，先進国では減少している。これはおそらく一般市民に社会的支援と医療的支援が利用できるという知識が広まったことと，副作用の少ない抗うつ薬による治療が広く

行き渡ったことによるだろう。高齢者で自殺する男性は，独居の，不自由で痛みのある身体疾患をもつ人が多い。

気分の変化は隠されているか，あるいは一風変わって存在する。痛みや身体の不具合の訴えはある種の変装である。しかし，高齢者が身体の病気にかかるのは極めて一般的で，正確な原因はしばしば見つけにくい。身体の障害にうまく付き合ってきていた人でも，泣いたり支援を求めたりするようになる。心臓，肺，肝臓などの疾患やがんなども，食思不振，睡眠障害，エネルギー不足などを引き起こすので，合併するうつ病は容易に見落とされる。

忘れっぽく，考えが混乱すると自発的に訴える場合，認知症よりもうつ病を強く考えさせる。認知症の人たちを好きなようにさせていると自分の間違いに気付かない。同様に，うつ病の人は，考えや動きが非常にゆっくりで，まるで認知症になっているようにみえる。★9 着替え，入浴や食事に手助けが必要で，非常に簡単な質問に，「知らない」「できない」と答える。

高齢者には，意気消沈するのは年を取った自然な反応と解釈して納得している人もいれば，いつも訴えばかり言っていると身内や友人そして医師が遠ざかってしまうと恐れる人もいる。軽度から中等度のうつ病の人の多くは，孤独で役に立たないと思い，病気を恐れて依存的になり，新しい住居に移って貯金を使い果たしてしまう。

このような心配ごとを話せる機会は，医師が彼らの配偶者や子どもそして親友の命日を覚えているのと同様に高く評価される。持続する痛みを伴う病気は治療の必要があり，さまざまな形のホームヘルプが手配される。悲嘆のカウンセリング，カップル療法や家族療法も役に立つだろう。種々の心理的そして社会的な支援はモニタリングされ，身内のものや友人を中心にして1～2週間後に振り返りを行う。

うつ病の高齢者の死亡率は，気分障害と重度の身体疾患が強く関連するために平均より高い。このような場合以外は，死亡率の見込みは若い年齢グループと同様である。すなわち，うつ病で入院する人々の約3分の2は十分回復するが，再

★9　うつ病性仮性認知症という.

発は一般的で，通常は継続した治療が行われ，特に過去にうつ病の再発を経験している人の場合はそうである。

　多くの場合，少量の抗うつ薬は有用であるが，めまいなどの副作用があるので転倒のリスクに注意する。ベッドや風呂からゆっくり立ち上がるよう，また夜にトイレに行くのに点灯するように注意する。著しく動きが鈍くなって精神病症状が著明な場合，食べ物や水分の摂取を拒否する場合，あるいは自殺のリスクが高い場合にはECT（電気けいれん療法）が選択肢となる[10]。ECTは高次の精神機能の障害がみられる場合も使用できるが，短期的には悪化する場合もある。

　高齢者は思考に柔軟性がないので精神療法はあまり効果がないと伝統的にみなされてきた。フロイトは彼自身の年齢が49歳のとき，精神分析を50歳までとした。実際には，高齢のうつ状態の人たちの多くは，自分自身のことを学ぶ機会や，どのように将来に向けて前向きになるか学ぶ機会を歓迎している。家族カウンセリングは家族の関係改善を助けるかもしれない。

　対象が複雑性悲嘆の場合，セラピストは，悲嘆には多様な文化パターンがあることを知り，自分たちにはあまり馴染みのない悲哀の表現が面前で行われる場合も，気を配った思いやりのあるふるまいをする。共感的に相手の話を聞く，うっせきした感情を表すよう励ます，避けてきたタスクを行うよう試みる（例えば，亡くなった人の所有物を整理する）ことは多くの場合に役立つ。うつ病が明確な場合，抗うつ薬も役に立つことがある。

　認知行動療法は実用好みの人に合っているので，気分や行動を毎日記録して，タスクが完了した時に正の強化を行うことも大切である。その他の実用的な戦略として定期的な運動や社会参加があげられる。

　ベネット氏は74歳で定年退職した，高血圧の既往歴のある元エンジニアです。フットボールの試合観戦と庭仕事を趣味としていますが，３か月ほど，

★10　全身麻酔をかけてけいれんを起こさないようにする，修正型電気けいれん療法（mECT）が一般的である．

その両方ともしなくなり，家庭医を訪れました。子どもや孫が来ると，非常に疲れるので早く帰ってほしいと思うほどでした。朝早く目が覚め，食欲不振で体重も減りました。人生に希望はなくて死んだ方がましだとため息をつくのです。診療中，彼は寂しそうであまり話しはせず，話すときは非常にゆっくりでした。40代前半の頃，ECTを必要とするようなうつ病に罹患しています。そして59歳の時，急に落ち込んで首を吊ろうと試みるところまでいきました。再度ECTを受けて，その後２年間抗うつ薬を服用しました。これらのエピソードの間は，ベネット氏は非常に活発で社交的で家族や地域とも強いつながりがありました。

　診察の結果，ベネット氏の状態は家庭で治療を受けても十分に安全とされました。抗うつ薬が処方されましたが，彼の年齢から通常の半量から始め，一週間後には一般的な成人の用量になりました。服用を始めて数週間で，彼の気分は少しずつ明るくなり，社会とのかかわりや趣味に戻るように勧められました。過去の再発が重症で繰り返しがあったことから，薬物療法の期限は設けられませんでした。もしこの４週間にベネット氏がこのような改善を示さなかった場合には，精神科医に紹介され，治療薬の用量を増やすか，別の抗うつ薬の処方を受けるか，またはECTを適用するなどのさまざまな戦略を試みることになったでしょう。

　気分が異常に高揚する高齢者のほとんどは，多年にわたる双極性障害であるが，なかには，最近になってうつ状態から躁状態になった人もいる（しばしば抗うつ薬の治療やECTの後）。高齢になってから純粋な躁病を発症することは極めて少ない。脳卒中や頭部損傷，その他の脳障害の結果として躁状態になる人はさらに少ない。活動過多，多弁，不眠症は一般的であるが，気分の高揚よりも焦燥感が一般的である。誇大妄想はよくみられる。著者の知っている患者のなかに自分をスーパーマンだと信じている人がいた。ほかには世を救うために神に選ばれた預言者であると信じていた女性がいた。家族は，性的な抑制ができなかったり，経済的に無分別になると特に困る。現実との接触からどのくらい離れている

かによるが，通常は病院での治療を必要とする。多くのケースでは，少量の抗精神病薬による治療が効果的である。躁病の再発を予防するため，あるいは明らかな双極性障害の躁状態とうつ状態の場合，気分安定薬を処方することがある。

不安

不安は高齢者の約10％が経験して，身体疾患，死別，経済または家族の心配，または新しい住居への転居に反応して劇的に現れる。長期にわたる不安は，脅威的な出来事のあった後に悪化するのが一般的である。定型的には，不眠，疲労，焦燥，震え，動悸，息苦しさ，忘れやすさや集中力低下を経験する。精神科医は高齢者の場合は常に情緒要因と身体要因の両方に注意を向ける。心臓や肺の病気の症状は不安とよく似ているので特に難しい。そのうえ，不安な人たちの多くは身体疾患ももっていて，その症状を恐れる人たちも少なくない。

合理的ではない恐れは一般に考えられるよりも頻度が高い。例えば一度か二度の転倒で外出を拒否するようになる。部屋から部屋へ移動するにもテーブルや椅子につかまるようになり，介助なしに歩行することに涙を流して反抗する。デイセンターではこのような恐怖感に徐々に打ち勝つよう励まして回復を促す。

軽度の不安障害の人には，単純に，安心感，身体疾患のケア，経済的便益のための社会サービスへの紹介，ソーシャルクラブやデイセンターへの参加などが必要である。長期にわたる不安症の場合，ほかの人からみれば些細なことでも，本人には危機と感じるので支援が必要である。怒ったり，厳しく叱りつけても効果はない。一方，リラクゼーショントレーニングや，患者が恐れるものに段階的に曝露するといった簡単な心理的操作は役に立つ。[11]ベンゾジアゼピンなどの不安障害の治療薬は，眠気，混乱，不安定さや転倒を引き起こすこともあるので，絶対に必要とする場合以外は使用せず，使用する場合は期間を制限する。

70代のアルバートは，息子や娘が耐えられなくなって，娘の一人に付き添

★11　行動療法の一技法で系統的脱感作という．

われて医者に来ました。娘によると，アルバートは手がかかり，自己中心的で一緒にいるのが耐えられないほどでした。いつも怖がっていて，特に自分の記憶が失われることを心配して，常に記憶を失っていないか尋ねるのでした。注意深い質問によって馴染みのない環境を恐れて新しい出会いを避けていることが明らかになりました。治療としては，まずアルバートと娘さんに会って，その後にアルバートと個別セッションをするなかで，怖がるものに極めてゆっくりと向き合うことを励ますことにしました。彼女は，その間自分の人生を振り返り，悲嘆に向き合って自分を確かめることができました。その後，自分自身でダンスのパートナーを見つけて週2回ダンスを始めました。その後，生き甲斐を見つけて活き活きとして，自分でも若く感じるようになり，不安も「記憶の問題」も消えていきました。

妄想性障害とその他の精神病

　愛する人を失うような典型的な出来事が高齢者に降りかかると，周りの世界の不確実性を思うようになるのは理解できることだ。孤独で人を信用しない人，特に聴覚あるいは視覚に部分的な障害のある孤立した女性は，他者が自分を嫌って避けている，あるいは利用しているという結論を出してしまう。近所の人や店の人たちと口論をして突然怒りだす。彼らの考えは精神病には及ばないもののより孤立してしまう。なかにはみじめな生活をしていても助けを受けつけない人もいる。彼らの考えが極端になると妄想性障害の域に達する。

　妄想は一般に平凡なもので，隣人が壁をどんどんたたく，塀の向こうからごみを投げてくるなど，証拠は全く逆を示しているのに本人はそう信じ込んでいる。あるいは奇妙な見知らぬ人や秘密諜報員が電話を盗聴したり，特殊なガスや電波で襲ってくる。このような考えから，隣人を罵り，身を守るために警察を呼ぶこともある。著者が診察した患者は，以前は明るい愛想のよい女性であったが，長い間友だち付き合いをしている高齢の隣人が，彼女の洋服ダンスから金を盗んだと思い込んでしまった。それを否定するすべての試みは役に立たず，友情は永遠

に壊れてしまった。

この形態の精神病は認知症と間違えられるかもしれない。認知症の人は大切にしているものを失くしたときにほかの人を責めることで自分の過失をごまかそうとする。このような考えは精神病と違ってめったに大袈裟にならず，すぐに忘れられる，少なくとも本人自身はすぐに忘れてしまう。

一部の人は助けをすぐに受け入れる。その一方では，疑い深くなってスタッフが入るのを拒絶し，治療は必要ないと主張する人もいる。治療薬は少しずつ投与して，副作用を危害を加える企みと解釈する可能性を少なくする。

薬物乱用

高齢者のアルコール乱用は一般に考えられているよりもありふれたことだ。一部はいつも飲酒量が多かった人であるが，退屈，孤独，不安，うつ気分から飲酒量が増える人もいる。一人暮らしの人は特にリスクが高く，障害者や家から出られない人でも驚くほど簡単にアルコールを入手している。子どもや友人はしばしば「お酒を飲むことで幸せを保っているのですから」と言って介入をせず，なかには共謀してアルコールを提供することもある。深刻な転倒や一時的な離脱で激しい混乱を引き起こして初めて医者の助けを求める。

潜在的な要因である孤独，不安やうつには，デイセンターへの参加，悲嘆のカウンセリング，うつ病がみられる場合の抗うつ薬投与などで直接対応するのがよい。これらを拒絶する人は，アルコールの直接作用による重度の記憶障害に発展する恐れがあり，彼らを守るためにナーシングホームのケアが必要になる。

高齢者は睡眠薬としてのベンゾジアゼピンの最大の消費者である。不眠は，退屈，孤独，不活動，痛み，うつが原因となるので，医者は眠れない患者にベンゾジアゼピンを勧める。あるいは患者が医療や外科手術で入院した場合に睡眠薬が処方される。両方とも注意すべきは継続して使用した場合である。ベンゾジアゼピンは嗜癖性があるので使用しない方がよいが，高齢者で長期の不眠症の人には効果があるので投与を中止するのは無慈悲なことである。

パーソナリティの問題

　先にプラトンの言葉「端正で自足することを知る人間でありさえすれば，老年もまたそれほど苦になるものではない。が，もしその逆であれば，そういう人間にとっては，老年であろうが青春であろうが，いずれにしろ，つらいものとなるのだ[★1]」を引用した。理屈っぽく，疑い深く，依存的な行動は，不安，うつあるいは認知症によるものかもしれないが，高齢者にはいつも口汚く，依存的，あるいはひきこもりがちな人もいる。このような傾向は，中年期には弱まっていたかもしれないが，人生の後半になって多くの問題を抱えるようになると再度出現する。精神的に不安定な未亡人は子どもや友人や家庭医に一日に何度も電話をかける。夫を亡くしてから簡単なことも出来なくなってしまい，彼らに不可能なことを要求する。孤独な疑い深い男性は病院に入院することを警戒する。病院でほかの患者が近くにいる環境を強要されると，慣りやいらだちを覚えて，病院を去ることを主張する。

　細かい質問はこのような状況を明らかにすることに役立つ。その人はいつも不安で手がかかって疑い深いのか，この最近の感情の爆発は何が原因なのか，「難しい」パーソナリティで片付けてしまわないことが大切である。怒りや皮肉が事態を悪化させないように，要求には冷静に対応する必要がある。可能ならば，個別の環境において提供される援助を説明しながらケアプランを本人と一緒に立てるのがよい。当然，身内や介護者の負担にも注意を払うべきである。

高齢者虐待

　高齢者虐待は老年精神科医が扱う比較的新しい現象であって約5％の高齢者が被害を受けており，身体的，心理的，性的，経済的虐待があることが明らかにされている[★12]。典型的なケースは認知障害のある依存的な女性である。虐待者は，通常被害者と長年同居していて，住居や経済的サポートを被害者に頼り，過去に物

★12　わが国では，高齢者虐待を，身体的虐待，心理的虐待，性的虐待，経済的虐待，ネグレクト（介護放棄）の五つに分類している.

質乱用あるいは暴力の経歴があるかもしれない。虐待者は高齢者の精神的機能が低下して行動をうまく抑制できないとしばしば高齢者の要求に対処できなくなる。虐待がこのようなストレスによるときは，介護者への情緒的かつ実際的な支援の提供は欠かせない。虐待がひどい場合は後見人または差し止め命令を取得して両者を分離することも助言される。

家族のニーズへの対応

老年精神医学への家族の関心は非常に高い。児童精神医学では何十年も前から家族と精神科医のパートナーシップの必要性が唱えられているが（理由は明らかであろう），老年精神医学関係で患者の身内の者へのインフォーマルなケアが評価され始めたのは1980年代からである。

身内の者は高齢者のパーソナリティが変化して家族への関心が薄らいでいくことを心配する。精神的に正常だが身体的に障害のある高齢者をケアするだけでも十分に難しいのであるが，娘を自分の姉妹と思いまったく感謝することのない，排尿便の失敗を繰り返す高齢者の世話は極めて大変である。しかし，多くの身内の者は，部外者に助けを求めるのは信頼への裏切り行為ととらえてしまう。

しかし，今では介護者を支援するさまざまなサービスが整っている。また介護者も自助グループをつくり，支援ネットワークをつくり，政治家への働きかけも行っている。この基盤をもとに多くのことができるようになった。例えば，高齢の配偶者が認知症のパートナーのケアを続けたいと望む場合，レスパイトケア，訪問看護，食事の宅配，家事援助などを利用することができる。

高齢化社会と，時代遅れの孤立した精神科病院の閉鎖は，家族が介護者となる新しい時代を生んだ。確かに介護者は何世紀もそうしてきたように，ある意味で舞台の中央に戻ったのである。介護者の重要な役割は今後も継続するので，社会の目立たない英雄として，あらゆる支援に値する。

結論

ゲーテの名言「年齢は突然襲ってくる」は，恐らく現在より当時において真実であったろう。生涯が長くなり，高齢者の人口比が大きくなってきているので，

人生の最後の四分の一に対する関心は史上最も高くなっている。それに対応して，情緒的に混乱した高齢者のニーズに注目した専門分野が発展している。そして高齢者の人生において最も脆弱な時期に襲う障害に関する研究が世界中で大いになされている。予見できる開発には，うつ病や精神病へのより安全な治療薬を開発すること，精神療法をより多く取り入れること，アルツハイマー病やその他の認知症に対するより効果的な治療などがあげられる。

17.

自殺と故意の自傷

真に重大な哲学上の問題はひとつしかない。それは自殺ということだ。[★1]

アルベール・カミュ

　自殺は間違いなく精神科医にとってもっとも難しい現象である。毎年，約100万人が自らの命を絶つと推定されている。これは40秒に1人にあたる。米国では3万1000人，オーストラリアでは2200人，中国では30万人，カナダでは4000人が自殺によって死亡している[★2]。このなかには創造性に富んだ人たちが含まれる。第2章では，ヴィンセント・ヴァン・ゴッホの人生と死について検証した。20世紀には，作家のアーネスト・ヘミングウェイ，プリモ・レヴィ，バージニア・ウルフ，シルヴィア・プラス，ロバート・ローウェル，セオドア・レトキ，画家のマーク・ロスコー，ジャクソン・ポロック，アメディオ・モディリアーニなどが自ら命を絶っている。自殺者数と有名人の自殺はセラピストはもちろん地域社会も愕然とさせるのであるが，自殺固有の性質は，心理学的にも倫理的にも，我々が自殺の問題に直面することを困難にしている。

　自殺は，ほかの臨床環境と根源的に異なる。多くの精神保健の問題は，セラピストと患者が同じ目標を共有するが，自殺となると両者は全く反対の見方になる。そのうえ自殺は治療戦略が適用される臨床上の問題というだけではなく，その人の存在そのものに関することであり，いかによりよい生き方を達成するかで

★1　A.カミュ著，清水徹訳『シーシュポスの神話』改版，新潮社，2006, 12.
★2　警察庁の自殺統計によると日本では2016年に2万1897人.

315

はなく，生きるか否かという疑問である。自殺に傾いた人を治療する最初の時点
で，臨床家と患者が非常に異なっているようにみえるのは，人生への基本的な態
度を変えるよう説得する必要があることを意味するものである。自殺という現象
は生きることの価値を自発的に否定するものであって，生命の神聖さに関する
我々の最も深い信念を脅かすものである。それ以上に，自殺という難題は本質的
に不思議なものであり，この種の恐怖を振り払うのには苦労するし，人生の価値
を合理的に正当化するという現実の問題がある。そのうえ一般人口に比較して医
師の自殺率はかなり高く，自殺に傾いた患者を治療するときは医師も脆弱にな
る。ほかの治療の側面においては，医師は自分自身をもっと容易に問題から切り
離すことができる。しかし自殺は誰でも一度は人生のどこかで考える可能性があ
るので，自殺に傾いた患者を客観的にみるのが難しいのかもしれない。

歴史を通してみた自殺

　自殺は常に人間の有様の一部であった。聖書では，自殺は奇妙なものとしての
み触れられており，その行動を表す言葉はない。旧約聖書には自殺に関する場面
が5か所だけあり，サウルとサムソンが最も有名である。自らを殺すことは，敵
の拷問や復讐から逃れるような合理的な意図に自然に関連するものとして描写さ
れている。

　古代ギリシャやローマ時代では自殺はより顕著になり，アリストテレスは自ら
の命を絶つことは「生命の正しい規則」に反することであって国家への不正であ
ると論じた。ソクラテスが自殺を禁止したのは，人間は神によって与えられた生
命の管理人に過ぎず，自殺は神に対する不正であるという考えに基づいていた。
ローマ人は自殺を個人の視点からとらえた。哲学者のセネカはただ生きているだ
けでは十分でなく，よく生きるべきだと宣言して，こころの平和が乱されること
や不運は自殺の原因として適切であると論じた。彼はまた，自らの命をどのよう
に終えるかを選択する根本的な自由に価値を置いた。大プリニウスはこの種の自
由においては，人間は神に勝ると考えた。その結果，自殺は処罰の対象ではなく
なり，ローマ帝国に広く浸透した。

　キリスト教は新しい見方を取り入れた。聖アウグスティヌスは第六の戒めは他

殺と同様に自殺にも当てはまるものと解釈して自殺に反対した。13世紀のトマス・アクイナスは，初めて自殺に対してキリスト教の総合的な解釈を唱えた。彼は，自殺は社会を傷つけるために自己への愛について定める自然法すなわち道徳法に違反しているとともに，神のみが生命を絶つ権利を有するので神の法に違反すると唱えた。この見方はヨーロッパでの自殺に対する見方に何世代も影響して，ルネッサンスになってやっと変わることになった。例えば，フランスの哲学者モンテスキューは，ヨーロッパの反自殺法は残酷で非人道的であると強く批判した。彼は，人生に疲れ切った人は社会に従う義務はなく，国家の法律は生きていこうと決めた人に対してのみ権威があるという見解であった。

スコットランドの哲学者デビッド・ヒュームは，アクイナスの論議の根拠に対して，アクイナスと同じ法律の三つのレベルを使って議論した。まず苦痛，病気，不運がその人の人生を耐えられないものにするときは，自殺は必ずしもその人の利益に反するものではない。次に人は死によって社会に対しての義務を失い，自殺によってほかの人が背負っていた負担を軽減することもあり得るので，自殺は他人を傷つけない。そして最後に神が世界のすべてを司るのであるなら，自殺も神の意志の一部とみられるべきである。

科学的に自殺を理解しようとしたのは19世紀の終わりになってからで，フランスの社会学者エミール・デュルケムが社会現象としての見方を述べた。彼は自殺をする人にあり得る動機と，その人と社会との関係を分析した（「何が自殺に導くか」320頁参照）。このような科学的な検討は20世紀に始まり，精神医学は自殺を客観的に研究することに最も貢献した。自殺を科学的に説明する以上に，精神科医たちは自殺に傾いた人を効果的に治療しようと努め，実際の自殺企図の予防に努めてきた。また既遂に至らなかったサバイバーのケアや，遺された家族のケアに深く関与してきた。

歴史的にいっても，診断と予防は自殺へのアプローチの根本的な変化である。治療が道徳や法制に取って代わった。ほかの多くの社会現象と同様，自殺は完全に医療化された。自殺に傾いた人は心理学的な力によって影響されており，専門家の助けが必要とみられるようになった。さらに，その人は自らの行動に道徳上の責任はないと考えられている。自殺に対するより自由な見方は，この科学的・

医学的な関心が進展した結果である。

　このような歴史的な見地を心にとめて，自殺に関する現代の精神医学の立場と
自殺の臨床面についてわかっていることを検討しよう。それにはまず自殺という
言葉を定義づける必要がある。

自殺の定義

　自殺という言葉は，ラテン語の*sui-cidere*からきており，文字どおり，自らを切
ることである。その行動の結果，死に至るということを知っていて，ほかの人か
らそそのかされる，または強制されることなく，自らを殺す意図的な行動に適用
される。定義は十分明確そうであるが，例えば，戦争時の自己犠牲，政治的抗議
のハンガーストライキ，ある種の大量喫煙や大量飲酒，自動車レースや登山のよ
うな危険な娯楽のようなほかの種類の自己殺害的行為を考慮したとき，自殺行動
の複雑さが浮き彫りになる。

　特に難解なのは，自殺行為が本人の状況からは合理的とみなされる場合にどの
ようにとらえるかである。古典的な事例としては，自立して生きることに常に誇
りをもってきた人が，痛みの激しい疾患の末期にあって改善が期待できず，他人
に負担をかけたり，自尊心を傷つけるような環境で生きることを望まないケース
である。

　作家アーサー・ケストラーのケースは，理性的な自殺の問題に鋭い安堵をもた
らす。生前，彼は尊厳死の権利の熱心な信者であり，自発的安楽死を推進する協
会に積極的にかかわった。パーキンソン病と白血病で彼自身の健康が悪化した
時，ケストラーは自分の自殺計画を明確に手紙に書いた。彼は自殺行動を，少な
くとも，頭脳の不明晰さや，生き続けることに関して代替の決断を反映する能力
に欠けること，むら気，外部からあるいは内部からの圧力などの心理的要因に基
づくものではないと切実な方法で正当化した。彼の手紙の文末を考察しよう。

　　私が平静な気持ちで，空間，時間，物質の範囲や理解の限界を超えた冷静
　　な死後の生にわずかな望みを持って，友人であるあなたたちから去ることを
　　理解して欲しい。私はこの"大海にいるような気持ち"に支えられ，困難な

３１８　　17. 自殺と故意の自傷

時を乗り越えた。そして今，この手紙を書いている間も，その気持ちが私を
支えてくれている。

それとは対照的に，彼の妻シンシアがケストラーと一緒に死を遂げた（2人は
同じ部屋で遺体となって発見された）というニュースは，彼女の決意の信頼性に
疑念をもたらした。若くて（死亡時49歳）健康だったシンシアの死の選択は，彼
女の夫の決意に不当に影響を受けたのではないか。彼女の遺書の分析は，ケスト
ラーが彼女に思いとどまらせようとしなかったことを示している。彼女は，心中
は全く望まない，そして死と死ぬことを恐れると明確に言い切っていた。その一
方で彼女は，自分に「ある種の内側の資源」があると思うが，夫なしでは生きて
いけないとも述べていた。

この二つの例は，自殺は理性的なものであるという考えに対する賛否両論を反
映する。いずれの見方を取るとしても，主に動機を巡る自殺行動の異なるカテゴ
リーというくせ者が浮上する。それは混乱したこころの産物であるかもしれない
し，その人の目標を全うする望ましいゴールすなわち耐えられない痛みから逃れ
たいという願いを反映したものであるかもしれない。さらに難しいのは，例え
ば，薬物の過量服薬の効果の過大評価や，家族が予定より早く旅から帰ってきて
自殺を妨げられたなど，定義には合うが誤算から死を遂げなかった人をどうみる
かである。あるいは反対の誤算もある。例えば，毎日がつらいために「長時間眠
ろう」として多めに服用するつもりが，知らずに致死量を服用してしまうことも
ある（以下の「故意の自傷」を参照）。

自殺率

前述の定義を用いて，異なる社会における，異なった時点での自殺率を調べる
ことができる。また，自殺をする人たちと関係している心理的，社会的要因を精
査することで，どのような人が特に脆弱であるかを決定できる。

先進国では自殺の疑われるケースは検死法廷に届けられ，自殺率に関する統計
はこのデータに基づいている。すべての死体検案は死因を究明しようとするが，
死因別の基準は国によって異なる。自殺の場合，エビデンスは自己の行為である

ことと死の意図に関連する必要がある。このような条件が満たされているかどう
かの判断は困難で，蓋然性のバランスに基づいて決定される。死は本人の行為に
よることを示唆するエビデンスがあるとしても，死の意図についての合理的な結
論のない場合，この死は原因不明の事故死として記録される。このシステムは，
自殺率を過小評価するおそれがあり，国同士で自殺率を比較するには限界があ
る。

　このような限界があるにもかかわらず，少なくとも西欧諸国では，20世紀以
降，自殺率が決定されている。比較一覧表は恐ろしい数字を示す。例えば，男性
の人口10万人あたりの１年間の自殺者数はカナダ，米国，オーストラリア，ス
ウェーデン，アイスランド，ドイツでは平均20で，高いレベルとなるとスリラン
カ（45），ウクライナ（47），ハンガリー（45），ラトビア（45），ロシア（69），
リトアニア（74）である。[3]多くの要因が最終的な数値に影響するので，この自殺
率の差を説明するのは難しい。精神科医は特に，いわゆる危険因子，すなわち高
い自殺率と関連する要因であるとともに，予防プログラムによって変化させるこ
とのできる可能性がある要因に関心をもつ。

　実際の自殺率がどうであろうが，我々は自殺者１人に対して，最大50人が死を
意図せずに故意に自傷すること（このようなケースをすべて把握するのは不可能
なので推定数である）に注目しなければならない。[4]そのうえ自殺者以外の多くの
人が自殺によって強く影響される。時には，家族が終わりのない深い悲嘆を経験
することになる。

何が自殺に導くか

　ここで危険因子に戻ってみよう。男性のほうが女性よりも自らの命を絶ってい
る（若い女性が殺鼠剤を使う例が奇妙に多い中国の農村地域はよく知られた例外

　★3　厚生労働省自殺対策推進室・警察庁生活安全局生活安全企画課「平成28年中における
　自殺の状況」（平成29年３月29日）によると，日本では2016年に24.5.
　★4　世界保健機関のPreventing suicide──A global imperative（日本語訳「自殺を予防する
　──世界の優先課題」）によると成人１人の自殺による死亡には，20人以上の自殺企図があ
　るとされる.

である）。性差は使用される手段で説明がつく。男性は，縊首，銃器，入水，飛び降りなどのより暴力的な手段に，女性は処方薬や違法薬物の過剰服用などの毒物の摂取によることが多い。年齢とともに自殺のリスクは高くなり，65歳以上はほかの年齢グループのなかで最も高い（アメリカの一般人口における自殺率は，80歳以上では2倍以上に高くなる）。

　このようなパターンは，必ずしも型にはまったものではない。多くの西欧諸国において1960〜1980年代にかけて，15歳から35歳の若い男性（女性にはあてはまらない）の自殺が非常に増加して精神科医や公衆衛生関係者を狼狽させた。この変化を説明するのは慎重に行う必要があり，この現象にほかの危険因子が関連していないかを調査する必要がある。その一方で，評論家は，確固としたエビデンスを欠くなかで，若者の失業率が高いこと，離婚率の増加と家族の崩壊，物質乱用の浸透，疎外感等が潜在的に影響していると推測した。

　これらの因子の多くは社会的に結びついており，前述のデュルケムの先駆者としての業績に戻るのである。彼は，政治，経済，社会がよく統合された社会では自殺はまれであると推測した。彼は，自殺は，主にその人が属する社会によって説明がつくと考えた。逆境となる社会の力から二つの形態が生まれる。社会との不適切な関係から利己主義の形態が発生する，すなわち「過剰な個人主義から起こる」。アノミー型は，それとは逆に，宗教的つながりの喪失，地域組織の解体による孤立や政治的危機（例えば第二次大戦の直前にウィーンの自殺率は劇的に増加した）によって生じる。デュルケム以来，自殺の社会学的研究は，理論的モデルから離れて，婚姻状況や社会経済状況に注目するようになった。そして，独身者の自殺率は既婚者の2倍であり，離別者や死別者の自殺率は既婚者の5倍になることを学んだ。

　失業は，社会経済的地位が低いのと同様に，不都合な影響を及ぼす。宗教に属することは一般に保護的とみなされ，通常，ユダヤ教，キリスト教，イスラム教はすべて自殺を民族の慣習として禁止する（一方，殉死は崇拝する）。しかしこれは報告による加工のおそれがあり，宗教的信念の普及している社会では真の数字が隠蔽されることで減少している可能性がある。模倣自殺は若い人たちにあてはまり，メディアによる自殺報道への曝露の後に自殺率は増加する。このことは

321

メディアにとってジレンマであり，情報を伝える義務があるが，報道することで問題の拡大を引き起こすかもしれない。報道するにあたって最善の方法は，正確に責任をもって報道することである。

自殺における可能性のある遺伝要因については，米国の作家アーネスト・ヘミングウェイの家族に明確に描写される。ヘミングウェイ自身の自殺だけではなく，彼の父親，きょうだい2人，孫娘が自らの命を絶っている。もちろん全員が精神疾患の脆弱性を受け継いだ可能性もある。その一方で一卵性双生児は二卵性双生児に比べて一致率が6倍高い。神経科学者は自殺者の脳化学における異常性について研究を重ねているが研究成果に一貫性はない。脳脊髄液中の化学伝達物質であるセロトニンの欠乏が自殺死亡の4倍の増加と関連している。このような探求には実用的な意味がある。生前に正確な検査ができるのであれば，精神科医はセロトニンレベルが低い人たちに関して，特に注意を払うことができる。しかし，一つの検査結果では自殺のリスクの総合的な評価には十分ではない。

自殺と精神疾患

自殺と多くの精神疾患の間には確固とした関連があり，特にうつ病，アルコール関連障害，統合失調症には強い関連がみられる。総合すると，精神疾患を有する人は，一般人口に比較して10倍のリスクをもつ。検死報告から連続的に100人の自殺死亡を調査した英国の古典的な研究では93人が精神科医の合議体によって精神疾患であると判定された。その内3分の2は実質的なうつ病で，15％はアルコール関連障害であった。米国での134人の自殺者を調査した信頼できる研究でも，同じようなレベルの精神障害が見出されている。

自殺とうつ病の密接な関係は繰り返し確認されている。さまざまな種類のうつ病と診断された人たちの追跡調査で，気分障害のある人はそうでない人に比べて，自殺率が最大20倍にもなることが明らかにされている。

重症のうつ病の主な特徴である絶望感が，特に自殺行動と強く関係している。米国の作家ウィリアム・スタイロンが自伝書『見える暗闇』で彼自身の恐ろしいメランコリア経験について著している。「鬱病の苦痛はそれに悩まされた者でなければまったく想像がつかず，もはや苦痛に耐えられなくなって自殺するケース

も多い[★5]」と。著者は，この病気をもつ何百人という人々を治療し，自身もうつ病を経験して自殺を考えたこともあるが，このような絶望の淵は理解し難い。彼らは精神の奥底どこかで，専門家の治療を受けているのだからよくなるとわかっているはずだと推測する。しかし，彼らの苦悩は広汎で深いもので，よくなるという望みの種が深く埋没してしまって届かないのであろう。著者は，治療抵抗性のうつ病に数年悩まされて，アパートの17階から飛び降りた同僚の精神科医の亡霊に今でも取り憑かれている。彼は一過性の寛解状態からはほんのわずかな安らぎしか得られず，憂うつが繰り返し彼を襲うだけでなく，よりどう猛に襲うように感じた。

自分を殺害しろと命じる架空の声は，統合失調症の不吉な特徴であるが（まれではあるが精神病性うつ病でも起こる），キャリアがなく，社会的な関係や親密なつながりに欠けるという気持ちから無意味な人生であると思い込んで，絶望して自殺を決意する。アルコール乱用の約4％が生涯リスクに曝されていて，通常，何年間も続く。統合失調症の人たちと同様，アルコール依存症の人たちも社会的・対人的つながりを失い，孤立感やみじめさを経験する。酩酊中や離脱中の精神病症状に反応して自殺する場合もある。

精神疾患と自殺の関係は保健医療専門家の役割に影響を及ぼす。これまでの知見として次の事項があげられる。
・自殺の前に，しばしば1度あるいはそれ以上の回数の故意の自傷が先行する。
・精神科病院を退院した直後の患者は自殺のリスクが高いが，これはおそらく自殺を実行するエネルギーをもっているからであろう。
・自殺は精神科病院に入院中の患者に起こる。
・自殺に傾いた人のほとんどは，計画を実行する前に何らかの警告を発している。
・多くの自殺に傾いた人は，行動を取る数週間前に，家庭医や精神科医に相談している。

★5　W.スタイロン著，大浦暁生訳『見える暗闇——狂気についての回想』新潮社，1992，52.

これらの研究は自殺のリスクのある人を同定して予防につなげることができることを示唆する。精神科医は悲劇的な結果を防ぐよいチャンスにあるとわかったときは介入できることになる。

自殺リスクの評価

すべての精神疾患の人を評価するにあたって最も重要なことは自殺のリスクを決定することである。自殺の考えを隠しもっている場合は特に重要である。通常、自殺は綿密に計画され、しばしば警告を発する。実際、自殺を考えている人の6人に1人は遺書を書いている。しかしながら実際に誰が考えていることを行動に移すのか、そしていつそれを実行するかを同定することは困難である。過去の自殺関連行動が重要な予測因子となる。自殺をした人の約4分の3は過去に自殺企図がある。それらの行動の深刻さは強力な指標となる。

しかし、たとえハイリスクグループのなかであっても予測は困難で信頼できない。著者は、自殺に傾いた患者をどのくらいの期間、病院治療するかという油断のならない決断を迫られたことがある。著者は長期の治療を要する統合失調症であって治療によい反応を示したが、数週間の間に治療チームに過剰に依存するようになったロッドという名の若い男性を診察したことがある。治療チームは、彼の依存性にはある程度自分たちに責任があり、コミュニティに戻れるように準備していないことによって彼に害を及ぼしていることをおそれた。そこで彼に心理的に必要なものを与えてアパートで生活する計画を立てた。2週間後、彼はまだ移動するには早すぎると抵抗したが、チーム関係者は自信をもって彼を勇気づけた。彼はある金曜日の午後にしぶしぶ病棟から去った。そして日曜日の朝、天井の換気扇で首を吊っているのを発見された。言うまでもなく我々は彼の悲劇に完全に動揺した。我々はこの種の状況における習わしで、彼のケアに関与していなかった同僚から悲嘆や自責の念について援助を受けた。患者を喪う経験を新しい研修医と共有して、彼らに遅かれ早かれ同じ様な状況に出会うだろうと予告しなければならないことは、研修医を環境に慣れさせる指導の現実的な特徴でもある。

自殺に傾く人への対応

　自殺に傾いた人の治療の目的はそのリスクを減少することである。最初の疑問は，その人が自分の抱える困難を認識し，治療の必要性を受け入れることができるかである。入院か外来か，自発的か非自発的かの決定は，彼らの精神状態，リスクの程度，精神疾患の有無と社会的支援の利用可能性による。必要があれば，安全性と福利への懸念から，患者と家族に強制入院が治療の基本的な構成であることを説明する。診断が何であろうと信頼関係が最も重要であり，この鍵となる関係の決裂はよくあるストーリーである。セラピストは自殺に傾いた患者の要求を受け入れるが，治療プログラムに協力する役割が患者側にもあることを上手に指摘する。

　通常，自殺に傾いた人は病棟の安全な環境を必要とする。看護観察の頻度も含めて，安全の必要性を明確に共有したうえでチーム体制で対応する。錠剤，上階の窓，鋭利なもの，ロープなどへのアクセスの制限は必須である。発見された精神疾患とそれに影響している身体疾患がある場合は積極的に治療する。それでも入院中の自殺を完全になくすことは不可能である。合理的な注意が必要とされる状態であっても，人々は最小限の拘束のもとで治療を受けねばならない。自殺を防ぐ最善の努力はしてもすべての自殺は防ぐことができないから「リスクのある」人々の多くを拘束するようになってしまう。

　社会は精神保健専門家に自殺を予防することを期待するが，これは非現実的である。我々は人をベッドに縛りつけて，すべての行動を監視することはできない。幸い，病院で治療を受けている患者が自殺を図ることはまれであり，実際に既遂に至ることはさらに少ない。スタッフはこの少数の患者を同定することの難しさを明確に感じ取っているが，厳密な説明に基づく判断をするほかない。

　病院に入院していない患者には利用可能な支援に関する情報を詳細に提供する。患者は，担当者は誰か，診察予約の場所と時間，緊急時に援助を求める方法について丁寧に説明を受ける。緊急時の援助には，クリニックや病院の精神科病棟への電話連絡，電話カウンセリングサービス，家庭医，総合病院の救急部がある。リスクにある人への支援の提供に最も重要なのは家族と友人である。彼らは

325

このような状態の重大さを教えられると同時に，本人の心理的状態についての重要な情報源になる。

　精神科医にはこのようなすべての状況においてこころの苦しみから自殺を考える人の命を救う役割がある。下記のような典型的な事例には積極的な行動をとることに躊躇しないだろう。

　　40歳の主婦アミーには３人の10代の子どもがいます。この数週間は無気力でひきこもり，身の回りの世話も怠りがちです。今回は家族にも友人にも関心がなく毎朝２時に目が覚めるともう眠れません。体重は６kg減少しました。アミーは自分は全く役立たずで夫や子どもたちの期待を裏切り，死ぬのが当然だと思い込んでいます。自分ではどうすることもできなくて，絶望的で，未来がないと感じています。アミーは３年前にも同じ様な経験をしており，病院で支持的なケアと抗うつ薬の治療を受けました。そしてよく回復し，今回のことが起きるまでは人生に満足していました。

　この場合，診断は間違いなく精神病性の特徴をもつ重度のうつ病である。重度であることを考慮して，臨床医は家族の支援や協力のもとに家父長的な役割をとらねばならない。アミーを入院させ，必要とあれば強制的に入院させる。精神状態を何度も評価し，行動を密に観察し，手厚いケアのもとで精力的に彼女の精神状態を抗うつ薬で治療する。アミーの病状が悪化する場合または自殺行動が強くなる場合は電気けいれん療法も必要となる。

自殺と遺族

　自殺は家族や友人にとって悲劇であり，特に死亡した人が若い場合は一層悲劇である。うつ，否認，怒り，罪悪感を含めてあらゆる情緒の反応が悲嘆として表れる。罪悪感は死を防ぐために十分なことをしてあげられなかったという気持ちで，特にその人が以前にも自殺を企てたことがある，または自殺を考えていると打ち明けていた場合につきまとい，罪悪感をうまく処理できず自分を非難しがちになる。遺族のカウンセリングは，深い悲しみを和らげて長期的な悪影響を防ぐ

326 　17．自殺と故意の自傷

ために必要である。悲嘆は無期限に続く場合もあり，時には遺族が同じような行為をするおそれもあるので，専門家が介入することは常に適切である。しかし専門家は遺族の悲嘆に早すぎる介入をしてはいけない。また遺族のプライバシーを侵害しているとみられてはいけない。機転を利かせて慎重に対処することが重要である。治療が功を奏しづらい精神疾患によって起こったことであると説明することは慰めとなる。重度の精神疾患の影響で起こった自殺と身体疾患による死との間の類似性を説明することも慰めとなる。あるいは，家族の一員が慢性的に自殺に傾いているという不確かな状態より，むしろ死の究極性を受け入れることが助けになることもある。なかには遺伝的な要因を見つけようとする遺族もいるが，その関連性は無視できると安心させることができる。

自死遺族の自助グループは感情を共有できる安全な場を提供する。同様の悲嘆をした異なる悲嘆の段階にある遺族と話すことから，喪失に対処できる希望が染み込んでいく。

自殺予防

自殺と精神疾患の関連性には説得力のあるエビデンスがあることから，保健医療専門家は自殺率を減少させるための大きな役割を果たす。予防はさまざまな形でなされる。家庭医が重症のうつ病の早期の徴候に注意深くなることは重要で，特に自殺行動や故意の自傷の既往，自殺の家族歴のある場合は，注意する必要がある。医師は，うつ病で身体疾患のある人，特に就労不能で自立性を失った人たち，あるいはうまくコントロールできない痛みをかかえた人たちには自殺のリスクが高いので慎重に対応する。その他の予防策として，自殺傾向の強い精神病状態を効果的に治療すること，そして最初の治療プログラムが終了した後も継続してケアを行うことも重要である。

幅広い社会プログラムも考慮され，試行されているが，検証は十分ではない。開拓者的な努力は，20世紀初頭に救世軍がロンドンに自殺予防部門を設置したことや，ニューヨークにおけるNational Save-A-Life Leagueの設立にさかのぼる。[6]

★6　米国で最も古い自殺防止センター.

自殺の手段をみてみよう。英国で石炭ガスが毒性のない液体ガスに代わった時，この毒性物質による自殺は減少したが，何年かすると車の排気ガスを使った一酸化炭素中毒に取って代わった。米国では，他国に比較して銃器による自殺が極めて多く，銃器管理の充実が自殺予防の効果をあげると考えられる。学校での教育プログラムは効果があるようにみられるがプログラムをうまく使うのは非常に困難なことである。一般社会での啓発も一つの選択肢であるが，その効果はまだはっきりしていない。その原因の一つは，いかなる特定の地域社会でも自殺率は低く，特定の要因についての主導的な取組みと自殺率の変化をつなげることが難しいことによる。

　もう一つの方法は，特別なリスクのある人々へ向けた戦略を立てることである。重度のうつ病，そしてこれより少ないが統合失調症，アルコール関連障害の人の危険因子を同定することである。ここでの問題は，個別のケースと大規模なグループを対象に行われる調査研究から浮かび上がる要因との間に直接の関係がないことである。大規模な予防プログラムは成功しないと思われ，経験のある腕のよい臨床医の判断に頼りつづけることが必要だろう。

介入と予防の倫理的ジレンマ

　自殺と精神疾患には明確な関連性があることから，精神保健の臨床家は，自殺に傾いた人に態度を変えるように，または事情が変わるかもしれないので第2のチャンスを自分に与えるよう，死を決意するのを遅らせるよう話しかける。決意を遅らせる方針は，介入それ自体が取り返しのつく行為であるので，論理的には不介入よりも健全である。もし研究が進むことによって，自殺は確かに合理的であり，自殺に傾いた人のこころの枠組みを変えるあらゆる治療努力がすべて失敗した場合，あるいは状況の変化にかかわらず死の意思を執拗にもつならば，自殺の意思を実行させる選択肢は常に存在することになる。例えば対麻痺のために自分で命を絶つことができない人のような極端なケースについてだけ，自殺予防の道徳的な合法性を問うことができるのだろうか。自分の命を絶つ自由は依然として人間の基本的な慰めとして残る。

　これは自殺防止の道徳的正当化である。医療専門家が自殺幇助の役割をする可

能性についての議論はどうなるか。米国の女性エリザベス・ブーヴィアの有名な例がある。彼女は脳性麻痺による能力障害のために，1983年に26歳でカリフォルニア州の精神科病棟に入院した時，自分は自殺に傾いていると宣言した。彼女は病院で栄養摂取を拒み，病院の職員が食事を強制的に摂取させないことや退院させないことの命令を法廷に求めた。彼女が死にたいと願うのは将来の見通しが厳しいという思い込みの結果であった。

　法廷は病院側が正当であるという判決を下した。ブーヴィアは自分自身で決意に達する能力はあるが，地域社会の公益の条件が彼女の意思より優先されたのである。判事は「生命を守ることに関する『社会』の利益と，生命を守る医療専門家の義務が彼女の自己決定権より優先する」との結論を出し，自殺を幇助した場合に起こる，ほかの患者や障害をもつ人たちへの「破壊的な」影響に言及した。

　この例以上に倫理的に複雑なのはシャボーのケースであろう。1991年にオランダの精神科医ボウドレン・シャボーは50歳の退職したソーシャルワーカーのヒリー・ボシャーから相談を受けた。ボシャーは悲劇的な人生を終わらせたいのでシャボー医師にその手助けを頼んだ。彼女の人生に大きな影響を及ぼす3人の男性が存在した。1人は彼女を身体的に虐待した元夫，2人目は自殺した息子，もう1人はがんで闘病の末亡くなった息子である。シャボー医師は彼女を数か月診察してよく知っており，ボシャーが診断可能な精神障害に罹患していないことを知っていた。そのうえ彼女の現実との接触は常に完全であった。それでも彼は抗うつ薬と精神療法を勧めた。彼女の反応は断固としており，人生は彼女にとって無意味であり，絶対に失敗のない，痛みのない自殺死を遂げるための手助けを求めた。シャボー医師は数人の同僚に相談して（誰もボシャーを診療しなかった），彼女の自宅で致死性の飲み物を与えた。

　法的な反響は注目すべきものであった。このケースの重要性を踏まえて，オランダの高等裁判所が関与してシャボー医師は自殺幇助をしたことで有罪であると裁決した。しかし同時に，ボシャーは安楽死に適した候補者であり，シャボー医師はオランダ医学会の定めた安楽死のガイドラインに沿って彼女の自殺を幇助したと結論づけた。ボシャーは極度に苦しみ，精神的に能力があり，外部からの強迫や圧力を受けることなく死を求めたからである。このような背景からシャボー

| 3 2 9 |

医師はその後も精神科医として活動を続けることが許された。

　シャボー医師のケースは医師の手助けによる自殺の新しい問題を提起する。自殺の計画（安楽死の要求も含めて）における医療専門家の協力の正当化の一般的な要因の一つは，患者の苦痛が不可逆的であることである。今回のケースでは，ボシャーは深い悲嘆を抱えておりそれは長く続くと予想された。しかしこれは必ずしも不可逆的とはいえず（悪化することはあるかもしれないが），彼女の状況が絶望的とは判断できない。現在の苦痛がよりよい将来の見通しに勝るという理由は自殺を選択する合理的な根拠とはならない。しかし精神科医には特別な倫理的制約が課されており，患者の長期的な利益を慎重に考慮することが期待されている。

　もう一つの要素は，一般に医療介入の原則的根拠となる医学的に定義された症状がないことである。本事件の状況において，シャボー医師は自分を医師としてみていない，またボシャーを患者としてみていないと主張したことは興味深い。もしそれが事実であれば，どうして医師が自殺行為を援助すべきか明確でなくなる。医師の助けによる自殺，すなわち医師が明確に定義づけられた症候群に罹患している患者の手助けに関与することは，その定義から二者の間に医療的関係性がある状況に制限されるべきではないのか。

　（妊娠中絶と安楽死において議論がなされているように）積極的に死を引き起こす行動がある特定の状況では道徳的に正当化されるという議論があるとしても，医師の機能となるべきではなく，医師の主要な役割は命を救うことである。この観点から，医師は「死刑執行人」，慈悲深い殺人者，耐えがたい苦痛からの共感的な解放者であることを期待されてはならない。自殺の手助けの協力は病理学的な状態（治療不可能で，不可逆的な）である場合に限られるべきである。多くの警告が誇張して述べられているが，ほかの医師の手助けによる自殺のケースとは性質が異なることから，シャボー医師のケースは特別な倫理的注意が必要である。

　この事件では，法廷はシャボー医師の命を救う義務と患者を耐えられない苦痛から解放できるようあらゆる手段を尽くす義務の間にある解決できない葛藤という弁明を認めなかったことに留意すべきである。そのうえ本件は非身体的でかつ

末期ではない状態であるので，医師は治療や改善の可能性が全くないと確信することはできなかった。このような例では科学的根拠の問題が重要となり，オランダの裁判所はシャボー医師がボシャーの自殺に関して手段を提供すると決意する前に，ほかの専門家に丁寧な診察をしてもらってセカンドオピニオンを得ることを怠ったことにも触れた。

　医療専門家は，自殺の手助け，支持，相談にのることを違反とする法的要請に拘束されている。安楽死や自殺幇助の問題は激しい議論の的である。『こころの苦しみへの理解（Understanding Troubled Minds）』初版（1997年）以来，いくつかの国で法的展開があり，医師の手助けによる自殺は医学史のなかのどの時点よりも現実的な選択肢として考慮されるようになった。オランダはこのような変化の先駆者である。2001年以降，医者は特定のケアの条件が満たされた場合，自殺行為を援助することが許されるようになった。しかしエリザベス・ブーヴィアのような精神障害の場合は今でも不明確で，法律は病状が末期の患者で長期の耐えられない痛みやほかの身体的な症状に苦しみ，かつ自由な状態で法的能力をもって繰り返し命を絶つことを要求するような人に制限している。「精神医学的な自殺」の手助けに反対する議論が広がるようである。

故意の自傷

　自殺に関する章では，自傷を特徴とするさまざまな行為について触れてきた。自殺行為と自傷をもう少し明確に区別する必要がある。自殺においてはその人は死の意図があり，その行為によって結果的に死に至ることをわかっているが，自傷の場合は自らの命を絶つことを目的としていない。

　アーウィン・ステンゲルは，1950年代後半に自殺企図の概念を紹介した時，この2つ目の分類となる自殺関連行動に光をあてた初めての精神保健専門家である。それ以来，使われた用語には，「故意の自傷（deliberate self-harm）」，「自己服毒（self-poisoning）」，「パラ自殺（parasuicide）」などがある。これらの用語の意味と苦闘するのも驚きではない。我々はここで，容易に定義することができないような行為と取り組んでいる。ステンゲルの最初の概念以降，生き延びることを信じた状態で，人は自らを，時に深く傷つけ得るという合意が出現した。彼ら

331

の行為は事故ではなく意図的であり，ある程度計画的になされるが行為の目的は死ぬことではない。

　自殺行動は一連の連続体と考えるのが最も適している。一方の端では，一人の人が確固として死を望み，その結果を得るために確実な行動を取る。もう一方の端では，一人の人が明らかに生きたいと望みながら自らを傷つける思いに駆り立てられる。その理由にはさまざまなものがある。この連続体に沿って，それぞれの意図とゴールに当惑した状態の人々がいる。例として対処できないような苦境に圧倒されている人がいる。泥酔している間に家庭医から処方してもらった睡眠薬を衝動的に過量服薬してしまう。動機はアルコールによってぼやけているが忘れ去ることを望んでおり，それが一時的な無意識か，死であるかは宙ぶらりんにされたままだ。この不確かさは時にはロシアンルーレットのようなものに例えられる。「もしも死んでしまったら仕方ないさ」というように。意識がもうろうとした状態から目覚めてもどうしたらよいのかわからず，特にもともとの苦痛がまだそこにあるのだ（こういう例は多い）。

　自殺と故意の自傷の重なる部分のもう一つの兆候は，自らの命を絶った人のなかに死ぬ意図はなかったことを明確に示した文書やメモを残している人がいることだ。その一方，死にたいと強く思っている人が状況の力によって生き残ることがある。

　定義の曖昧さをなくす方法の一つは，異なる形の故意の自傷を研究することである。実際，これは広くなされていて自殺行動をとるまでの動機や思考，生き残ったことの気持ちについてのインタビューがなされている。これらの研究は動機について何を明らかにしているか。故意に自傷する人は，家族生活のこと，社会的な関係性，仕事や健康などの差し迫った個人的問題に圧倒されている。自傷行為の6か月前のストレスとなるライフイベントは，故意に自傷する人では一般人口と比べて4倍である。すなわち故意の自傷はコミュニケーションの一つの形のようにみえる。

　行為を通してしばしば伝えられるメッセージは，怒り，欲求不満，復讐，反抗，同情を得ることや，崩壊した対人関係を取り戻そうとする意図などである。これらの多くには助けを求める叫びが隠れている。「苦しい。限界にきた。混乱

していて，何をしたらよいかわからない。お願いだから助けてくれ」。

　その一方，このようなこころの苦しみから解放されたいという絶望的な求めもしばしば報告されている（それは意識不明に陥ることで最も達成される）。「私の望むすべては長い眠りにつくことで，そうすれば感情の苦痛から解放される」。意外なことではないが，故意の自傷の90％にあたる最も一般的な手段は「打ちのめしてくれる」ような薬物の過量摂取である。家庭医が処方するベンゾジアゼピンや抗うつ薬はこの目的のために利用されやすい。パラセタモールのような薬局で購入できる鎮痛薬を同じような効果をもたらすという間違った思い込みで使用することも多い。手首を切る，または身体のほかの部分を傷つける人は強い身体的緊張からの解放を求めている。

　このように研究結果から故意に自傷する人々の一般的な特徴を知ることができる。傾向としては，青年期後期または若年成人，女性（3対1の割合），独身あるいは離婚した人である。正式な精神科の診断は受けていないが，長期にわたる生活の問題を抱え，アルコールやベンゾジアゼピンを乱用することでもわかるように問題対処に苦闘している。葛藤や緊張の顕著な家庭の出身者が多い。自傷行為を行う時は危機に直面していて，家庭医やほかのところに援助を求めた経緯がある。

　これらの人々の5人に1人は1年以内に故意の自傷を繰り返す。少数は小さなストレスに直面しても自傷行為を習慣的に行うようになるが，そのほとんどは潜在的な精神障害（特に気分障害，物質乱用，あるいは何らかの形のパーソナリティの障害）がある。100人に1人は故意の自傷のエピソードから1年以内に実際に自らの命を絶つが，彼らの真の意図には疑いが残る。下記のシャロンのような例は，故意の自傷の典型的な例である。

　24歳の事務手伝いをしているシャロンはパラセタモール25錠とベンゾジアゼピン10錠を過量服薬して家族によって病院の救急部に搬送されました。シャロンは意識が戻るとさめざめと泣き「すべてから逃げ出したい」と言いました。この逃げ出したい気持ちが過量服薬の原因でした。

長い間，シャロンは両親と生き方について論争してきました。両親が4人の子どもに強制する厳しい決まりには，子どもたちのキャリア，結婚相手の選択も含まれていました。姉は早く結婚して遠くに住んでいました。弟たちは父を怖れて暮らしていました。父親は気が荒くて暴力をふるうのでした。シャロンは父親の暴力のために二度家出をしたのですが，忠実心から家に戻るだけでした。

　シャロンが危機に陥ったのはボーイフレンドがシャロンの要求する婚約に応じなかったことからでした（両親の支援のもとに家を出る第一歩でした）。シャロンは以前にも過量服薬したことがありますが，その時も両親からの圧力に負けて絶望的でした。しかしながら，ふだんは友達や興味のあることもあって，気だてがよく，社交性があり，生き生きとした人物でした。

　家族の危機が強く，父親がシャロンやほかの家族に暴力をふるうリスクがあるため，シャロンは数日間入院することに同意しました。そのうえシャロンは自分の安全確保に自信がありませんでした。入院後，病棟の支持的な環境に反応して，自分のなかにある欲求不満や怒りを表現することができるようになりました。シャロンは入院患者仲間やスタッフに生き生きと話をするようになりましたが，家族が訪れると，口論がひどく，非常に苦しみました。

　個人療法と併せて危機介入の原則（19章参照）を使って家族ミーティングも開かれました。父親は家族会議では感情が高ぶり，シャロンが父親の承認なしで家を出るなら，親子の関係を断つと脅しました。両親の関係はすでに崩壊の寸前で，ほかの3人の子どもたちも父親の脅迫を怖れていました。その後の会議は，父親は頑固に家族を支配しようとして会議の進行を支配しましたが，緊張感は少し和らぎました。

　しかしシャロンと家族は葛藤を認識して解決策を立てるよう，少なくとも争いを和らげるよう促されました。シャロンには個人のカウンセリングセッションとともに，家族療法のプログラムが作成されました。

故意の自傷の対応と予防

シャロンのケースは，故意に自傷する人の対処に適用される多くの原則を示している。原則には，本人と家族の注意深いアセスメント，危機介入（短期の入院，個人および家族療法またはいずれか一方）が含まれる。より複雑なケースでは継続した治療が必要であり，通常は長期の個人精神療法（19章参照）という形式で行う。我々は批判していると感じられるような直接の質問は避け，「最近，ものごとがあなたの手には負えないほどになってしまいましたね」または「最近，ひどくうろたえていたようですね」などの共感的なコメントを述べる。後者は相互の信頼を促進し，心配ごとや困難を共有できるようにする。抵抗があるケースでは，セラピストは積極的に聞く意思があること，その人のヒストリーを理解する必要があることを強調する。

第一に，自傷を予防するのは明らかに理想的なことである。この目的を追求するため，サマリタンズのような自助組織（その初めてのものは1953年にチャド・バラー牧師がロンドンに設立した）やライフラインが設立された。専門家ではないが訓練を受けた人たちが24時間体制で電話を通じて，危機にある人に共感をもって聞いてくれることにニーズのある人，またはアドバイスを必要としている人たちにカウンセリングを提供する。この種のカウンセリングサービスは精神保健領域のほかの自助グループと同じように専門家による援助と非常によく適合する。家庭医は希死念慮のある人を同定するのに最も適した要の位置にいる。

結論

自殺行動は予防の可能性があるが，すべての人を自殺から救うことはできない。誰が自らの命を絶つかを予想することには限界があり，それは今後も変わらないだろう。しかしながら社会政策立案者と協力して，自殺率が減少するようにできる限りのことをする必要がある。すでに述べたように，悩んでいる時には早期に専門家の援助を求めることが重要であることを地域社会に啓発することから，リスクのある人が同定された場合に精力的に治療することまで，さまざまな対策が必要である。

1990年代以降，いくつかの国で自殺率が減少したが，精神保健と関連する社会サービスは人々のニーズに応えるところまでは発展していない。交通事故死がよく考慮されたイニシアチブによってかなり減少したように，社会には自殺という悲劇を減少させる多面的プログラムをつくり上げる責務がある。

18.

治療薬と他の身体的治療

　軽度の心理的問題を有する人のほとんどは薬物治療なしに治療を受けることができる。しかし中等度または重度の多く，もしくは極めて重度の心理的問題には，治療薬やほかの脳に作用する身体的療法が治療の中心となる。

　治療薬や電気けいれん療法，あるいはごくまれではあるが精神外科も含む身体的治療は，精神疾患を有する人たちの脳のなかで想定される化学的過程を調整して症状をコントロールする。我々の知識の多くは，治療薬がどのように脳に効果的に作用するかを観察することから得られる。例えば，すべての統合失調症の治療に効果のある治療薬は，特定の化学的なメッセンジャーであるドーパミンをブロックする。この観察を利用して，研究者は統合失調症ではドーパミンの働きが増加していると仮定する。

　このような思考方法は，1950年代以降の治療薬研究を大幅に拡大し，特定の神経化学システムを標的に，最大の治療効果をもち，副作用は最小である新しい治療薬を開発する基盤を提供した。対照的に，1950年以前の治療は非特異的で多くは効果はなかった。

　過去の精神疾患を有する人たちの治療方法は，異常な行動に対する奇妙な考えを反映していた。古い療養所（asylum）での一般的な実践は，瀉血，下剤，機械的な拘束，回転椅子，突然水につけることであった（多くは患者にショックを与えて正気に戻すというデザインであった）。患者は，躁病のような興奮状態で疲弊，重度のうつ病のために動けなくなって肺炎のような感染症に罹患して死亡，または自殺するという危険を冒すのであった。

　20世紀に精神科医は偉大かつ絶望的な治療を受け入れた。半昏睡または深い眠

りの誘発，行動を修正するための見境のない脳手術という新しい治療が流行した。1950年代は特定の障害を目標にした治療薬の発見という重要な10年となった。クロルプロマジン（初めての現代的な精神安定薬）の抗精神病性特性と，イミプラミン（初めての効果的なうつ病治療薬）の抗うつ病作用が報告された。その後すぐにベンゾジアゼピンの不安症治療の効果が発見された。

このような発見は合理的な治療薬デザインよりむしろ偶然のものであった。その後，同じ様な作用をもつ治療薬が何ダースも作られ，テストを経て世界中で何千万人という人たちの治療に使用されている。これら治療薬が与える影響は劇的なものであった。長期にわたる治療薬の使用によって障害となる症状はより早くコントロールされ，再発は予防あるいは抑制することができるようになった。現代の治療薬は病院で治療を受けざるを得なかった多くの人を地域でケアすることを可能にした。これは多くの国々の保健医療政策を変えて精神病床を大きく減少させる要因の一つになった。

精神疾患における治療薬処方の原則

適切な治療には正確な診断が必要である。臨床医は精神症状が潜在する障害から起こっているものではないことを確かめる必要がある。例えば，てんかんとエイズの患者，またはアンフェタミンなどの薬物を乱用している患者は精神病状態を呈することがある。抗精神病薬も必要となるかもしれないが，原因となっているものを治療するのが第一のタスクである。同様に統合失調症やアルコール中毒の患者も不安やうつを示すとしても治療は主たる疾患に焦点をあてる。

治療薬を処方するにあたっては，治療薬が脳にどのように届き，そして除去されるか，そして治療効果と副作用の働く仕組みを考慮に入れる。例えば抗精神病薬や抗うつ薬は1日1回の投与で十分なくらい脳に長く作用する。治療薬の吸収と血流中での有効性はさまざまであり，それぞれの人の年齢，性別，過去の反応，身体疾患等を考慮に入れて，患者に適した量に合わせる必要がある。一般に治療効果が完全に表れるには2～3週間必要である。

精神医学ではさままざなグループの治療薬が使用されている。主なものは，抗精神病薬，抗うつ薬，気分安定薬，そして抗不安薬である。これらの分類は臨床

338 　18．治療薬と他の身体的治療

的な有効性に基づいているが，必ずしも診断名と使用する治療薬の種類に直接の関連性があるとは限らない。患者はいろいろな症状を示すので，治療薬も二つ以上の種類から同時にあるいは順番で処方されることもある。しかしながら一般には，一つだけの治療薬を使い，慎重に効果を観察するのがよい。それぞれのカテゴリーを順番にみてみよう。

抗 精 神 病 薬

抗精神病薬は特定の精神疾患に使用された最初の治療薬である。そのプロトタイプはクロルプロマジンで1950年に外科の手術前投与用の新しい抗ヒスタミン薬として開発された。最初の試験で鎮静作用が顕著であることから２人のフランス人精神科医ジャン・ドレーとポール・デニケルが急性期の患者に投与したところ，喜ばしいことに患者の興奮を抑え，さらに驚いたことに妄想と幻覚を消失させるという特別な効果を示した。それ以降，抗精神病薬は統合失調症や関連する精神病（11章参照）の治療と再発予防の主流となった。

神経科学者は，抗精神病薬は神経細胞の表面で，化学メッセンジャーであるドーパミン受容体を遮断し，脳でその濃度が高くなることによって効果を発揮するという仮説を立てた。我々はまた，より強力な抗精神病薬はほかのドーパミンレセプターと異なり，D_2と呼ばれるドーパミン受容体と親和性があることを知っている。これらの観察は統合失調症の人の脳で何がうまくいっていないかを教えてはくれない。精神医学が直面する難題の一つを構成するものを解明するためには，まだ多くの研究を必要としている。

効果という点では抗精神病薬の間でほとんど違いはない。クロザピンは例外でほかの抗精神病薬に反応しない患者の３分の１に効果がある。しかしながら２％の人に骨髄の致命的な抑制の起こる可能性と関連するので，治療の一時選択としては使用されない。

精神病の徴候を示す人には，統合失調症ではなく，自然治癒するせいぜい数日のエピソード，あるいはアンフェタミンのような精神刺激薬の乱用によって誘発された精神病である場合もあるので，精神科医は抗精神病薬を投与せず，自然に回復するチャンスを提供するほうを好む。ただし，精神の障害と関連する苦しみ

が激しくない限りである。

　抗精神病薬が必要な場合，より現代的なものを少量投与する。必要に合わせて投与量を増やす。特定の抗精神病作用は数週間現れない場合があるが，興奮，攻撃性，落ち着きのなさは，通常，それよりも十分前に減少する。抗精神病薬は，引きこもり，関心の喪失，個人衛生の不良，感情表現の制限などの陰性症状より，妄想，幻覚，思考障害などの陽性症状の治療により効果的である。陰性症状にも反応するが，ゆっくりとそして不完全である。

　初回の精神病エピソードを経験している人には，症状がコントロールされた後も6～9か月にわたって治療を行う。その後，投与量を徐々に少なくして再発の徴候を入念に見守る。残念なことにおよそ3分の2の人は抗精神病薬を中止した最初の年に再発する。誰が再発するかを予測することは不可能である。何度か再発を経験した人は，抗精神病薬を何年も続ける必要があり，一生続ける必要のある人もいる。長期の治療では，副作用を最小限に抑えるために，最少かつ効果のある量を処方する。

　多くの統合失調症の人は，特に再発している場合，自分が病気であって薬物療法が必要と思わないので治療薬を拒否または無視することがある。この行動は再発のリスクを著しく高めるので，精神科医は服薬を守ることの重要性を強調する。長時間作用の注射型の抗精神病薬も多数使用できるようになり，筋肉内注射のデポ剤として3～4週間かけてゆっくりと血流に放出される。

　抗精神病薬は依存性を引き起こすことはなく過量使用にも安全であるが，残念なことに，特に古いタイプの抗精神病薬は副作用が多く厄介である。副作用には，鎮静作用，口渇，血圧低下，不随意運動がある。不随意運動には，舌，顔面，首，背中の筋肉の不随意な収縮，パーキンソン病にみられるような硬直と振戦がある。これらの副作用が現れたらすぐに，または副作用のリスクの高い人は，抗精神病薬に併せて特定の治療薬（抗コリン作用薬）を使用することで治療できる。

　最も懸念される動作の障害は遅発性ジスキネジア（TD）である。一般的な特徴は，唇で音を立てる，舌を突き出す，無目的に噛む，頬を膨らませるであって，手足や胴体も影響される場合もある。第1世代の抗精神病薬を投与された人

の5人に1人が遅発性ジスキネジアを示し，新しい治療薬（第2世代）では極めて少ない。効果的な治療法がない場合，最少量を投与して予防することが重要だと精神科医は考える。

　新しい抗精神病薬は開発されているが，まったくトラブルがないというわけではなくて，鎮静作用，体重増加，高血糖や脂質異常症を生じる。第1世代の抗精神病薬は統合失調症患者の糖尿病の罹患率を2倍に，第2世代抗精神病薬はこれをさらに50％増加させた。体重，血糖や脂質を入念にモニタリングすることが重要である。治療薬の量を調整すると同時に，運動や健康な食事を勧めることも重要である。

　悪性症候群（NMS）はまれではあるが，抗精神病薬使用による重篤な副作用であって，高熱，硬直，血圧の上昇や変動という特有な症状を引き起こす。治療は，即座に抗精神病薬投与を中止し，体温を下げ，血圧の安定を維持することである。

　多くの第1世代と第2世代の抗精神病薬の科学的比較は後者の方が便益が大きいことを示しているが，1400人の患者対象に五つの抗精神病薬を使って行われた比較試験（CATIE project）を含めて，これまで行われたほとんどの総合的な比較試験は，差異はそれほど顕著なものではないことを示唆している。確かに第1世代の抗精神病薬は新しい治療薬に反応しない患者に使用されている。

抗うつ薬

　特定の抗うつ作用を示す最初の合成物は1950年に偶然発見された。三環系抗うつ薬の原型であるイミプラミンは，抗精神病薬の可能性を探索中に有効性があると認識された。モノアミン酸化酵素阻害薬のイプロニアジドは，最初は結核に使用されたが，気分を高揚することが観察された。選択的セロトニン再取り込み阻害薬は1970年代に開発され，ずば抜けて最も処方される抗うつ薬となっている。化学メッセンジャーであるセロトニンは，うつ病のセロトニン欠乏仮説に照らして選択された。1990年代にセロトニン系にもノルアドレナリン系にも作用する多くの抗うつ薬が導入された。

　重度のうつ病の苦悩と自殺のリスクには精力的な治療を必要とする。治療薬は

341

急性期状態にも再発予防にも使用される。治療薬は強迫性障害のようなほかの障害にも使用される。

　抗うつ薬は，三環系（TCA），モノアミン酸化酵素阻害薬（MAOI），選択的セロトニン再取り込み阻害薬（SSRI）という大きく三つのグループに分類される。これらはすべて脳の化学メッセンジャーを増加する働きがあるようだ。SSRIは選択的にセロトニン系に，TCAはノルアドレナリン系，MAOIはこの両者とドーパミンに作用する。これだけでは抗うつ薬の活動を説明することはできない。このような抗うつ薬の化学的作用が数時間ないしは数日でみられるにもかかわらず，実質的な効果は2～3週間後になるのは謎である（しかし症状がよくなるのを感じるのはもう少し早いかもしれない）。反応の遅れは活動メカニズムの一部となるほかの神経生物学的プロセスを示しているのかもしれない。

　精神科医のタスクは，ほかの要因とともに，患者の焦燥感や制止，自殺のリスク，過去に処方された治療薬への反応などをもとに，その人に合った治療薬を選ぶことである。このグループのなかで，一つとしてほかより早くよく効くものはないが，SSRIは副作用が少なく，ほかの二つのグループより安全である。この二つの利点から抗うつ薬としての第1選択肢となっている。TCAは一部の重度うつ病に効果的で，SSRIが効かない場合に処方される。MAOIは，一部のMAOIにだけ反応する患者の予備的な第3の選択肢となる。

三環系

　三つの環状の化学構造からこのように呼ばれる。三環系（TCA）はうつ病治療における最初の効果的な治療薬であった。効果は15時間から30時間続くので，1日に1回服用するだけでよい（一般に夜服用して鎮静特性を利用する）。三環系は脳の化学メッセンジャーのいくつかに作用して，基本的に気分変調の基礎をなす脳機能の混乱を正常化する。

　しかしながら，身体のさまざまな化学システムにも影響して，口渇，便秘，めまい，目のかすみ，体重増加，振戦などの不快な副作用を引き起こす。これらは治療効果より早く現れるので，精神科医は，患者に，よくなったと感じる前に悪くなったと感じるかもしれないことをしっかり伝える。身体への強い影響から過量服用は危険で，心臓の合併症によって死に至ることも考えられる。

モノアミン酸化酵素阻害薬

三環系と同時に導入されたモノアミン酸化酵素阻害物質（MAOI）は，ある種の薬物，アルコール飲料（赤ワインと特別なビール），チーズや肉や酵母エキスなどの食品と一緒に服用すると脳出血を起こして死に至ることもあるので控えめに使われている。しかしながら新しいタイプのMAOI（モクロベミド）にはこのような危険性はほとんどない。ほかの副作用には，めまい，体重増加，便秘，不眠がある。不眠はMAOIの覚醒効果によるもので，早い時間に服用する必要がある。

選択的セロトニン再取り込み阻害薬

選択的セロトニン再取り込み阻害薬（SSRI）には，不幸のための魔法の万能薬という途方もないクレームが寄せられた。はじめにプロザック（化学名はフルオキセチン）がよく知られるようになり，その他の同様の効果のある治療薬が続いた。これは精神医学における定型的なパターンで，新薬を救世主のような情熱で取り上げ，その後に冷静に評価するようになる。実際，SSRIは，三環系やモノアミン酸化酵素阻害薬と同様の効果であった。しかしながらより耐用性があるものの，頭痛，胃腸障害，不安，不眠などの副作用もある。SSRIの変種はSNRIと呼ばれる。セロトニンとノルアドレナリン二つの化学メッセンジャーの作用を組み合わせる試みがなされた。この種の最初の治療薬はベンラファキシンであった。この結合からは何ら特殊な利点はなかったが，特定の患者に適合した抗うつ薬のオプションを一つ増やした。これは抗不安効果も持ち合わせる。血圧上昇の副作用があるので定期的にチェックする必要がある。

どの抗うつ薬をどれくらいの期間使用するのか

抗うつ薬の選択はそれを実際に使用した経験と一部結びつく。一般に新しい治療薬が好まれ，特に安全性と副作用の回避が優先される。いったん一つの抗うつ薬を選択したら，どのタイプにかかわらず，適切な量を投与する。服用開始後4〜6週間で改善がみられない場合，ほかの種類の治療薬を試みる。

治療を受ける患者そして適切な場合には家族にも抗うつ薬の治療効果は通常2〜4週間遅れることを説明する必要がある。現代の薬物療法以前はうつ病エピ

ソードは数か月続いた。抗うつ薬は助けにはなるが治癒させるものではないので，再発を予防するためには最低6〜9か月処方される。すべての抗うつ薬は突然止めてしまうと離脱症候群（吐き気，下痢，腹痛，不眠，頭部ふらふら感，認知困難）を引き起こす場合があるので徐々に減量する。これらの徴候は危険なものではなく2週間以内に消失するのが普通である。

うつ病エピソードを繰り返しやすい人は，抗うつ薬を続けて服用する必要がある。以前に3回のエピソードがある人（その内，2回は最近そして重度の場合），あるいは家族に双極性障害または再発性うつ病の家族歴がある場合は，維持治療を最低2〜5年，時には無期限に続ける必要がある。その理論的根拠はこのような患者は遺伝的素因があり最も脆弱だからである。

多くの人が薬物療法と心理的な治療の組み合わせによく反応する。特に持続的な改善と再発予防によい効果がみられる。特に薬物療法または心理的な治療だけでは効果がない場合に，このようなアプローチが必要となる。著者はこの二つの組み合わせの相補的役割を，7章の気分障害（気分の上がり下がり）で紹介したケイ・レッドフィールド・ジャミソンで経験した。彼女は著書『躁うつ病を生きる』で次の様に描写している。

炭酸リチウムの服用と心理療法が与えてくれるもの，この両者なしに正常な生活を送ることはとうてい考えられなくなっていた。炭酸リチウムは，わたしの魅惑的だが破滅を招くハイな状態が起こらないようにし，うつ病を軽減し，混乱した思考をほどき，わたしの速度を落とし，わたしを鎮め，経歴や人間関係をだいなしにしないようにし，病院の外での生活を維持し，生かしめ，心理療法が可能な状態にする。そして心理療法は，言いようのないほど大きな力で病を癒す。混乱の意味をある程度明らかにし，暴走する恐ろしい思考や感覚の手綱を引いて歩調をゆるめ，一定程度の抑制，希望，いま陥っている状態すべてから学び取る可能性を生む。薬ではそうはいかない。薬は人をゆっくり注意深く現実に立ちもどすことはできない。まっしぐらに，横風に傾きながら，ときとして人が持ちこたえられないほど急速に現実に引きもどす。〔中略〕

薬は薬を服用したくないという問題を解決する助けにはならない。同様に，心理療法をどれだけ重ねても，わたしの躁病とうつ病が起こらないようにすることはできない。両方が必要なのだ。自分の人生を，薬と，自分の気まぐれと頑固さと，この独特で不可思議でどこまでも奥深い心理療法というものに依存しているのは，なんとも奇妙なことだ。[★1]

気分安定薬

　気分安定薬の話は1940年代終わりのある精神病棟の食品貯蔵庫に始まる。オーストラリアの精神医学者ジョン・ケイドは，躁状態の患者の尿に有害な化学物質があると信じて，本人が言うところの素人が行うような実験をしていた。彼は尿中に存在するいくつかの物質をモルモットに注射して，躁病の人の尿にある有害な効果を再生できる物質を同定しようとしていた。その物質の一つである尿酸は，ほかの薬物と一緒でないと注射できないので，通常の食塩に類似した単純な化学製品のリチウムを使った。そしてこのリチウムにモルモットを鎮静する作用があることを発見した。

　この偶然の発見に支えられて，ケイドは彼の患者に先駆的な実験を行い，躁病に劇的な治療効果があることを示した（統合失調症やうつ病には効かなかった）。リチウムはこのように急性躁病の発作に効果があることが示された。その後の研究で，躁病エピソードの頻度，重度，期間を減少させ，双極性障害の患者の気分の上がり下がりの再発を予防することが明らかになった。5年以内に2回以上の躁病エピソードを経験している人は維持療法の利益がある。躁病が患者本人や他者に危害を加える可能性がある場合（例えば小さな子どものいる母親）は，初回エピソードの後でも，長期にわたる治療を真剣に考慮するべきである。突然治療を中止すると躁病エピソードを引き起こすので治療薬は常に徐々に減らしていく。

★1　K. ジャミソン著，田中啓子訳『躁うつ病を生きる──わたしはこの残酷で魅惑的な病気を愛せるか？』新曜社，1998，96-97.

345

リチウムの作用機序はまだ明らかにされていないが，複雑な生物化学理論はたくさんある。それは速やかに吸収されて腎臓から排泄される。正確な濃度を必要とするし，高レベルでは実際に有害となるので，効果的に治療を行うには血液中のリチウムレベルを慎重にモニタリングするべきである。このため治療を始める前に腎機能検査を実施するが，甲状腺ホルモンの産生を妨害する可能性があるので甲状腺の検査も行う。甲状腺機能低下が起こった場合（約5％に甲状腺機能低下が起こる），ホルモン補充でうまく治療できる。

リチウムの副作用はいくつかある。尿量の増加（多尿症），口渇と多飲の欲求はリチウムの腎機能の干渉によって発生する。重度の場合，ほかの気分安定薬が代わって使用されるかもしれない。リチウムは治療レベルを超えると危険で，振戦，言葉のもつれ，嘔吐を引き起こす。速やかに気づかなかった場合，けいれん，心拍の異常，そして死の危険もある。このような場合，身体からリチウムを除去する必要があり，最も重度の場合は透析を行う。

二つの抗けいれん薬，バルプロ酸とカルバマゼピンも抗躁病作用があり，急性状態にも再発予防にも使用される。リチウムの作用の機序は解明されていないが，躁病における役割は，気分を高揚させる脳のプロセスはてんかんと共通のものがあるかもしれない。不思議なことに，もう一つの抗けいれん薬でもあるラモトリジンは，躁病ではなく，うつ病の再発防止に効果を表す。

躁病の患者は抑制を失いコントロールできないので，定型的には治療は病院で始めるが，治療効果は1～2週間遅れるので，抗精神病薬も同時に投与する。

抗不安薬

不安は生活上のストレスの結果としてあまねく存在するもので，我々は皆どのように対処するかを学ぶ。不安が重度または日常生活の妨げとなる場合，治療が必要となることがある。人間はいつも救いを求めて薬に目を向ける。一群の治療がこの探求の歴史に区切りを付けるが，ほとんどは特に嗜癖のような悲惨な結果を産みだしてきた。それにもかかわらず，抗不安薬には不安を和らげるにあたって限られた役割しかなく，より安全な心理学的治療が一度だけ試行された（6章参照）。バルビツール酸誘導体使用にまつわる批判の後，1960年代に発見された，

うわさによれば安全とされるベンゾジアゼピンは，医者や患者の双方に大きな恩恵とみなされた。この「目を見張るような成功」の後に20年して使用が減少しているのは，不安症の治療に使われる治療薬に全く問題のないものはないことを示している。ベンゾジアゼピンは不安症によく処方されるが，重度かつ慢性の症状のために障害をかかえた小グループを除くと，連続4週間以上は処方すべきではない。

その他の治療薬にも役割がある。SSRIやTCAのような抗うつ薬はパニック発作，強迫性障害，全般的不安障害，社会恐怖などの不安症に関連した状態の治療に有効である。β遮断薬（心疾患や高血圧の患者に使用される）は，振戦，発汗，動悸などの不安の身体的症状に有効で，俳優や音楽家が舞台に立つ前に自分を落ち着かせるために使用することもある。ブスピロンは依存性を引き起こさず，ベンゾジアゼピン（これには構造的に関係がない）に比較して明らかな利点がある。長期にわたる不安症で定期的な治療以上を必要とする人に向いている。

ベンゾジアゼピンを処方する場合，臨床家は，第一に取るべき心理学的治療である認知行動療法，リラクゼーション療法，ストレスマネジメントとの文脈で処方する。症状が頂点に達しているときだけベンゾジアゼピンを使用するが，ストレスのある状況に遭遇する前にベンゾジアゼピンを使用するのも一つの戦略である。手元に薬があるというだけでも，予期不安を抑えるに十分である場合もあり，実際に使用する必要はないかもしれない。その他，抗不安薬はコントロールの難しい精神病を治療するときの補助として使用することもある。またアルコール離脱に関係する問題の治療にも使用される。

ベンゾジアゼピン使用の決定は効果の持続期間に基づいてなされる。残存効果を避ける場合は睡眠薬として短時間作用型が好まれ，より持続的な緩和が必要な場合はより長時間作用型が必要である。適量の幅は広い。患者に応じて量が決められ，常に推奨される量の最少量から始めて，眠気を誘発せずに不安がコントロールされるまで徐々に増やしていく。

ベンゾジアゼピンを服用している人の大多数は地域で活動しており，車の運転や機械操作などに眠気は危険であるため，この慎重なアプローチは重要である。またベンゾジアゼピンを服用している人は，アルコールもまた鎮静作用をもつの

で，アルコール飲料を最小限にするかやめた方がよい。鎮静作用と高齢者のせん妄以外は，ベンゾジアゼピンは極めて副作用が少なくて過量服薬しても比較的安全である。

　依存性の問題がなかったならばベンゾジアゼピンは確かに不安症の治療に最も適切である。しかし長期使用者の40％が離脱の際に不快な症状を経験する。内在する不安がより強く反跳することもある。さまざまな重度の新しい症状が起こるのは身体依存を意味する。短時間作用型ベンゾジアゼピンの場合は中止して1日以内に，長時間作用型の場合は中止後数日して症状が発生する。症状を最小限にするためにはベンゾジアゼピンは徐々に減量する。特にリスクのある人，すなわち短時間作用型ベンゾジアゼピンを長期にわたって大量に使用している場合は，長時間作用型と同量にする，ブスピロンまたはTCAの使用のもとに減量する。

睡眠薬としてのベンゾジアゼピンと関連する治療薬

　　ああ，眠り，安らかな眠り，大自然のやさしい乳母よ，わしはおまえをおびやかしたのか，この両の瞼を閉ざし，五感をこころよい忘却にひたすべく訪れてくれなくなったというのは？　ああ，眠りよ，[2]

シェイクスピア，ヘンリー4世第2部より

　　一つの叫びを聞いた気がした。「もう眠れんぞ！　マクベスは眠りを殺してしまった！」――無心の眠り，心労のもつれを解きほぐしてくれる眠り，日ごとに訪れる生命の安らぎ，つらい仕事のあとの湯浴み，心の痛みの塗り薬，大自然の与える大御馳走，人生の饗宴の最上の一皿――[3]

シェイクスピア，マクベスより

　不眠症は形態も原因もさまざまである。不定期なもの，長期にわたるもののいずれにしても不眠症は医学的状態ではなく単に症状である。伝統的に入眠困難

★2　W.シェイクスピア著，小田島雄志訳『ヘンリー四世　第二部』白水社，1983，93.

★3　W.シェイクスピア著，木下順二訳『マクベス』岩波書店，1997，47.

（初期不眠症），睡眠維持困難（中期不眠症），早朝覚醒に分類される。

　睡眠薬の役割については議論がある。睡眠薬は救いを与えるが，短期使用以外では依存性を引き起こすリスクが常に存在する。長時間の飛行や病院に入院中の短期の使用は合理的である。しかしその障害としてほんの2週間でベンゾジアゼピンへの耐性ができてしまうこともある（同じ効果をみるには，服用量を増やす必要がある）。

　薬を使わない広い分野の方法によってしばしば睡眠を改善することができるのでここに列記する。治療は不眠症になりがちな要因に向けて行われ，開始して維持する。行動プログラムが治療の主流となっていて，それには健康な睡眠習慣（下記参照），リラクゼーション，対処技術に焦点をあてたものが含まれる。

健康な睡眠習慣

・規則正しい睡眠時間を守る。

　　就寝と起床の時間を変えない。

　　週末も含めて睡眠時間を変えない。

　　洗顔，歯磨き，パジャマなどを含めて，行動の合図としての儀式を利用する。

・毎日運動をする，ただし就寝時間直前は控える。

・昼寝はしない。

・寝室を快適にする（音，明かり，温度）。

・睡眠前のアルコール，カフェイン，タバコ，過度の水分摂取，大量の食事を避ける。

・就寝前に気持ちが静まるように夜を計画する。

・眠気を感じたときにベッドに行く。

・ベッドは睡眠に使い，テレビを観る，読書，心配ごとをするのには使用しない。

・眠りにつけないときは，違う部屋に行き，（アイロンがけのような）つまらないことをして，眠気を感じたときにベッドに戻る。

・ベッドに入って10分経っても眠れないときは，もう一度起きる。このステップを，夜間，必要とするだけ繰り返す。

これらの健康な睡眠習慣を守ることでよい睡眠がとれるようになる。これができないと不眠症が続き，悪化するかもしれない。またこれらの戦略はベッドで横になるが眠っていないという学習されたつながりを断つ傾向がある。ベッドで読書をする，テレビを観る，食べる，心配ごとをすることは通常つながっている。そのかわりにリラクゼーション，瞑想，自己催眠は，不安を減少させることが助けになる。波が静かに砂浜に寄せる光景などの気持ちのよい場面を想像することは心配ごとを抑える一つの方法である。これらの戦略を試してもうまくいかない場合，持続する内面の葛藤のような要因に向けての心理的治療が必要かもしれない。夜間の緊張で自分の感情を表現するより日中に感情を発散できるように導く。対人関係は一般に助けになることが多いが，家族や結婚生活での問題などに注意を向けることも役立つ。

　不眠症がこのような方法で解決できない場合，そして特に重度で生活の質に障害を与える場合，短期あるいは一定間隔のベンゾジアゼピンの使用は正当である。ベンゾジアゼピンは睡眠を早くもたらし，夜間覚醒の回数を減少させる。シクロピロロン，ゾピクロンとゾルピデムという新しい代替薬は依存性がより少ない。どのような睡眠薬が処方されるとしても，効果のある最少量を目標とする。眠気は投与量を減らすか，より作用時間の短い治療薬に変えるシグナルである。

電気けいれん療法（ＥＣＴ）

　精神医学の実践では半世紀以上も治療の主流として使用されているが，今でも多くの論争に包まれた治療法を取り上げてみよう。多くの人がこの治療法を，精神疾患に使われた昔の治療法の野蛮さ（瀉血，水に漬ける，回転椅子）とつながりがあるとみてしまう。

　効果的な治療薬が利用されるまでは，電気けいれん療法（ＥＣＴ）はしばしば使われ，時には無差別に使用された。1950年代以前の治療過程は非常に原始的であったのは疑う余地がない。麻酔と筋弛緩薬は使用されず，その結果として脊椎骨折の起こるような強いけいれんのリスクがあった。この歴史的な記録によってメディアはＥＣＴが最も恐ろしいものであると描写し続けた。疑いなくＥＣＴが救いとなる人々も含めて，人々の頭には恐怖感と不信感が取り残されてしまった。

実際は現代のECTは安全で効果的である。著者は英国の指導的な精神科医が講演のなかで，もし自分が不幸にも重度のうつ病に罹患したら躊躇せずにECTを受けたいと宣言したのを覚えている。著者も全く同感である。重度のうつ病で，餓死，脱水，自殺のリスクが顕著である場合，精神病症状がある場合，または治療抵抗性の場合にはECTは治療の選択である。麻酔のもとに治療が行われるので，患者は眠っていて，額の両側につけられた二つの電極の間にできる電気通路によって誘発されるけいれんには気付かない。1週間に2～3回，一般に6～12回行われる。現代の機械は電流の強さを測定する仕組みと心臓をモニタリングする仕組みがついている。よい治療効果は抗うつ薬に比べてはるかに高く80％近い。実際，治療はどのような状態でも安全である。[4]医学的な疾患のある人でも短い麻酔（それ自体はECTよりはるかに問題が起こる可能性がある）に耐えられる限り効果的である。これ以外の主たる懸念事項は認知障害であってよくみられるが，ほとんどが軽くて一時的なものである。記憶機能は数日から数週間で平常に戻り，障害が6か月以上続くことはまれである。例えば腫瘍などがある場合に脳圧が高くなることが唯一の例外である。

ECT治療の後，将来の気分低下を防ぐために，抗うつ薬や気分安定薬を処方するのがよい。ECTは躁病や統合失調症には勧められる治療ではないが，生命に危険があるような状態に使用すると効果は劇的である。

動物実験では，けいれん治療は化学メッセンジャーの作用に一貫した変化を起こし，ECTがどのように働くかを表す重要な手がかりとなっている。誘発されたけいれんがこの効果をもたらすのであって，脳を通る電流のためではないことは最終的にわかっている。けいれんは筋弛緩薬を使うことで実際に取り除くことができるので，脳はけいれんを起こしても，身体はほとんどけいれんしない。

その他の脳刺激療法

最新の理学療法である反復的な経頭蓋磁気刺激（rTMS）は，強力かつ全く安全な磁気パルスを頭蓋に与える（それによって脳の表面にも与える）。うつ病ス

★4　修正型電気けいれん療法（mECT：modified electroconvulsive therapy）

コアは統計上は肯定的な変化を表すかもしれないが，rTMSを抗うつ薬やECTの代替として使用するだけの臨床エビデンスは得られていない。洗練されたコントロールのある研究だけが，うつ病の治療に役割があるかどうかを徐々に明らかにしていくだろう。

精 神 外 科

患者や家族にとってECT以上に心を乱すのは精神疾患の脳手術に対する恐れである。ロボトミー（前頭葉白質切開術）は1936年に神経学者エガス・モニスが導入したもので，彼はそれから13年後にノーベル賞を受賞した。前頭葉と脳のほかの部分をつなぐほとんどの神経繊維路を切断する処置は主に統合失調症の治療に使用された。米国で推定5万人，英国で推定1万人がこの手術を受けたが，統合失調症への有効性は実証されていない。これは適切な科学的評価によい意図を伴う抑えのきかない熱狂の先行した心を乱す一例である。

前頭葉白質切開術という粗野な行為と対照に，その後の精神外科技術（正確には辺縁系手術と呼ぶ）は，脳のその領域を正確に目標にしたもので，ごく控えめに使用されている。最も正確なものの一つはいわゆる定位脳手術であって1㎜を3次元の正確さで切開することができる。この方法は強迫性障害やうつ病で，重度で治療し難く，いろいろな治療を試したが効果がなかった人に使用される。脳深部刺激療法はこれらの二つの状態に適したもう一つの選択肢であって，可逆的という，ほかと全く異なる利点がある。外科医は電極を辺縁系の特定部分に差し込んで活性化する。臨床試験では期待できる成果をあげている。

新しい技術はどのタイプであろうと以前の手術のような長期的な合併症はない。パーソナリティの変化やてんかんは患者全体の0.5％以下である。それでも多くの保健医療サービスにおける精神外科は，物議を醸した歴史から本人への十分な説明と同意のもとに独立した専門家の審査員の支持を得る必要がある。

精 神 保 健 ケ ア に お け る 薬 剤 師 の 可 能 性 の あ る 役 割

多くの精神疾患は長期（例：統合失調症）あるいは再発性（例：双極性障害）である。このような診断を受けた患者は薬物療法を長期に，時には生涯必要とす

るので，薬剤師は病院・クリニックの活動，地域での活動にかかわらず，処方薬へのアドヒアランスを促進するよう，正しい量が最適な方法で使用されることを確かめるという可能性をもつ（例えば，治療薬が一般に眠気を起こすものであれば就寝前に服用するように助言する）。

さらに重度の精神疾患の人は，全体的でも部分的でも一般に病識に欠ける，あるいは記憶に困難があるので，薬剤師は彼らの信頼を得て，ガイドであり教育者としての役割を果たせるように努力する。そして薬物療法の目的，脳のなかでどのように作用するか，可能性のある副作用，処方薬と一般用医薬品を飲み合わせたときに可能性のある危険，過量服用，過少服用，治療の突然の中断などに関する重要な情報を提供する。精神疾患のケースでは患者が二つ以上の向精神薬を服用していることがあるので特に重要である（例えば，双極性障害で抗精神病薬と気分安定薬を服用している）。

患者が同じ薬剤師から治療薬を長期にわたって得ている場合，支援的な対人関係に進化して，事実上，薬剤師は治療チームの価値ある一員となる。同様のつながりは家族や非専門家のケア提供者ともつくられて，薬剤師を知り，信頼するようになる。

薬剤師の役割は実用的な面でも突出している。薬剤師は薬の管理や服用量の問題の予防が容易にできるように助けるブリスターパックや仕切り付きの薬箱を勧め，患者が処方薬の服用計画を守り，適切な臨床情報を伝えるために精神保健医療専門家に連絡をとる。

病院の救急サービス部や地域の精神科医療機関のような臨床の場では，優れた技能をもつ精神保健薬剤師は患者の健康改善に統合的な役割を果たす。前者によって，質のよい患者中心のサービスの提供に積極的になり，患者に治療効果や副作用の管理についてより深く理解してもらえるよう努力する。そのことで患者の治療の過程への参加を強化する。

結論

著者が1960年代後半に専門家のトレーニングを始めた時，本章で述べた新たに発見された治療薬を使うことができた。それはわくわくする時であると同時に苦

立たしい時期でもあった。治療薬の副作用は全く不快なもので，危険でもあり，しばしば患者は服用をやめなければならなかった。その状況は，第2世代の抗うつ薬や抗精神病薬の到来で著しく改善されたが完全ではない。それらを使用するとともに新たな問題も浮上した。しかしながら手元では多様な幅の治療薬を自由に使えるようになり，一人ひとりに最適の治療薬を同定する機会ができたのである。

研究者が遺伝子と薬物の相互作用を発見して，人と治療薬の最適の組み合わせを見つけるようになるのも新たな可能性である。ヒトゲノムが地図に精密に示されて，薬理遺伝学の急成長を遂げている分野は，特定の人がさまざまな薬物に効用も副作用も含めてどのように反応するかを決定する方法に焦点をあてている。我々が遺伝パターンからその人に最適な治療薬を見つける日も遠くないだろう。

神経科学の研究者は，現在は薬物療法を必要とする精神疾患の基礎をなす原因を解明する日も来るだろうと言う。そうなれば製薬会社は原因メカニズムを目標とするデザイナードラッグをつくることができるのである。それは健全な空想だろうか。いやそうではない。この様な目標は達成できると自信をもって言える。ただ一つの質問はどれくらいの時間がかかるかだ。

19.

精神療法

　精神療法は一般の人々にとっては困惑させられるものである。このことは驚くことではない。この種の治療を受けたことがないと一体何が起こるのか想像できないのだ。精神療法はメンタルヘルスの実践の一領域であるが，患者に精神療法について説明することは簡単ではない。このことに著者は自分のキャリアを通して気づいている。多くの誤解がまとわりついており，困惑をさらに強めるのである。本章における私の目的は，精神療法の定義，共通する特徴，異なる形態を述べることによって，精神療法にまつわる誤解を解くことである。いくつかの精神療法については何十年も激しい議論がなされているので，その研究についても付け加えたい。

　著者は以前，一般読者向けに『精神療法とは何か』と題した本を執筆したことがあるが，この大きなテーマをここで一章にまとめようとは望んでいない。特定の形態の精神療法についてより詳しいことが知りたい読者は，著者が1978年から編集をしている『精神療法入門』（オックスフォード大学出版社，オックスフォード）（最新版である第4版は2006年に出版された）を参考にするよう勧める。

精神療法とは何か

　精神療法は少なくとも四つの理由から定義するのが難しい。一番目に，多くの種類の精神療法を受けることが可能であって，それぞれに特有の理論的根拠と方法がある。二番目に，どれだけうまく計画を立てても実際に行うときは予測が難しい。精神療法のプロセスの性質を考えたらその理由は明らかになる。精神療法

355

は，患者のパーソナリティのタイプ，現れている問題，変化への動機，内省する能力等のそれぞれの場合に特有の多くの特質に影響される。三番目に，治療はセラピスト個人の質や価値観によっても影響される。この点では患者とセラピストの関係が非常に重要となる。最後に，治療のゴールが症状の軽減（行動療法のような）から根本的なパーソナリティの変化（精神分析のような洞察指向アプローチのような）までさまざまである。

　定義づけというタスクは「精神療法」を異なった目的に対して行われる一連の治療を参照することで容易になる。（カウンセリングは精神療法に関連するが，一般に精神療法とは別に扱われる。本章では後で簡潔に述べる。）すべての精神療法には二つの基本的な特徴がある。一つは，訓練を受けた保健医療専門家（精神科医，心理職，ソーシャルワーカーが主要なグループである）と心理的な苦悩（例えば，うつ，不安，罪悪感，低い自己評価，解決していない喪失への悲嘆）や機能の障害（例えば，親密な人間関係を維持できない，夫婦不和，ストレス対処のまずさ）を扱うことに援助を必要とする人との関係性である。二つ目の特徴は特定の心理学的原則の計画的かつ体系的な適用である。

いろいろな精神療法を結びつける要因

　この簡潔な定義は，個人の特有な困難や適用される心理学的原則が大幅に異なるとしても，すべての精神療法をカバーする。その一方，ある特徴が精神療法を結びつける。1970年代始めに先駆的な精神療法研究者ジェローム・フランクはこれらの一般的な基本要因を初めて明確にした。彼らの体系的な研究によって，今日我々は，これらの要因は必要であるが，精神療法を実際に行うには不十分であり，ほかの心理学的原則も組み入れる必要があるとはっきりと結論づけることができる。

〈情緒を帯びた信頼のある関係〉

　セラピストと患者の間の治療同盟は，友情関係にとても近いが明らかに異なる性質がある。解決しなければならない問題は深刻なもので，人生のなかで前に進めないでいることもしばしばである。患者はひどく苦しんで機能不全となって専門家の援助を求め，セラピストはかかわりのなかで適切な専門的技術を提供す

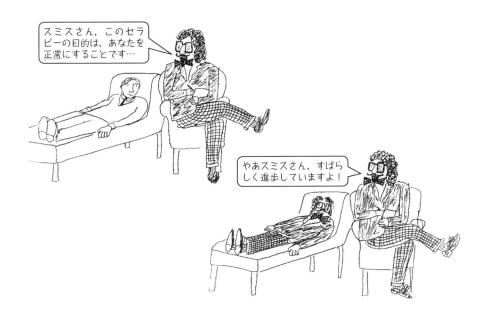

る。セラピーのなかで取り扱われることは極めて私的なもの,すなわち,抑うつ,恐怖,自信喪失,当惑,恥などをもたらすもので,患者はセラピストを完全に信頼できることを期待する。この関係において,「やさしさ」と「敏感さ」という言葉で表現されるセラピストの質と,定義可能な技能(例えば,共感しながら客観性を保つ,言い換えればセラピストは自分を患者の身に置き換えて患者の内面の心理的な世界を理解するが,患者の話を正確に聞き取れるように患者との距離を保つ)を要求される。

〈理論的根拠の共有〉

　セラピストは患者の問題とこれから行おうとする対処方法について,患者の文化において理解可能で受け入れられるように説明する。治療の過程を正確に予測することはできないが(フロイトは彼自身のアプローチをチェスゲームに例えた),首尾一貫したフレームワークがあるので,セラピストは自信をもって心理学的原則を適用することができる。説明をする際には,必ずしも厳密に科学的な証明が求められているわけではない。結局,我々は個々に異なる人間を扱っているのであって,予測可能な機械を扱っているのではない。

例えば，生後5か月で養子になって，青年期や成人期に親密な友人関係をつくれず，いつまでも養母にしがみついている人を考えてみよう。患者は生物学的な母親から小さな時に離されてしまったことで基本的信頼感を形成できなかったのかもしれない。これは科学的に実証することはできないが，説得力をもっているので，患者もセラピストも理にかなった可能性であると理解できる。このことを聞くと患者は不安になるとしても，理論的根拠のおかげで，同定可能な要因が患者の苦境に関与していて修正できるものであることを理解することができる。

〈新しい知識の提供〉

　理論的根拠から導き出されるもので，自分自身の抱えている問題や自分を変える方法についての新しい情報を使えるように患者の可能性を引き出す。この過程は患者自身がまさに主体であり，学ぶ方法も自己を内省するものなので精神療法の場面以外ではほとんど出会うことがない（これは過去にとらわれ無益にくよくよと反芻する反省とは異なる）。

　精神療法では個人の内面の心理的世界の一面や，他者との生活について学ぶのであり，それは症状の原因に関する情報（例えば情緒的苦痛が過敏性腸症候群として現れる）から自己発見という深い経験（例えば，人は人生において自らの目的を定めなければならないことを受け入れる）までさまざまである。「洞察」という言葉は，理想的には新鮮な目で，人が自分の内面を率直に見つめる過程を反映する知（ここから洞察指向精神療法という名前が付けられた。本章でも後に触れる）を指す。

〈感情の覚醒と表現を促進する〉

　感情を帯びた対人関係を求める人は，自分の感情を自由に表現できる話し合いの場を必要とする。自分の心理的世界に起こっていることを経験して自分自身を学ぼうとしても，知的な探求だけではうまくいかない。その反対にセラピーでは感情の覚醒と感情の表現の両方が促されるので，患者は自分の最も内面にある悲嘆，恥，憂うつ，ねたみ，怒り，欲求不満，不安，罪責感，その他多くの感情に触れることができる。自己省察を深めてくれ学びの過程を豊かにする（例えば「ひどい罪悪感をもつのは，未亡人となった母が私の助けを本当に必要とした時に，私が家を出たこととつながりがあるのだろうか」と自分を振り返る）。「カタ

ルシス」（ギリシャ語の浄化を意味する言葉から）はうっ積した感情を解放することが救いをもたらすことに使われる用語である。しかし，このことが「今，経験した感情の裏には何があるのだろう」という質問への道を拓くことも留意する必要がある。

〈希望をもてるようにする〉

　この方法は二つのレベルで機能する。まず，理解してもらえて，それゆえ治療の恩恵を期待できるという励ましとして機能する。その後，セラピーが進むに連れて実際に達成できたことに勇気づけられる。セラピストは専門家グループの知識や献身を伝えて，自分を変えることができるという楽観的な見方を患者がもてるようにする（その程度は取り組むべき問題の重症度や慢性度などの多くの臨床的な側面によって大きく変わる）。患者とセラピストが前向きな期待をもつことで治療同盟ができあがる。

〈熟達と成功の経験〉

　希望を与えるだけではなく，セラピーそれ自体が，成功と達成感を経験する場所となる。治療は，しばしば過去に繰り返してきた家庭生活，社会関係，仕事など，大まかにいえば，人生の浮き沈みにおいて繰り返してきた失敗の数々に圧倒されて，惨めにスタートする。患者の状況が実はそれほど悲惨ではない場合でも，患者が失敗であると思う感覚のために，そうではないという証拠が打ち消されてしまう。治療が展開するに連れて，どのように小さなありふれたものでも歓迎すべき変化がしばしば起こってくる。患者が辛抱強くこの熟達や達成の経験をすることで，成功のより強い感覚をもてるようになる。もう自分のことを無力な犠牲者と思わなくてもよくなる。

　前にも述べたように，このプロセスにおけるセラピストの役割は友情に似たものであるが，同時に全く独特なものであると強調したい。セラピストは関与する観察者であって，特に患者に対する肯定的な感情と否定的な感情両方の展開を通して強烈な経験をする。この経験はモニターされ，取り組まれることで，これらの感情を生産的なものに仕向けられなければならない。

精神療法の分類

精神療法の潜在的な役割を考える時の重要な質問には，少なくとも三つの要素がある。治療の形態，どのような人に向けてなのか，そして問題のタイプである。

一つの選択肢は理論的なモデル，すなわちどのようにセラピーが作用するかを識別することである。この分類法はよく知られていて，フロイト派，ユング派，行動的，認知的，実存的などのよく知られたカテゴリーが区別される。この分類の問題ははっきりしている。多くは従来のものの核をほんの一部変更しているだけであっても新しい学派が誕生すると，リストはどんどん増えてくる。

その代わりとなる分類は，対象，すなわちセラピーがどこに向けられているかを見ることである。典型的な分類は，カップル，家族，グループそして個人（短期および長期）である。先の選択肢と同様，この分類も部分的なものである。明らかな場合（例えば，夫妻や確立したカップルが関係性の問題をもって現れる）を別にすると，どの種類の患者にどのセラピーが向いているかを決めることができない。

セラピーのゴールを同定することは，患者に合った治療を選ぶうえで最も有益な方法である。結果として生まれる四つの分類はかなり明確に区別できるものである。一度に複数のセラピー（例えば，カップルと個人，個人とグループ）を，あるいは一つのセラピーのすぐ後にもう一つのセラピーを適用することも可能であることに留意する必要がある。しかし，患者は一度に一つの形態のセラピーを受ける方がうまくいく傾向がある。

〈危機に対処するセラピー〉

人生の重大なライフイベントに圧倒されている人（例えば，子どもの悲劇的な死）は，厳しい試練を克服して心理的安定を再構築できるよう支援が必要となるかもしれない。危機カウンセリング（または危機介入）は，通常，長くても数週間位までで，個人，カップル，家族，またはほかの社会グループ（例えば被災した学校や地域）に行われる。

〈長期の心理的障害のある人のセラピー〉

障害の重い人たち（例えば，慢性の統合失調症や双極性障害，重度の境界性パーソナリティ障害）には，長期の，時には生涯を通しての援助が必要となる。これらの患者では根本的な変化は困難であるので，支持的精神療法によって可能な範囲で最もよい適応が得られるように努める。個人に対して，介護者（通常は家族）と一緒に，同様の障害をもつ人たちのグループにおいて，あるいはこれらの対象の組み合わせでセラピーを行う。

〈特定の症状や問題を終わらせる，あるいは改善するセラピー〉

　このカテゴリーは不合理な恐怖（例えば蜘蛛恐怖）から強迫行為（例えば，ギャンブリング），そして不十分な社会生活技能（例えば内気）までのさまざまな症状と問題に対応する。セラピーは行動パターンを修正するためにさまざまな学習理論を適用する。治療は一般に個人ベースで行われるが，カップルあるいは家族を含むこともある。

〈自己認識を促進するセラピー〉

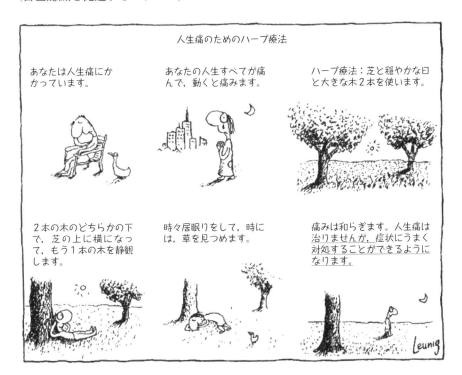

これらは自己認識を深め，症状の改善を促進する。例えばうつ病やパニック発作の治療における認知的アプローチ，自己評価の改善による自分への態度の変化，そして最も野心的なものとして，さまざまなパーソナリティ障害に対する精神分析的治療によるパーソナリティの変化である。通常，治療は長期的で個人をベースに行うが，そのバリエーションとしては短期の力動的なセラピー（特定されうる焦点を目標とする）とグループセラピー（グループを社会の縮図として自分や対人関係について学習する場を提供する）がある。

分類に関する問題

前章で，慢性期の統合失調症への抗精神病薬と支持的療法，うつ病への抗うつ薬と精神力動的療法，双極性障害への気分安定薬と認知行動療法について述べたように，薬物療法と精神療法を組み合わせることは一般的で相補的である。

精神療法各派を統合しようとする動きは1980年代から精神療法に影響を及ぼして，理論的学派の間にあった明確な境界が引き直された。理論的概念の強化と効果の増強という点で統一は強みであるという前提のもと，一つの学派と異なる学会の結合が起こった。最も顕著な例は認知行動療法である。著者はがん患者の精神療法の治験に何年もかかわってきた。我々のグループは認知的アプローチと実存的アプローチの要素の組み合わせは，初期乳がんに適応しなければならない女性，初期前立腺がんに対処しなければならない男性と配偶者のニーズを満たす最も適した方法であることを発見した。

ここで区別する必要があるのは，精神療法における生産的な進化と，患者が一つのセラピーに反応しない場合によくあるように，セラピストが二つ以上の学派のやり方を無差別に借りてくることである。これは見かけの治療抵抗性の状態にあわてふためいて治療薬を増やす多剤併用と似ている。

超越瞑想，ヨガ，太極拳のような東洋の実践を治療分類に入れることは，精神療法の定義を従来の範囲よりも拡大する。これらの方法は西洋型のリラックスや内面の静寂を促進する方法と同様に精神医療でも使われているが，どちらかというと一般の人々の精神健康増進の文脈で使われている。

音楽，グラフィックアート，ダンス，演劇，文学などのメディアを使用する創

造的セラピーと呼ばれるものにも，上記と同様に，精神療法の資格がある。我々はすべて生活を豊かにするために芸術の果たす役割を高く評価する。芸術が精神医学の場で活躍しない理由はないのであって，主に生活の質を高める手段として使われる。精神病についての章で紹介した，サンディ・ジェフスによる詩『精神病エピソード』がよい例である。彼女は，自分の当惑するような経験を詩にすることによって，統合失調症という疾患が引き起こす問題に対処するのに大いに役立ったとよく著者に話していた。

　グラフィックアートも同じように多くの患者に役に立っている。著者は，メルボルンのカニンガム・ダックス・コレクション（www.daxcentre.org）の活動に携わる幸運に恵まれた。ダックス先生は芸術を治療の主流に導入した先駆的な精神保健専門家の一人であった。この種のコレクションでは最も多い1万5000点の芸術作品が収蔵され，精神疾患の人たちやトラウマの犠牲者が自分たちの複雑な心理的な世界を表現することによって，よりよく理解してもらえるようになった。

　音楽も治癒効果があると高く評価されていて，音楽家は何世紀にもわたって病んでいる人の精神を軽くするために音楽を使ってきた。音楽療法は21世紀において精神医学など医学のさまざまな領域に導入されてきた。研究によって長期の精神障害のある人でも自作の歌詞を書いたり，音楽のメロディーやリズム要素に関する提案をすることができることが明らかになっている。そして彼らが創造のプロセスから喜びを見つけて，社会グループに属していると感じ，グループが自作の歌をつくるなど肯定的な成果を生み出すことができる。

　インターネットは間違いなく系統だった精神療法を提供する新しい手段となった。心理的な治療は（例えば，治療薬と比べて）多くの人手を必要とするが，この治療の需要は利用できるサービス提供を常に上回るだろう。資源に限りがあることをさらに悪化させているのがセラピストの不均等な分布である。このために地方や農村地域に住む人たちはしばしば不利益を被っている。インターネットを通しての治療はこのような理由から急速に普及している。

　参考になる例として認知行動療法（CBT）の革新的なプログラムがある。英国で55か所の一般医診療所のうちの一つがうつ病初病の診断を受けた300人をコンピューターによるセラピーを受けるグループ（セラピストによる支持的対応も行

われた）とコントロールグループに無作為に割り付けた。症状がよくなった率は
コンピューターを使ったグループの方がそれを受けなかったグループよりもその
後数か月にわたりはるかに高かった。患者の3分の1はセラピーを完了しなかっ
たが，セラピストによる支持的対応も行われたグループの脱落率は，セラピスト
のいないコンピューターによるセラピーより低かった。

　2010年に行われた26のインターネット介入（すべてCBT）の，うつ病と不安症
の比較対照試験のレビューは，結果は今後に期待ができるもので，自助治療とし
ての可能性を表し，従来の専門家による治療の一部として活用できる可能性があ
ることを示している。同様のエビデンスが子どもや青年にもみられる。代表的な
ウェブサイトには，キャンベラのオーストラリア国立大学で気分障害用に作成さ
れたMoodGYM（www.moodgym.anu.au），ロンドンの不安症，パニックおよび恐
怖症のFearFighter（www.fearfighter.com），メルボルンのスィンバーン・テクノ
ロジー大学の不安症のさまざまな状態用のPanic Online（www.swinburne.edu.au/
Iss?swinpsyche/etherapy/programs/registration）がある。誰もがこのような人間味
のない手段のセラピーを好むとはいえないが，助けを必要としている人は，精神
保健専門家を探し求めるより，威圧感のないインターネット介入の方を好むかも
しれない。それはそれぞれの人が最適なものを選ぶことであって，なんと素晴ら
しいことだろう。

精神療法を行う

精神分析と精神分析を指向した精神療法

　1890年代にジークムント・フロイトは，現在精神分析として知られているもの
を創設した。1895年の彼の古典的著作『ヒステリー研究』に始まり，彼の死まで
に，治療の革新的な方法に留まらず，(ア)異常心理学の理論，(イ)「正常」なプシケ
の詳細な説明，(ウ)文化と社会の理論（例として，文明，戦争，宗教の特質），(エ)
精神生活研究の方法，として発展した。夢，芸術作品，冗談，記憶違いのような
小さな出来事を，不安症やうつ病のような臨床的な現象と同様に研究すること

で，フロイトは正常と異常な心理状態の間には連続性があると主張した。

　このような考えは現在では西洋文化の重要部分となっている。実際，フロイトの死後書かれた詩人のW. H. オーデンの『エレジー』では，フロイトの貢献は巨大であって，新しい「世論」の夜明けであったと述べている。一般に精神分析，特にフロイトの著作と人物は，精神医学界内外での賞賛と批判の対象となっている。分別のある精神科医は，精神医学やそれ以外の臨床実践には「精神力動的な」思考方法が取り入れられているというバランスの取れた見解を適用していると著者は考えている。

　フロイトは医師となった後，パリの有名な神経学者ジャン＝マルタン・シャルコーを訪れ，転換ヒステリーに催眠を使用する方法を学んだ。ウィーンにおける彼の指導者である内科医ヨーゼフ・ブロイアーは，催眠を受けている患者が，トラウマが発生した時には表出しなかったが，後日症状と関連することになった強い感情を表したと記載している。フロイトはさらに患者が最深部にある考えや感情を催眠に頼らずに自由に話せることによって改善することを目撃した。彼はこのような抑圧された感情は，患者とセラピストの無意識な関係（「転移」と呼ばれる）において再生されると結論付けた。フロイトがいうように，患者は「すでに彼のなかにあり，彼の神経症と密接に関連している精神状態をセラピストに運びこんだ」のである。さらに，患者は「彼の個人的な人生の歴史を，まるで今起こっているかの様に再現する」という。始めのうちフロイトは，転移は治療の妨害であるととらえていたが，後に転移が治療の中心であるとみなすようになった。それによってフロイトは転移関係を誘い出し，明確にすることに重点を変え，過去がまだ生き残っていて現在の精神的生活に影響していることを明らかにした。フロイトはセラピストが患者に対して無意識にもつ「逆転移」の可能性を述べた。このような転移―逆転移の経験はすべての対人関係に反映するが，フロイトはセラピストが患者との間に起こるこのような経験を活かして患者が自分自身の理解を深める手助けをする方法を開拓した。

　精神分析療法は，フロイトやフロイトの同僚たちの仕事から直接生まれたものであり，認めるか認めないかは別として，ほとんどの西洋のセラピストはフロイトの理論や技術の恩恵を受けている。フロイト派の遺したものとして多様な概念

が生まれたが，ここにその一部を紹介しよう。

　フロイトから離れていったカール・ユングはフロイトの幼児発達における性的関心への強調があまりにも制限されていると考えた。彼の観察から，特に精神病の患者の夢や芸術的創造物を，古代文明の神話やシンボルの研究と連結して，フロイトの内的な人生の概念を拡大した。ユングは，集合的無意識，言い換えれば人間の最も深い精神活動の宝庫（彼は「個々の精神の本当の基礎」と呼んだ）という考えをつくりあげた。

　実存学派は死や存在しないことへの恐怖に絡む不安を排除しようとする苦闘や，目的や意義に代表される真の人生を生きる挑戦に立ち向かおうとするあがきに焦点を合わせて精神分析の要素を適用した（実存的アプローチを参照）。メラニー・クラインは幼児は心配ごとや葛藤を言葉で表現することができないので遊びを使ってこれらを表現する方法を開発して，児童が人生の早期に経験する発達上の不安に光をあてた。エリク・エリクソンはフロイトの考えを人間発達のライフサイクルモデルに適用して，ライフサイクルの各段階に習得しなければならない課題を達成するためには個人の内面の心理的世界と社会制度（家族，仲間グループ，宗教，文化的風習）の間の相互作用が必要であり，この課題を達成することで同一性の感覚が生まれるのが促されると説いた。ジョン・ボウルビイの愛着理論は幼児と母親との関係が幼児が正常な心理的発達をとげるか否かの鍵となる決定要素であると主張して，安全の感覚を得るには愛着が特別な働きをすると強調する。米国の精神分析家ハインツ・コフートが開発した自己心理学は，自己愛は自己意識の進化における決定的で繰り返し起こる適応過程であると主張する（例えば，子どもは両親が自分を目に入れても痛くないほど大切なものであると感じるべきであるが，子どもはそのような特別な立場は実際は維持できないという不可避かつ必要な幻滅に徐々に直面する）。

精神分析アプローチ

　フロイトが100年ほど前に著して，その後，フロイトや彼の後継者によって改訂されてきた精神分析アプローチは，転移―逆転移の関係と，変化に対する患者の抵抗を中心的な考えとして探究する。目標はより成熟した人格機能である。患者が彼らの問題のうちに潜む無意識的な要因を洞察することで症状も和らぐ。洞

察はセラピストとの情緒的関係を経験することで起こり，過去と現在のトラウマ
や不安，そしてそのトラウマや不安に対処するための防衛をいつも再生する。セ
ラピーの文脈では，これらを慎重かつ繊細に検討して，それまで使ってきた反応
ではなくより適応的な反応を探索する。

　その人は，意識的なレベルでは心の奥底にある考えや感情を開示しようとする
のだが，無意識なレベルでは心の深いところに進んでいく恐怖からセラピーの過
程に不可避的に抵抗する（「知らぬ神より馴染みの鬼」という諺のいうところで
ある）。これはさまざまな形で表現される。著者自身が経験した例をいくつかあ
げると，セラピストの意見，賞賛，承認を求める，譲歩や特別な許可を求める，
セラピーに遅刻または欠席する，セラピーの終わる数分前になって初めて重要な
ことを開示する，セラピーにおける会話をまったく関係のない話題にもっていこ
うとするなどがある。気づかれていない逆転移が起こっている場合，セラピスト
は，患者が以前の対人関係で経験したトラウマを再生するような行動をしてしま
い，さらに強い抵抗を示し，セラピーは前に進まなくなる。

　「古典的な」精神分析と呼ばれるものは，前記の特徴を適用した集中的な精神
療法である。1時間のセラピーを1週間に5回まで行い，その間，患者は長椅子
に横たわり，分析者がその後ろに座り，患者は頭に浮かぶことはなんでも自由に
話すよう促される。

　それよりも一般的に行われている形式は，精神力動的または精神分析的精神療
法と呼ばれる。患者はセラピストと対面して椅子に座り，週に1，2回のセッ
ションを行う。ここでも患者は頭に浮かぶ考えや感情を自由に話すように励まさ
れる。セラピストは患者が語ることを傾聴し，表現される感情をモニターして，
それによって引き起こされるセラピスト自身の考えや感情に注意して，患者が言
語的に非言語的に伝えようとしていることを理解するよう努める。次の例で，ケ
イはセラピストの援助を求めている。

　　25歳独身のケイは幼児期に母親と葛藤があったと話します。父親は彼女が
　3歳の時に家を出て，それ以来，会っていません。彼女はジムと事実婚をし

367

ています。ケイによると，ジムは普段は愛情をもってケイを支えてくれるの
ですが，うつになるとひきこもりがちになります。２人の間には２歳の娘ケ
リーがいます。ケイは，原因不明の頭痛と腹部の痛みを訴え，効き目のある
治療も見つからずに助けを求めています。最初の頃のセッションで，ケイは
ケリーを母親に預けて専門外来クリニックを受診した時のことを話しまし
た。彼女はそこで２時間待たされ，一時的な意識喪失となり，はっきりとわ
かるような発作を起こしたのです。

セラピストのアプローチは，次の三つの要素で支えられる。

〈共感する〉

セラピストは，患者の立場に立って想像するプロセスを通して，思ったことや
感情を振り返る。例えば，「ケイ，診療所で非常に長い間待っていたようですね。
自分自身のことも心配だし，ケリーのことも心配していたでしょうが，誰もその
心配に気がついてなかったようですね。さぞ孤独でいらいらしたことでしょう」。

コフート（前項を参照）は解釈よりも共感が精神療法に必須の要素であって，
それによって，セラピストの反応がより患者に適合したものとなり，患者はそれ
に応じて理解してもらったという感覚をもつことができるようになるという。こ
のプロセスは患者に安全な自己意識をもつことを援助する。

〈明確にする〉

セラピストはある事柄を明確にして，そのことがもつ患者の精神生活における
重要性を強調する。例えば，「ケイ，待合室でケリーのことを思いながら，待っ
ていた時の気持ちを話してくれる？」。

〈解釈する〉

セラピストは思考や感情を心理的体験に結びつける。患者はその心理的体験に
気がついていないが，一旦その体験が思考や感情と結びつけられたら，患者は
はっきりと意識にのぼらせることができる。例えば，「ケイ，あなたは医者が待
たせるのを腹立たしく思ったのではないですか。でも，あなたは医者を怒らせ
て，診察を断られるといけないので，批判や文句を言うことができなかったので

はないですか？」（ケイは頷き，泣きそうになり，手も震えている。2〜3分沈黙の後，彼女は少し落ち着いている）。「ケイ，そのことを思い出すだけでも気持ちが動揺するようですね（共感的なコメント）。もしかしたらお母さんに怒りを感じたのに，お父さんが家を出てから，お母さんだけがあなたの面倒をみてくれていたので，お母さんを批判することができなかったのでしょうか。そのため，あなたはお母さんに今感じているように気持ちが落ちつかなくなったのでしょうか」。

　解釈は，患者のセッションのなかのこころの状態と，現在や過去のトラウマ経験を，認知的そして情緒的に関連づけることを促す。それによって現在の問題には意味があり，セラピストはその意味が何であるかを探求する手助けを喜んですると伝える。このような方法で洞察を得るまでは，患者は思考，感情や行動の誤ったパターンを繰り返しがちである（フロイトはこれを反復強迫と呼んだ）。上記の例では，ケイに，怒りを表わすと拒絶されるのではないかという不安があり，この結果としてのジレンマは身体に現れている。これは児童期と現在における彼女の母親，ジム，そしてクリニックの医師を含むその他の人すべてへの対人関係における特徴である。後日，ケリーに過剰に腹を立てたことに対して，ケイは拒否されるのではないかと恐れた。そう思いこんでケイはさらに怒りを感じた。このようなとき，ケイはケリーを叩くことを考えてしまう。このようなパターンは何度も経験され解釈されている。それがフロイトのいう「徹底操作」（「循環療法」という面白い言葉がこの螺旋状に循環するプロセスの意味をとらえている）で，これによって自分をより深く理解できるようになる。

　一部のセラピストは，セラピストの解釈から得られた洞察よりも，セラピストに見放されなかった長期間の経験と，セラピーの瞬間ごとの会話を通して正確にそして共感的に理解してもらっているという感覚がより治療的であると信じている。この問題は特に境界性パーソナリティ障害や自己愛パーソナリティ障害のセラピーに関して激しい議論を引き起こしてきた（10章参照）。しかしながら，共感的なコメントと，思慮深い解釈の区別はいつも明確とは限らない。

　このような戦略に加えて，下記のニーズが定期的に発生する。

〈直面する〉

セラピストは患者に，特定の問題を正面から見つめて，取り組むよう背中を押す。例えば「ケイ，あなたが時々腹が立つということを受け入れるのは難しいことを知っていますが，医者で待たされた時，すごく腹が立ったとあなたが言っていましたよ」。

誰が精神分析療法から恩恵を受けるのか

精神分析療法に向いている人は，問題の原因またはそれらを以前に解決しようとしたが失敗した理由について完全には認識していないとしても，期間の長短にかかわらず自分の問題に向かって取り組み，それを解決しようとする責任を引き受けた人である。セラピーは主に言語によって行われるので，自己の内面を見つめて，思考，空想，感情を表現できることが必要となる。ある程度の不安は避けられないため，自分のなかにある無意識の力（「自我の強さ」と呼ぶ）を探究することで発生する感情に耐えられるだけの強さを要求される。個人的にも社会的にも対人関係をもつことが成熟した人格の一部であることを理解していること，そして重要な対人関係の経験を少なくとも一つはもっていること，これらも必要条件となる。人生上の重大な決断をすることやすぐに救済を求めることにこだわる人には向いていない。精神病や重度のうつ病の人にも向いていない。

38歳のクリスは経営管理コンサルタントです。彼は女性との長期の関係に何度も失敗してセラピーに来ました。彼は，短期間で情緒的なつながりのない性的関係の活発な時期と，みじめな孤独の期間が交互に現れるライフスタイルをもっていました。そして皮肉っぽく打ち解けない印象でした。始めのうち，彼はセラピストの援助する能力に疑いをもち，その理論に嘲笑を浴びせました。セラピストはクリスの批判を深い感情を避けようとしていると解釈しました。このことはクリスが母親にとってきた同様の態度を呼び起こしました。母親は非常に信心深く，葛藤を避けるために，父親が家族に暴威をふるうことを許していました。

クリスにとって弱いと認識された人，特に女性に対してもつ軽蔑はセッションの間に浮かび上がってきました。クリスは，父親と同じような行動を

避けようとしながら，無意識に暴威をふるう父親と同じようにふるまっていたのでした。彼の女性との短い関係を繰り返すパターンには，最初は夢中になるものの，すぐにその女性に飽きて評価を低くし，関係を終わらせるためにさまざまな合理化を行うという特徴があります。このようにして，彼の表している問題の一つの要素は明確になりました。このような女性への態度は「貧困な」クライエントへのクリスの誠実な仕事の倫理とまるで対照的でした。そして彼の期待に応えなかった人に対する一時的な怒りに話題が進みました。この洞察によって，彼は自分自身とクライエントへの過度の要求が少なくなり，仕事をより楽しめるようになりました。あらかじめ目標設定していた短期の精神分析療法であればここで終わってもよいでしょう。

　治療が進むに連れて，もう一つの葛藤が浮上してきました。彼は弱いとみられることに怯えていました。これは父親のせいでしょう。セラピーでは，転移でクリスは，セラピストをクリスの威厳のある父親にして，クリスは子どものような犠牲者になるのでした。セラピストがこの脆弱性を解釈すると，クリスはいらつくようになりました。彼はセラピーに来なくなり，再びセラピストを以前の皮肉っぽいスタイルで批判するようになりました。セラピストはそれをクリスが自分自身に近づいていることで不安になっている，その結果として起こることを恐れていると解釈しました。クリスがある日「あなたとの間に一定の距離を置きたい」と口をすべらせたことで，その解釈が確認されました。[★1]

　ここで二つのテーマが明らかになりました。一つ目は，母親が彼のケアに失敗したように，セラピストも彼を見放すのではないかというおそれです。クリスは彼の情緒的な脆弱さを打ち消すために知的能力を強調するようにな

★1　「自分自身に近づいている（a growing closeness to himself）ことが不安になっている」という距離の隠喩が解釈で出されているのに対応して，クリスが「あなたとの間に一定の距離を置きたい（I want to keep you at arm's length）」と距離の隠喩で答えたことから，距離の近さが不安の源であるという事態を図らずも露呈したという解釈と考えられる．

りました。二つ目は，セラピストをさまざまなことで批判する形で現れました（例えば，セラピストが休暇を取るなどに対して）。しかしクリスは彼の敵意は不合理なもので，医療職の間で反感を買っていることに気がついていました。クリスはセラピストが休暇を取ることで自分を見放したと感じて，セラピストが提供しなければならないものの価値を低くしようとしていると解釈されました。

　クリスは，養育への深い要求に気づくようになりました。それは以前には決して気づくことができなかったことですが，その要求のために，人々，特に女性を軽蔑し，彼からみて能力があり，彼にはないものを提供できるように思われた人をうらやんでいたのです。この気づきによって，彼はより深い洞察をもって，個人的関係や仕事上の関係に取り組むようになり，過去に彼の行動に影響していた不安をコントロールすることができるようになりました。これらの洞察は他人とのかかわり方の態度と行動の大きな変化をもたらしました。そして安定した関係を発展させ，愛情のある結婚をして，母親ともより優しい関係をもつことができるようになりました。

短期の精神力動的精神療法

　精神分析療法のもう一つの要素は期間である。パーソナリティの問題が根深い場合は何年もかかる。それを短期化した形は短期または焦点型精神分析療法などさまざまな名前がつけられているが，心理的問題が深刻ではなくより限定された人たちのために進化してきた。さまざまな変化型があるが，次のような特質を共有している。

・次の基準を満たす人を慎重に選ぶ：適切なレジリエンスと自我の強さ，精神病や明らかなうつ病や強度の不安症の傾向がない，自己反省できる水準の心理学的素養がある。
・セッションの回数に正確な制限を課する（一つのアプローチについて正確に12回のセッション）または予測できる範囲内に収まっている（一般に最高40回まで）。

・（未解決の悲嘆のような）特定された焦点に関連してゴールを特定して堅持する（著者の学生へのアドバイスは「汝，焦点に集中せよ」と戒律を守ることだ）。

・転移は焦点を絞り込んで扱うが正面から取り組む。

・セラピストは，伝統的な精神分析療法よりも課題に直接取り組むが，破壊的ではない方法で直面化する。

実存的アプローチ

　著者が精神療法のこつを勉強していた時，一緒に仕事をする機会に恵まれたアーヴィン・ヤーロム（スタンフォード大学名誉教授）は，実存的アプローチについて感銘を与える本を執筆している。彼は，我々が避けられない四つの「実存の前提」との直面を強調した。我々は自分自身の死が避けられないことを受け入れなければならない。我々は人生をどのように生きるかという選択をすることの自由とそれに関連する責任をもつ。我々は人生において結局のところ一人であって自分自身だけで世界に入りそして去る。我々は何も意味を与えてくれない宇宙に直面して自分個人にとっての目的を決定しなければならない。

　人間はこれらの究極の問題が脅威であり不快であるとみなし，結果として不安になり，不適応な防衛によって不安を撃退しようと試みることもある。無力感への後退，強迫的な固執とそれに伴う衝動的行為，あらゆる心理的な犠牲を払ってでも達成するように追い立てられる状態等，広範な臨床的特徴が現れるかもしれない。ある人は実存的症候群と呼び，他の人（ヴィクトール・フランクルのような）は実存的真空と呼ぶものを，我々はより直接に経験するかもしれない。この状態に侵された人は空虚で疎外され孤立して不満で自発性がなく，人生を無意味なものとみなす。言い換えれば人生は不確実に送られる。詩人シルヴィア・プラスの悲劇が，彼女の啓発的な著書『ベル・ジャー』にいくつか表現されている。彼女の日記から次を取り上げよう。

　　わたしは恐れている。わたしはよすがなくうつろだ。目の奥にはしびれて麻痺した空洞，地獄のくぼみ，わたしのふりをしている無を感じる。

373

（中略）わたしは自分を殺して，責任から逃れ，母の胎内に卑しく這い戻りたい。わたしは自分が何ものか，わたしはどこに向かっているのか知らない。そして，このぞっとするような疑問に対する答えを決めなければならないのがわたしなのだ。わたしは自由からの高貴な逃走を希求する。

　（中略）わたしはここに座り，ほとんど泣き通しで，恐れ，わたしのうつろな不毛さを壁に書き続ける自分の指を見ている。未来だって？　神様，こうしたことはどんどんと悪くなるのでしょうか？　わたしは……人生にまとまりを見出し，目的を，意味をもつことはないのでしょうか？

　実存療法の目的は，この種の経験に屈しないで取り組み，セラピーの過程が確実性を探し求めるものとなることである。別に例えるならポール・ティリッヒの実存主義に関する著書『生きる勇気』というタイトルに簡潔に表されている。実存的不安に直面して，人生を旅する者はより自発的になり，自分の人生により責任をもち，個人的な意味に気づき，新しい経験を受け入れ，創造的可能性をより自由に発展させ活用できるようになる。

　この旅の最も重要な特徴は「エンカウンター（encounter）」という言葉で適切に要約される。実存的セラピストは，セラピストが人の不合理な投影を映し出す空白のスクリーンとなる精神分析治療の典型的な治療関係とは異なる仕方で人に寄り添う。特に，人間は誰でも四つの実存の前提に対処しなければならないという概念を伝えるため個人的側面を進んで共有しようとする。セラピストはできる限り本物のエンカウンターとなるように接する。時間軸における視点は現在と将来であって，態度や感情が変化する可能性に注意を払う。人は「生成」の状態を受け入れるようになり，人生の旅に取り組む感覚をもって将来に進んでいく。セラピーのもう一つの重要な特徴は，その人の歴史を説明しようとする試みとは異なり，その人を「世界内存在」という文脈のなかでその人の人生の歴史を了解するプロセスである[2]。

認 知 療 法

　認知療法の起源は，ギリシャのストア学派の「人はものに惑わされるのではな

く，自分についてとる見方に惑わされる」にある。あるいは後にシェークスピアが「良いも悪いも本人の考え次第である」と言ったところにある。米国の精神医学者アーロン・ベックは，現代の精神療法に最も重要な貢献をした一人であるが，1960年代初めにうつ病の人のもつ硬直した悲観的思考が，覚醒時にも，夢をみている時にもみられることに気づいた。彼はこのゆがんだ考え方は誤った情報処理の結果であって，否定的な思考がうつ気分を引き起こすのであり，その逆ではないととらえた。ベックは否定的な思考が優位になっている患者に取り組むアプローチを定式化した。これは後に行動療法と組み合わされ，思考パターンとそれに関連して起こる行動に同時に取り組めるようになった。

　認知行動療法（CBT）は最もよく使われる精神療法の一つとなった。うつ病の治療に考案されたものであるが，パニック発作からパーソナリティ障害まで広い範囲の状態に使用されている。著者は2003年にフィラデルフィアにあるクリニックでベック教授にインタビューする機会に恵まれ，CBTが幅広く使われていることについて，そしてほかのいろいろなことについて質問した。彼の返答は「もともとこの方法（CBT）は七つか八つの状態，要するに神経症に適しているだろうと思った」と，独特の率直なものであった。彼はさらに，厳密な科学的な方法で，精神病も含むほかの状態にも効果的であると実証できたら満足すると続けた。CBTについては実際多くの研究がなされており，おそらく精神療法研究の歴史全体において，ほかのアプローチよりも多く研究されているだろう。臨床試験は何十回もなされている。

　認知療法はどのように働くのであろうか。セラピストは，自己，世界，将来に対する自動的な否定的思考をもたらす患者の思い込み，思考方法，情報処理の方法を患者が検討するのを援助する。そしてより適応的な選択肢を探究して適用する。実践におけるベックのアプローチは不合理な思考やそれが起こる文脈を同定することを強調する。例えば，うつ病の人たちは一つの状況において悲観的な要

★2　説明（explain）は自然科学的理論に基づいて心的現象を客観的に解釈することであるのに対して，了解（understand）はより人間学的な概念であり，人間が置かれた状況のなかで行為する者としてとらえる.

素だけを選択していること（選択的注意），一つのエピソードから過度の一般化をしていること，自分たちがその悲観的な出来事の原因だと思い込んで状況を個人化していること，二極化して考えていること（物事を白か黒か，または全か無かでみる），否定的要素を強調して破局的思考をしていること，自己批判のレッテルを貼っていること（「私は全くの落伍者である」），「すべき」や「あるべき」（「もっとよい母親であるべきだった」）といつも考えていることなどを認識するよう教育される。

　その他の精神的な状態として，パニック発作の人は，身体的な症状を，心臓発作や脳血管障害のような医学的緊急事態と誤解してしまい，社交恐怖症の人は自分自身をコントロールできなくなってほかの人からの批判にさらされると誤解してしまう。

　認知療法は，多くの誤った思い込みや歪んだ思考パターンは，子どもの頃の経験，特に家庭生活に由来すると仮定する。そしてこれらはすぐに気づくことはできない思考パターン（認知スキーマ）（フロイトの無意識より前意識に近い）をもたらす。このパターンは強固に保持され，自動的に起こり，現実の場面に当てはめられてしまう。セラピーは以下からなる。

・患者に症状の性質を教育する（例えば，不安の生理学的な根拠と差し迫った心臓発作との違いと，症状の誤った解釈による不安の増大）。
・間違った思考とその原因を認識する。
・日々の生活でテストできるプロセスとして誤った思考を定式化する。
・否定的思考やそれが表れる状況，その重さを段階づけして，日記をつける。
・自動的な否定的思考に気づくようになる。
・代替となる思考方法を学習し，適用して，その試みを記録する。
・これらすべてを宿題に組み入れる。

　患者とセラピストは問題を同定してゴールを選び，代替となる解決策のリスクと利点についてブレインストーミングを行う。患者は選んだ解決策を生活のなかに適用する前にそのリハーサルを行うこともある。セラピストは協力者でもあり教師でもあり，患者が誤った思考のもととみなされる考え方を検証する手助けをする。患者のセラピストに対する態度は，精神分析療法のように深く分析するの

ではなくて肯定的で協力的なものと想定される。しかしながら関連するとみなされたならば，ほかの考えと同様に話し合うことができる。

ダレンの例を考えてみよう。彼は前述のクリスといくらか特徴を共有している。この例で精神分析療法と認知療法の違いを識別できるだろう。

30歳のダレンは失業中でガールフレンドとの仲がうまくいかずに落ち込んでいました。彼は陽気にふるまわなければいけないと思う一方，ガールフレンドが彼に失望するのではないかと心配していました。彼は人に迷惑をかけるのを恐れていました。特にガールフレンドに「要求しすぎると」彼のもとを去るのではないかと恐れて，彼の要求について話すことに気乗りがしません。この思考の形態は，長期のうつ病の母親との関係にさかのぼります。彼が14歳の時に父親が家を出てから，ダレンはいつも母親を喜ばせようとしました。セラピストは，彼のうつ感情は，自分は満足することのない要求をもっているという思い込み，彼が自己主張をすれば彼女が離れて行ってしまうだろうという思い込み，彼女を失ったらほかの人にとって何の価値もない人間になってしまうという思い込みに関係しているのではないかと仮説を提示しました。

セラピストの援助によって，ダレンはこれらの思い込みや前提を探索し，そして代替的な思考と，それがうまくいくかをテストしてリハーサルを行い，日々の生活に適用しました。彼は潜んでいる恐れや思考を記録して，彼自身の主張をより明確にしたときのガールフレンドや他人の反応を記録しました。彼の気分は随分と改善し自信もついてきました。ガールフレンドとの関係は改善しましたが，お互いに長期的な関係にはまだ早すぎることが明らかになりました。ガールフレンドは数か月間他の都市に移動することに決めました。ダレンは落胆しましたが，恐れていたほど破滅的ではありませんでした。セラピストの援助によって新しい関係を始めることができて，新しい思考方法のテストを継続しています。

行動的アプローチ

この理論によると，症状は間違った学習によるもの，言い換えれば学習された習慣である。治療の目的は役に立たないパターンをなくして，より適応したものに置き換えることである。どのように学習（そしてそれゆえに間違った学習）が起こるかを説明するために三つのモデルが作られている。古典的条件づけ，オペラント条件づけ，それとモデリングである。

古典的条件づけは正常な行動と不適応な行動の基質と考えられている。パブロフの有名な実験で，犬が不安を引き起こす刺激と音が組み合わせられると，その刺激がなくても音に恐怖を示すよう条件づけられるという実験がある。同様に中立的な刺激が脅威的なものに関連づけられると症状が発展する。結果としての治療は反対条件づけであって，不安の反対となる感覚すなわちリラクゼーションと脅威を与えている刺激（例えば，雷や飛行）を組み合わせる。リラクゼーションがうまくできるようになると不安を抑制する。

系統的脱感作法は，もう一歩踏み込んだものでリラクゼーションのトレーニングと恐怖場面への曝露を取り入れる。最小レベルから最大レベルの不安を引き起こす刺激の階層をつくる。例えば飛行恐怖の場合，最小レベルの刺激はおそらく飛行機の写真を一目見る場面を考えることで，最大レベルは実際に飛行を経験することである。これらの両極端の間に恐怖を増大させるイメージを想像することがある。不安を誘発するイメージを前にしてくつろいでいられるようになって初めて脱感作法が成功する。このプロセスは，想像による恐怖刺激に曝露する場合，または実際の生活の恐怖刺激に曝露する場合がある。飛行恐怖の場合，治療を空港で行うことは後者である。

刺激の階層の詳細は曝露の強さの程度に置き換えることができる。

この変形となる反応妨害法は手洗いのような強迫行為に適用される。患者の強迫衝動が，汚染されていると患者が思う物質との接触で引き起こされるので，それに曝露したときに習慣的な方法で反応するのを防ぐ。

オペラント条件づけは，我々が肯定的な反応を引き出す行動を繰り返し，その否定的な反応を引き出す行動を避けると仮定する。強化は望ましい行動に報酬を

与える行動療法の一つの形態で有力な特徴とみなされる。例えば，慢性の精神障害患者の無関心を改善する方法であるが，現在ではこの方法はあまり使われない。正の強化に，褒めること，トークンがある。罰することなどの負の強化は，倫理的に正当化できないので使用されない。

　社会的に決定された学習またはモデリングは，学習は他者の行動を観察することに由来するととらえる。例えば，蛇を恐れる患者はセラピストが段階的なアプローチを使ってどのように対処するかを観察する。そして患者は，正の強化で努力を認められつつ，セラピストの行動を真似ることを奨励される。これは簡単な方法であるが，より繊細なモデリングはあらゆるセラピーで使われている。フロイトはエッセイ『終りある分析と終りなき分析』のなかで，セラピストはモデルの役割をとることがあると指摘している。集団療法では彼ら自身の困難に関連する仲間の行動を真似るので社会学習となる。

　行動分析はどこで，いつ問題が発生したか，その問題を維持するものは何か，どのような状況で明らかになりどのような影響があるか，という同定された問題のアセスメントからなる。目的は適切なゴールと戦略を行動の定式化の形で設定することである。患者はプログラムの理論的根拠を理解してセラピストをガイドとして積極的な協力者となる。患者には日々点数をつけることによって進行をモニターすることが要求され宿題が強調される。家族や友だちに仲間として参加してもらい，例えば段階的な曝露の仲間となってもらう。治療は短期であって数週間から数か月間行いセッションは週１回行う。セッションの間隔は徐々に長くして最終的には１，２回のフォローアップの振り返りで終了する。

集 団 療 法

　我々は基礎的な核家族から拡大家族，近所，さまざまな社会グループとそれを超える多くの社会グループのメンバーである。それぞれのケースにおいて，他者と互恵的な関係を有し，その幸福に貢献して，同時に彼らから恩恵を受けている。精神医学はこの自然なプロセスを適用してさまざまな目的に活用している（家族療法も参照のこと）。

　社会グループの一員であることは，そのグループがこじれて，人々の間に問題

| ３７９ |

を起こすこともある。集団療法の理論的根拠は，対人関係の問題を取り扱うことができる話し合いの場やグループがもつ可能性を全員に有益となるようにして，これらの関係がもつ有益な特徴と不利益な特徴を両方とも認識することである。グループの相互作用も相互間の影響がセラピーのプロセスが作用する土台である。長期の外来患者，短期の入院患者，自助（あるいは互助）グループは，集団療法の主な形態である。

長期の外来患者グループ

精神内界の問題（例えば自己評価が低い，不安，うつ）と，対人関係の困難（例えば感情を表出できない，横柄である，疑い深い）が組み合わさった人を援助するためにいくつかのモデルが開発されている。一般的な取り組みは，米国の精神医学者ハリー・スタック・サリバンの概念によるもので，パーソナリティは主に重要な他者との対人関係の産物であるとする。6～8人の患者とセラピスト1人（あるいは2人のセラピスト1組）が1グループとなって，およそ2年間，毎週1回ずつ会う（グループが「ゆっくり始まる」場合は，新しいメンバーが「卒業する」メンバーと入れ替わり，グループは同じリーダーシップのもとで変わりなく継続する）。グループは参加者が互いに対人関係を探究する場を提供し，患者は不適応なパターンの洞察を得て，より効果的なパターンを試みる。それはまずはグループ内で，後にほかの社会的な場面で行われる。

個人セラピーをつなぐ共通の基本要素（この章ですでに述べた）はグループセラピーでも同様に働くが，グループ特有の治療要因がさらにつけ加わる。それは彼らが困難に取り組む際にほかのメンバーへ利他行為を行うことからくる感覚，他者の経験に同一化してその経験から学ぶこと，仲間たちと共通した多くのものをもっている感覚，そして重要なことに新しい形の対人関係の行動を試し，その努力についてグループのフィードバックを得ることである。

短期の入院患者グループ

コミュニティでの環境とは対照的に，精神科入院患者は病棟に入院している期間のみグループのメンバーとなる。患者は障害が重い傾向があり，そのために主に対人関係から得られる洞察の経験はそれほど有益とはいえない。有益なモデルは「教育的」と呼ばれ，主たる目的は，患者が臨床的な言葉で自分自身のことを

考えられるように援助するもので，より適応した反応ができるようにする。セラピストはメンバーに，感情，思考，行動の効果のないパターンを同定して，それらのパターンを引き起こす状況を避けることを援助する。

　短期入院では，メンバーが早く入れ替わるので，ミーティングはそれが最後であるかのように計画され，患者は自分たちにできることを達成するよう促される。メンバーとセラピストは限られた時間のなかで取り組む課題を定める。治療的要因は長期の外来患者グループとは強調点が異なり，対人関係学習よりも臨床的知識を得ることに重点が置かれ，利他行為や希望の感覚が特に重要となる。

自助（互助）グループ

　この二つの言葉には互換性がある。専門家がリードしない（関係する組織にコンサルタントとして招待されるかもしれない）ことから厳密にはグループセラピーではないが，自助グループは相当な可能性をもち，特に統合失調症，ギャンブル依存症，アルコール依存症のような持続的な障害の人や家族に治療的効果が高い。先駆者であるアルコホーリクス・アノニマス（AA）は主たる目的が互助であり，共通の問題を抱えた人たちが作ったグループを基盤にした組織の好例である。自助グループのプロセスはさまざまである。重要な特徴は相互支援で，成功するかどうかにかかわらず（例えば，グループの1人が再飲酒を始める），お互いに共有する目標に向かって取り組み，できる限り普通の生活を営むように励まし合う。

　活気のある自助グループ活動は，精神保健専門家の治療行為や啓発活動などさまざまな領域で非常に貴重な貢献をしてくれる。我々専門家は，患者や家族が直接の経験から得た見解に敬意を払うことを忘れないようにする必要がある。

家族療法

　自然発生的社会グループである家族（核家族あるいは拡大家族）は，おそらくセラピーに最も適切な文脈である。精神医学はその歴史を通じて個人に焦点をあててきたが，我々は家族要因が精神疾患の発病や転帰に影響する可能性を認めてきた。家族は，(a)原因の可能性（遺伝性または心因性），(b)患者に関する情報源，(c)情緒的かつ実際的な患者への支援の可能性，(d)治療への協力をモニタリングし

て悪化に気づく同盟とみなされる。家族療法はまた家族機能を改善するための治療として開発された。家族療法は前述の概念を活用する一方で，家族療法家による理論と方法も取り入れた。

　家族療法には1950年代まで心理学的原則は適用されなかった。ネイサン・アッカーマンは，「家族療法」という言葉をつくり，精神分析概念を織り込んだ。もう一人の開拓者であるサルバドール・ミニューチンは，従来の治療では効果が得られない非行少年の治療を手がけた。彼は十分に機能していない親を治療プロセスに巻き込んで，子どもに新しい方法を取るよう励ますことで改善がみられることを観察した。次に彼は，神経性食思不振症やコントロールされていない糖尿病の青年の家族の治療を行い，父親と母親の間にある緊張や親子関係にある不適応関係に気がついた。子どもは家族の語られていない葛藤や不安を担っているものとして理解された。

　この仕事から，問題の原因とそれを維持するものの違いが浮かび上がった。生物学の世界に由来するシステム理論が，問題の維持要因を，特に家族メンバー間の典型的な相互作用を理解するために使用された。元の原因は何であれ，家族の機能不全は，家族が自分たちの困難に対してとる反応によって維持されているかもしれない。家族は病気の親族を援助しようとして，実際に何年も問題に対処していることが多いので，セラピストは「どうして今」と尋ね，いかに家族機能が損なわれてきたかを明らかにするように努める。

　1970年代からさまざまな家族療法アプローチが進化し，一部は影響力をもち続けている。ミラノ学派の創始者は，精神分析の方法の限界に不満をもち，家族とのかかわりをもつための賢明で生産的な方法を開発して，円環的質問法と名付けた。これは，ある家族にほかの家族メンバーが問題をどのように考えているかを尋ねて，家族の相互作用パターンを明らかにする。例えば，うつ病の男性に，彼の妻は彼の状態に関して何を最も心配していると思うか，または彼が発症してから，妻は子どもと過ごす時間が増えたか減ったか，あるいは妻は彼女の母親に彼以上に秘密を打ち明けるかどうか質問する。そして思春期の子どもに，両親がコミュニケーションを改善するには何をするべきか尋ねる。家族メンバー相互のかかわりをもつ方法を変えることにより，疾患が家族全体に及ぼす影響を変化さ

382 　19. 精神療法

せ，家族機能を改善することができると仮定する。

　もう一つの家族療法の方法はナラティブアプローチである。その主要な特徴は，家族の一員の疾患およびそれに反応する方法を，ある専門家の権威ある見解，または家族メンバーの家族史の見方を反映しているとみなす。このような見方は問題についての代替となるストーリーを排除して，問題がよりうまく対応されるかもしれないことを無視している。その結果，問題に対処するほかの方法はうかつにも見落とされる。例えば，内戦を経験した家族は，いつも悪運にとりつかれて将来も悲劇が繰り返す運命だというイメージにとらわれる。

　「心理教育」と呼ぶ家族介入の形式が長期の精神障害の人たちに開発された。支持的な治療関係のなかで，セラピストはコミュニケーション技能や問題解決方法のトレーニングを行い，家族が不適切な対応をしないようにするために疾患と治療の情報を提供する。よく研究されたこのアプローチは，統合失調症に最も一般に適用され，患者の再発率を減少させたという報告がある。

誰が家族療法の恩恵を受けるのか

　家族療法の恩恵を受ける人たちは，次のようにまとめることができる。

・臨床的問題が家族に現れて機能不全が明らかな場合。例えば夫婦関係のひずみが家族全体に影響を及ぼしている，あるいは父と思春期の子どもの緊張が家族生活を混乱させ，家族全員が緊張のなかにとらわれている。

・家族がストレスの高い出来事を経験して，それへの適応がうまくいっていないか，不適応になりそうな状態である。このような出来事には予測可能なものと偶発的なものがあり，家族の一員の自殺，経済的な危機，重症の身体疾患，子どもが突然家から出るなどがある。

・持続的で過酷な状況があまりにも厄介なため，家族がうまく適応できない。家族の資源は使い尽くされており，外部の資源による援助はほとんどない。典型的な状態は長期間にわたる身体疾患や，持続性または再発性の精神疾患である。

・うまく機能していない家族のなかで，ある患者が症状を起こす。例えば母親のうつ病や娘の摂食障害は，背景となる家族の問題を反映する。

・精神疾患は家族のなかで不都合な反響を引き起こす。例えば統合失調症の息子

は両親の問題解決能力を超えてしまったり，強い不安を抱えた母親は娘の支援に過剰に頼ってしまったりする。
- 多くの問題を抱えて全くまとまりのない家族は支援が必要である。例えば家族の一人は薬物乱用，ほかの一人は暴力の傾向があり，3人目は反社会的行動を示している。

家族療法はこれらのすべてに対して治療の選択肢となるが，家族療法だけで行われるとは限らない。統合失調症のメンバーと格闘する不安な家族を支援するには，患者への支持的精神療法も行われるのが通常である。思春期後半の患者が家族から離れて独立しようとしている場合，両親が自分たちの関係性を見直すために援助を求めるのと並行して，患者は家族療法の後で個人療法を受けるのが効果的である。

治療法

家族療法家だけでも仕事はできるが，チームの一部として1人が家族と直にセラピーを行い，それをほかのメンバーがマジックミラーを通して観察することもある。特に，複雑な家族では，セラピストはしばしば気づかないうちに家族の葛藤に巻き込まれてしまうので，マジックミラーを使う方式には利点がある。観察者は，セラピストに何が起こっているかを明確にして，それに対応した介入を計画できるようにする。

次の例は一般的な家族療法を表すが，理論や戦略は多様であることを念頭におく必要がある。

ゾーイ・ジョーンズは16歳で，3人きょうだいの末っ子です。彼女は両親に付き添われて精神科医を受診しました。彼女は非常に反抗的で，極めて優秀だった学業成績も低下していました。両親の心配は大きくなる一方で，彼女をさらにコントロールしようとして，ついには家庭生活は娘の心配でいっぱいになりました。初めてのセッションではゾーイはすねて話をしません。セラピストは両親の絶望を聞き出した後，家族の歴史を尋ねました。父親の仕事の機会があったことから，家族は数年前に，父親の判断で移民してきま

した。母親は病気の母や，仲のよい姉妹から離れることに気乗りしませんでした。父親は最近職をなくし，母方の祖母は亡くなりました。父親は経済的な心配や，妻を実家の家族から離してしまった罪悪感を口にすることができませんでした。ゾーイの母親も，夫を追い込んでしまわないかと心配して，自分の母親との死別の悲嘆や経済的な心配を口にすることができませんでした。

　初回のセッションではセラピストはこれらの課題を丁寧に聞き取りました。その間にゾーイはよく反応し，状況をよく理解するようになりました。彼女は反抗的な行為によって家族のための援助を人々に求めていたことがわかりました。その後2回のセッションを終え，ゾーイは家庭でも学校でもかなりよくなりました。両親も引き続き自分たちの抱えている問題の解決に努力しています。

カップル療法

　カップルのカウンセリングは，第一次世界大戦後の社会変化と困難，そして性の研究に関心が集まった時期に開発された。当初は道徳的な意味合いが強く，結婚や性行動に関する教育に焦点があてられた。その後，結婚生活の問題（例えば，意思決定，親密さ，コミュニケーション，セクシュアリティ）にはカップルの両親や兄弟との未解決の問題を反映しているという精神分析的なアプローチが行われるようになった。セラピーは，これらの人生早期の葛藤を同定して，カップルの相互作用にそれがどのように再現されているかを示すことを目的とする。

　行動的アプローチは，パートナー相互が正または負の強化を通して相手の現在の行動を形づくることを強調するが，そこで繰り返されるパターンはそれぞれの元の家族から学習したものかもしれない。セラピーは，不一致の領域を図に示して，責任について話し合い，効果的なコミュニケーションを含めた新しい取り組み方法を考案する。

　認知的アプローチは，自分自身やお互いの否定的な自動思考や認知を明らかに

385

して，これらがどのようにカップルの関係に現れているかを検討して，それの変化を試みる。

システムアプローチは，家族療法で述べたものに似ていて，カップル療法にも適用されている。パートナーのどちらかの行動よりも，2人の間の相互作用の循環的なパターンから問題が生じるという前提のもとに，セラピストは彼らがこのパターンを理解するよう援助する。このようにして，カップルは互いを責めるかわりに，より建設的な関係の方法を見つけるための責任を共有する。

カップル療法は，これらの概念をすべて取り入れている場合もあり，あるものは根底にある原因を明らかにすることを，ほかは2人の衝突のパターンが続く原因を究明する。例えば家庭内暴力を例にとると，セラピストは，カップルの間の緊張が悪化するやり取りの経過，暴力をふるう側がその悪循環を脱するような特定の戦略，被害者となる側が自身の安全と子どもの安全を確保するステップ（行動的アプローチ）などを明らかにする。その後，個人療法で出身家族の経験から起因している問題や深層部を考察する，あるいは家族療法で暴力の危険性がなくなった後に，現在抱えている問題の解決に挑むこともできる。

英国の精神医学者マイケル・クローは特定の組み合わせをつくって行動―システムアプローチと名付けた。行動の部分は開放的なコミュニケーションと話し合いの方法に焦点を合わせて，システムの部分は状況が複雑で相互関係が硬直化している場合に使われる。例えばカップルがお互いに深く巻き込まれて，それぞれの自分で判断して行動する能力が危険に曝されている場合である。

セックスセラピー

セックスセラピーについてはすでに13章で述べた。

支持的精神療法

すべての精神療法は支持を含んでいるが，支持は通常，治療的に働く力の一つであって圧倒的に有力なものではない。支持的精神療法では，支持を提供することが非常に重要である。支持的精神療法では，セラピストは基本的に自分の生活を管理することのできない長期の障害のある人たちを支える。これらの人たち

は，精神状態やパーソナリティ機能の性質に大きく影響を受けており，心理的に変化する可能性も限られているので，保健医療専門家，家族の介護者やほかの資源の援助なしには満足に対処できない。さらに彼らの脆弱性のために洞察指向の精神療法は不可能である。診断名では慢性の統合失調症，再発性あるいは慢性のうつ病やその他の重度の気分障害，慢性の不安障害，顕著なパーソナリティ障害の患者である。

セラピストの基本的な目的は，

・患者の生活上の要求への対応能力を強化することによる心理・社会的機能の向上

・自分の長所（自己評価を高めることになる），脆弱性，治療の利益と限界など，現実への気づきを高めること

・臨床状態をモニタリングして，再発を未然に防ぎ，悪化を予防または少なくすること

である。

支持は基本であるが，支持に関連した治療の局面には次のものがある。

〈安心させること〉

まずセラピストは，さまざまな疑いを解消して，誤解を明確にする。例えば患者に，頭がおかしくなったのではない，永久に病院に入院させられることはない，変わり者ではない，と安心させる。次にセラピストは，たとえ小さなことでも資質や達成したことを記録する。患者は失敗しかみていないかもしれない。自己評価でいつも省略されるのは，明らかな強みや前向きな性質であり，これらをはっきりと何度も指摘する。

〈説明〉

通常，患者は，問題を明確にすることやそれにどのように対応するのがよいかを決定することに支援を要する。焦点はほとんど日々の課題である。重要なのは，疾患の性質，そして薬物療法の役割を含めて治療の利益と限界（例えば，利点と副作用），何が再発を促したり防いだりするかを知ることである。

〈ガイダンス〉

説明と密接につながった助言を与える。金銭管理，仕事，家族や趣味などの実

用的なことに焦点を合わせ，将来の課題に対処する技能を身につけることまで助言の対象となる。

〈提案〉

これはガイダンスに似ているが，セラピストは自信をもって直接あるいは間接的な影響力を行使する（例えば，「またコーラスに参加するのはどうですか」「お姉さんがせっかく誘ってくれているのだから，お姉さんと義理のお兄さんの農場で一緒に時間を過ごすのはどうですか」など）。

〈励まし〉

セラピストはさまざまな手段を用いて患者が劣等感に立ち向かうようにする（例えば，患者が迷っている行動を実行するよう促す）。自信をつけさせるために，職場で鈍感な上司に向かって正当に自己主張するなど，特定の状況と関連づけて行うのがよい。行動はほんの些細なことにみえるかもしれないが，当人にとっては挑戦である。ゴールに向かって，彼らの能力以上に背中を押すことは危害を生じることもあるので，臨床状態からくる能力の制約を尊重する。

〈カタルシスが得られるようにする〉

一般に長期の困難をかかえている人は，不満，後悔，悲嘆，羨望，その他苦痛となる感情を背負っている。セラピストはこれらの感情を表出できる安全な場を提供して，それらが共有され，よりよく理解されるようにする。

〈患者の環境に影響を与える〉

これらの人々は特に社会環境に脆弱である。明らかな例として，統合失調症の人にとって，敵意のある批判的な家族は有害となる。セラピストは社会的文脈が肯定的に作用できるようにする。ストレス要因となるものを除去または少なくして，役立つ可能性のある提案をする。ストレス要因となるものを同定するのはやさしい（例えば，仕事がきつすぎる，家庭の雰囲気が批判的，経済状況が厳しい）。患者の世界に肯定的なものを加える例には，自助グループに参加できるよう調整して孤独感を減少させることがあげられる。通常，家族は患者にとって最も重要な社会グループであるので，家族のニーズとそれをどのように満たすことができるかは特に注意する必要がある。

危機介入

1942年，米国の精神医学者エリック・リンデマンは，500人が犠牲となったボストンのナイトクラブで起こった火事の生存者たちへの対応に従事した。そして事件後早くから支援の行われた人々の方が，何週間も治療を受けなかった人々よりも経過が順調だということを発見した。チームの一員であったジェラルド・キャプランは「危機」に特別な意味を与え，人々の通常の対処能力を圧倒してしまう事態に直面したときの感情状態であると提案した。混乱した期間が続き，その間になんとか適応しようとするがうまくいかない。最終的に，利益となるかどうかわからないとしてもある適応形態が結果として生まれる。キャプランは危機をストレスの高い状態そのものよりむしろ人の感情状態と考えた（5章参照）。

危機において重要なのは時間である。一定の時間の間に，人は問題解決の新しい方法を学習することができる。共通のストレス要因は，その人に充実感，自尊心，自己同一性をもたらす人あるいは物体を喪失することあるいは喪失の恐れがあることである。喪失には，配偶者，家族や友人の場合（例えば，死，離婚や移民），大切な所持品や家（例えば，自然災害や移民），身体の部分や機能（例えば外傷や疾患），社会的役割や経済的な保証（例えば，定年退職，失業，入院）などが考えられる。悲嘆はこれらの喪失への一般的な反応である。ライフサイクルにおける過渡期もそれまでのストレス対処法を見直す必要があるので明らかに危機となり得る。

危機は，(a)不眠，落ち着きのなさ，過活動，筋肉の緊張や疲労など精神生理的な特徴を伴う不安，(b)状況に関係のない部分への注意の散乱，(c)無力で依存的な状態への退行，(d)社会からのひきこもり，(e)過去，現在，将来などの時間の分節が変容して，その時その時に没入してしまうような時間意識の変化，(f)成熟したやり方で反省する能力の低下によるほかの人から拒否されるような行動などがあげられる。

危機介入に最も適している対象者は，それまではうまく機能してきたが，現在は人生のストレスに圧倒されている人である。よく統合された人であれば，うつ状態や不安など適応反応と悲嘆反応の両方とも危機介入によく反応する。人生の

困難に立ち向かい，対処するための新たな効果的な手段を学習することは，危機の影響を和らげるというゴールに役立つかもしれない。実際，危機を経験することで，ストレスとなるイベントが将来発生したときに役立つような幅広い豊かな心理的レパートリーをもつことができるかもしれない。既存のパーソナリティの問題を抱えている人たちにも利点があるが，彼らには後日，より広範な精神療法を準備しておく方がよい。

治療方法には，下記があげられる。

〈感情の表出〉

セラピストは質問を優しく提示したり，強く強調して，感情を表出するよう奨励する。

〈経験の意味を知る〉

現状についての感情，態度，そして思い込みなど，こころの状態とストレスとなっているイベントの詳細を検討する。支援の提供の可能性と併せて重要な他者とのつながりを探る。このことで内的資源が理解できるようになる。災害などでほかの生存者がどうなったかを知ることは重要である（集団災害の場合）。

〈コントロールを取り戻す〉

さまざまな行動方針とそれを実行する方法を話し合うことによって，能力の感覚を取り戻し始める。実生活におけるまたは芸術など象徴的場面における行動をとることを強調することによってコントロールを取り戻す。

52歳のブライアンは，この数週間，いらだち，仕事の能率の低下，気分の落ち込みを経験していました。仕事に没頭しようとしても症状は余計に悪化するだけでした。夕方になると，うまくはかどらない事務作業をしながら飲酒を始めました。この発端は上司から予算削減のために彼の管轄部署の人数を削減すると告げられたことでした。ブライアンは自分に責任があり，生涯をかけた仕事がだめになると思いました。部下の解雇についてどのように告げるか悩みました。ブライアンは独立心が強いことを誇りにして，他者に頼るのは弱いことだと考えてきました。私生活でも職場生活でも自分の責任範

囲を明確にして，それを全うするよう努めてきました。ストレスの原因はほかにもあって数か月前に10代の息子が瀕死の事故に巻き込まれたのです。彼は息子が危機状態から脱したと聞くまでの強い苦悩を思い出します。父子の関係はいつも緊張したものでした。

ブライアンのセラピーは，下記で構成される。
・怒り，不満，不能感を表出するよう励ます。
・職場の問題について非難されると思うパターンを検討の俎上に載せる。
・妻と子どもにセッションに参加してもらい，ブライアンが職場でプレッシャーを受けていることについて話すのを聞いてもらう──自分の弱点があざ笑いの対象になると想像していたのと反対に理解と支持を得る。
・ひきこもるのを引き留めて，彼の心配ごとを話し合えるように家族メンバーのためのプランを立てる。

　セラピー全体の目的は，ブライアンの苦悩を和らげて，以前のように機能できる状態にすることである。彼の硬直した独立独歩のスタイルが早期の解決を阻んだが，この危機はセラピストが他者に頼ることを拒絶する彼の態度について再検討を促すきっかけとなった。危機介入のセラピーでは彼本来の対処法がどのように形成されてきたかを深く探究することはない（精神分析精神療法と異なる），または彼自身や対人関係に対しても彼がもつ見方も深く探究することはない（認知療法と異なる）。1年後，彼は精神分析を指向したセラピーを受けて，自分が脆弱であると感じるパーソナリティの特徴に取り組むことになった。

カウンセリング

　西洋社会はますます複雑化して，新しい形の社会関係（例えば混合家族），ホモセクシュアルやレズビアンのパートナーシップ，あらゆる分野での知識の爆発，技術のすさまじい発展，宗教の伝統による解決策への信頼の低下が起こって

★3　離婚経験者同士で子どもを連れて再婚した場合の家族など.

いる。それに合わせて保健医療も複雑化して，しばしば一般人の理解を超えてしまう。これらの急速に変わっていく状況に直面して，説明と決定をする際の援助をするための，また生活や生命に関するそのような決定の衝撃を受け止めるための，さまざまなカウンセリング方法が利用可能である。

カウンセリングは精神療法と多くの特徴を共有するが，その対象は精神疾患の診断には該当しないが人生の困難な問題に直面している人々である。

カウンセリングは，例えば適切に治療を受けていても治癒しない慢性疾患の人たち（例えば，糖尿病，てんかん，喘息），あるいは医療技術に一生頼らなければならない人たち（例えば，透析）にとって不可欠かもしれない。また治療による不具合を経験する人たち（例えば，化学療法，乳房切除，切断，人工肛門）や，感情や価値観が処置の決定に影響する場合（例えば，人工授精）にも非常に重要である。臨床遺伝学の進化によって，個人やカップルは遺伝子検査について適切な判断をするのを援助してくれる専門家を必要としている。

多くの形式のカウンセリングが，カップルの関係（カップル療法との重複は明らかである），教育の場において仕事に進むか高等教育に進むかの問題，職場では葛藤や経費節減にもまれる人を支援するなどの社会での必要性から生まれた。

どのような領域のカウンセリングでも，主なゴールは，抱えている問題に効果的に対処できない人にそれを省みる機会を提供することである。重要な仮定は，その人が少なくともある程度，決定あるいは変化への責任を受け入れる能力があることである。一般にカウンセラーは，何をすべきか述べることを避けて，時にはカウンセラー自身の力が及ばない問題を含み，関係する問題を熟考できるように援助する。このほかカウンセラーは，関係する情報を提供する（例えば，利用できるサービス），その問題についての思い込みを明確にするほか，相談者が間違っていることを修正する。

エマは17歳の学生で，高校の最後の年が始まって3か月後に，勉強についていけないのではないかという心配からスクールカウンセラーに助けを求めました。自分への期待が高く，失敗するのではないかという不安があるので

すが，それは経済的な犠牲を払って高い私立学校に行かせてくれた両親の期
待に応えることを成功と考える気持ちから出ていました。カウンセラーは勉
強方法とその集中力への効果について情報を提供しました。エマはその情報
を得て，長年余暇時間を欲しいと思っていたのが悪いことではないことがわ
かりました。彼女は勤勉でしたが，前ほど追い立てられて勉強しなくなりま
した。エマは，両親を失望させるという不安を口に出すようになり，彼女が
背負っている義務を重荷に感じるようになりました。カウンセリングは彼女
に感情を表すことを促し，その後，彼女は勉強のスタイルを変えることがで
きました。（精神分析療法とは違って）彼女のこれらの感情の深いところや
それが子どもの頃に起源があることは探究しませんでした。エマとカウンセ
ラーは，結果に満足して，より深層にある問題には今の時点では触れないこ
とにも同意しました。これは将来の選択で，彼女が大学に進んでからどれく
らいうまくやっていけるかによります。

精神療法を研究する

1952年，ロンドン大学の心理学教授ハンス・アイゼンクは，体系的な研究の結
果，精神療法はプラセボ以上の効果はないことが明らかになったとして精神療法
家に挑戦した。それ以降，かなりの研究がなされ，効果の問題についてだけでは
なく，費用対効果（短期間精神療法でも長期間精神療法と同じ支援効果がある
か），安全性（セラピーは危害を与える可能性があるか），効果の比較（あるセラ
ピーはほかに比較してより援助効果があるか），プロセス（治療のどの要素が治
療効果を生み出すか）などの関連することも研究された。

理論的（理論は系統的な研究の仮説を提供するために必要となる）にも実証的
（例えば，無作為臨床試験，異なる治療の選択基準の同定とどのような変数が患
者の悪化に関連するか）にも多くの成果が得られた。

有効性についての臨床試験を理解するための洗練された統計解析法によって，
精神療法は広範な患者に時間や労力を費やす価値があるという印象的なエビデン

スを得た。精神療法は不適応や心的外傷後ストレス障害の人だけでなく，軽度から中等度のパーソナリティ障害の人に効果的である。統合失調症，単極性と双極性障害，重度のパーソナリティ障害を含む重度の精神疾患には効果が少ない。しかし介入することで効果が表れることもある。例えば，心理教育を基盤にした家族療法は統合失調症の再発率を低下させ，集中型精神分析療法は境界性パーソナリティ障害や自己愛性パーソナリティ障害に効果的である。

　研究によると，すべてのタイプの精神療法は良い方にも悪い方にも作用する可能性がある。不適当な方法で行われたり，不適切に適用されると，精神医学の一般的な臨床実践と同様に悪化するケースは10％に及ぶ。

　比較的短期の治療（通常週１回８〜16セッション）を，それに向いている患者に行えば満足できる結果につながる。認知療法，行動療法，カップルセラピー，ある種の家族療法，短期の精神分析を指向したセラピーが特にその例である。この知識によって臨床スペクトラムのより重症な人たち，特に無力な問題となるパーソナリティの人たちに専門家資源をより有効に配分できるようになった。

　このような患者のための長期の精神分析に基づくセラピーの評価もなされた。全体としては，結果は十分に利益があることを示している。23の臨床試験に基づく分析の一つは，複雑な問題を抱える患者の方が，セラピーを受けなかった患者のうちの96％よりもよい状態であることを示していた。精神分析に基づく治療はほとんど価値がないという古い批判は忘れてしまってもよいといえる。

　セラピーのプロセスに関して，変化を促進する（または妨害する）治療の側面についての知識が蓄積されてきた。この種の研究は結果に関連する研究仮説を作るために非常に重要である。例えば，通常の試験では二つあるいはそれ以上のセラピーを比較するが，中核となる概念に基づいて治療が行われて，ほかの治療から識別することができる保証がないと役に立たない。よく考えられた治療試験としては，モデルへの忠実度研究と呼ばれるものが通り相場になっている。これはほかの情報は知らされていない査定者が，セラピーの抜粋を録音または録画したものをチェックして，セラピストが研究のもとにある治療のモデルにいかに忠実であるかを査定する。

　ほとんどのセラピストは，精神療法を，芸術と科学の混合したものであるとい

う。芸術はより実態のわかりにくいものであり，共感や感受性という特質に依存する。この重要な芸術的側面は科学的研究ではとらえ難いものではあるが不可能ではない。より研究しやすい科学的側面は体系的な研究によって詳細な検討を続けることが求められる。セラピストが，モデルの要求する特質をきちんと行っているかという点は慎重に測定される（例えば，特定の家族療法のモデルでは家族の結束や感情表出を促進することに焦点を保つ）。結果もまた検討される（例えば，コーピング，うつ状態，生活の質のどれを測定するかは治療のゴールによって決まる）。

　私は1982年に出版した著書『精神療法とは何か』を有名な米国の精神療法家ジャッド・マーモーの名言で結んだ。彼は我々が「精神療法という統合された科学」に，いつの日にか到達する希望を表明した。私も彼の希望に賛同して，彼が掲げた目標に達するという楽観論を表明したい。その後の約30年は精神療法の達成と開花を目の当たりにしたのだから。

20.

精神健康の増進

世界保健機関（WHO）は，精神保健を以下のように定義している。

> 精神保健とは，個人が，自己の能力を実感し，生活上の通常のストレスに対処でき，生産的に働き，その所属するコミュニティに貢献できる状態をいう。

WHOは定義のなかで能力については明示していないが，フロイトがかつて言及した愛する能力（すなわち情感のある関係をもつ能力）と働く能力（すなわち生産的になる）を記憶していたのかもしれない。ほかにも多くの基準がこれまでに提案されてきた。それには柔軟性，世の中とそこで起こる課題への現実的な値踏みと対応，自信，自尊心，自己達成，自己実現，葛藤する情緒に対応できる能力，社会的な配慮，合理的に考える能力を含む。明らかにこれらの資質の多くは互いに重複している。WHOの説明しているような精神健康の増進は個人にとっても集団にとっても困難な挑戦であるが考慮に値する。

身体の健康に気をつけて，その維持を考えるのは習慣になっている。健康や良好な状態を考える際，精神健康も同じように重要である。多くの要素が必然的に生涯全体にわたって関連している。それは例えば女性のエンパワーメント，仕事のストレスの減少，知性を磨くこと，学校でのいじめへの速やかな対応，高齢者の社交プログラムをつくること等を含む。

本章でこれらの領域すべてを掘り下げることはできない。まず精神健康を増進させる一般的な原則について考察する。すなわち人生の課題にどう対処するか，

ストレスの多い状況に直面したときにどのようにして特定の戦略を使うかを考察する。次に精神疾患からのリカバリーの途上にある人や精神疾患が再発しやすい人の段階をたどってこれをみてみよう。最後に長期にわたって心理的な問題に顕著に影響される人たちのニーズについて考察する。それぞれの段階で，個人だけではなく，家族，友人，自助グループへの示唆が含まれる。

　これらのガイドラインの背景にある文脈は何であろうか。以前，精神保健専門家には治療を必要とする人のコースの舵取りという家長的役割が想定されていた。医療実践の全体がそうであるように，状況は根底から変わった。医師と患者の関係はパートナーシップに似ており，両者は異なる役割ではあるが，積極的に参加する。医師は関連する専門性を提供する。患者は治療の選択肢と利益と費用を比較考察して，理想的には医師とコンセンサスに至るという積極的な役割を果たす。

　パートナーシップモデルの一部として，我々はコントロールと熟達に達するために知識の力が必要であることを認識している。これは精神医学に特にあてはまる。いまだに精神疾患にはスティグマと恥が伴うのでしばしば自信を喪失させることもある。このような蝕む作用に対抗できる手段はすべて歓迎されるのであり，こころの苦しみの性質とその治療についてよく知っていることは明白な利点である。よく社会適応している人や物知りの人にとってさえ，精神とその異常に惑わされている状況ではこの知識は一層欠かせない。確かに経験的にも，こころが折れたときよりも，骨が折れたときの知識や対応を知るほうが簡単だ。

　当惑はあるにしても，人々が自分の責任を取り，自律の潜在力を発揮しようとすることを私たちは評価する。要はバランスである。すなわち精神疾患の性質は混乱させて能力を障害するものであるが，その一方で，それに罹患した人自身が福祉と運命にできるだけ責任をもつことが望ましい。家族と友人は自信を得ることを支援するのによい立場にあることから，この図式は彼らの役割と折り合いがつく。

理念と戦略――一般的なものと特定のもの

　いくつかの精神健康増進の理念と戦略は，ライフサイクル，広範な精神疾患，

そして精神健康と疾患の連続体にわたって適用できる。これらは専門家の知識と経験による焦点化された特定の理念と戦略で補完される。

一般的な理念と戦略の適用について睡眠障害を例に説明しよう。我々すべては睡眠を奪われると情緒的な健康に悪い影響が現れることを知っている（時差，交代制勤務，試験勉強，不適切な睡眠）。睡眠遮断の影響には，いらだち，集中力低下，疲労，情緒的脆弱性が含まれる。同様の生理的な障害は精神疾患のリスクが高い人たちにより強く影響することは理解できる。再発性のうつ病や不安症に罹患した人は睡眠不足が続いた後に再発することがある。安定した睡眠パターンを維持することは，健康に有利なだけでなく，精神健康を守り維持することにも貢献するのは常識が示すところである。

一般的な理念と戦略を補足するのは膨大な数の具体的な理念と戦略である。患者と家族への利益を同定するための新しい科学的知識と認識の広がりにつれて，それらは激増する。この具体的な理念と戦略は特定の精神状態と関連する傾向がある。多数の自助組織がそのよい証拠であって，それぞれが自閉症，トゥレット症候群，産後うつ病，神経性食思不振症のような具体的な状態に関連している。これまでの章では具体的な理念や戦略を強調してきたが，本章では一般的なものに焦点をあてる。これは人々がこころの苦しみに対処するための全体的な情報を提供するという目的につながる。

いくつかの有用な一般的ガイドライン

著者がここで述べる一般的な理念と戦略は，何百人もの患者や家族との著者と同僚による集合的な経験から効果が明らかにされた精製物である。はじめに精神健康を増進させる考えを紹介して，その後，精神的不健康に陥ることの予防について検討する。

我々はまず精神健康の基盤である基本的な公衆衛生対策との関連について述べる必要がある。人々が心理的・身体的に健全な能力をもって成長・発達するには，よい産科ケア，最適な栄養，感染の迅速な治療などの対策が明らかに必要である。これらは先進国では当たり前となっているが，世界の人口の3分の2では基本的な保健医療ニーズが満たされておらず，精神的・身体的不健康が深刻な状

態である。

　心理的・社会的環境の安定性はこれらの基本的に生物的なニーズを補足する。最も明白な例は発達の重要な段階での「まあまあ」の養育である。ここでは家族と地域が中心的な役割を果たすことで，潜在能力を引き出し続けることができる。途上国の公衆衛生対策は人々の基本的な生物学的ニーズをみているかもしれないが，心理的・社会的ニーズについては必ずしもそうではない。実際，家族生活が一層断片化している今日の様相は困惑させるものだ（多くの社会において離婚率は40％を超えている）。前章で述べたように現代社会はこれらの心理的・社会的ニーズが満たされるのと逆の方向に働いているかもしれない。我々は皆，狂気のような生活の速度のなかで，家庭，職場，そしてより広い意味では社会環境のなかで，このことに気づいている。

生活のストレスと戦う

　我々は日々の生活とその情緒的反響である生活ストレスには馴染みがある。我々はライフサイクルのあらゆる場面で出来事に直面することから，ストレスは普遍的かつ避けられないものであり，それに効果的に対処する戦略を強化し，不適切であった過去の戦略を修正することによって自分自身を支える。

　ストレスの高い状況が起こったときに採用されるかもしれない対処反応の範囲については5章に述べた。ここでもう一度要点をまとめる。第一にストレスの有害な作用と，動機を高める側面を区分する必要がある。

　ストレスはしばしば我々の全力を引き出すような挑戦の局面を伴う。タスクを達成するうえで締め切りの価値を考えてみよう。ある程度の仕事の圧力は，難しい問題を扱う方法に独創的な考えを生みだすことがある。家族の緊張感が，背景にある問題の理解と解決という結果をもたらすこともある。

　その一方，周知のことであるが，ストレスには弱体化させる特徴もある。これが我々の負担となり，妨げとなる。ストレスとなる状況に取り組む準備をする間に一息入れて，ストレス源を一時的にでも避けることが現実的かもしれない。問題に取り組むのに都合のよいときまで少し時間を取って，ほかのことに没頭するのがよいかもしれない。気を紛らせること自体，ストレス要素を伴うかもしれな

いが，それは質の異なることで，自分で選択したものであれば耐えられるかもしれない。

　究極的にしなければならないことを表すのに使う用語は「問題解決」であって，これは明確な順序による理路整然とした操作で成り立ち，論理的な計画と評価を必要とする。手中の問題を同定して，その性質を明らかにするよう努める。問題は何でできているのか，どのように発生したか，過去の問題に似ているか。

　問題解決はいつも簡単に達成できるとは限らない。困惑している人はこころが晴れず，簡単によい判断ができないかもしれない。ほかの資源を動員することは援助になる。最も一般的なステップは，問題の性質に光をあてることでより客観的になれる家族や友だちに援助を求めることである。このような外部の援助とともに，あるいは援助なしに，ほかの資源を探ってみることもある。これは通常個人的なもので，ほとんどは自分のもつ対処方法を引き寄せることになる。そして問題に対処する選択肢をまとめて，最も適したものを選ぶ。注意すべき問題が二つ以上のこともあるが，一つずつ取り組むのがよいだろう。潜在的な利益とコストを通してメリットを判断する。一般的に，アルバート・アインシュタインの格言「問題に入ってしまったときと同じ考えを使っては問題から脱出することはできない」があてはまる。選択した後はそれを実行するのだが，その効果を慎重にモニターして，続行するか，それとも選択肢を修正するか判断できるようにする。あるいはそれを取りやめて，まったく新しい何かに置き換える。

　多くのストレスの高い状態は繰り返し起こり，互いに似ていることから，すべての状況を最初から作り直す必要はない。現在のストレスに関連した過去の経験を取り出すのも助けになる。うまくいった過去の対処反応を同定することができるなら，それも利点になるだろう。

　これらの戦略はすべて，手元の圧力を乗り越えようと真剣に努力することの一部であるが，真剣すぎる態度はアプローチを支配してしまう危険がある。ある種のユーモアを取り入れることは成熟した対処法である。その効果は，負担を軽くしてより現実的な見方ができるようになることである。ロジャー・マックガフは彼の簡潔な詩『サバイバー』で，この利点をとらえている。

400　20. 精神健康の増進

> 毎日
> 死ぬことについて，
> 病気や飢え，
> 暴力，テロ，戦争，
> 世界の終わりについて，考える。
> 気を紛らせるのに，役立つから。

　おそろしい状況に直面していてもユーモアは適用できる。例えば，我々はブラックユーモアが役に立つことを知っている。すばらしい例として2人の囚人が銃殺隊の前に立つ。役人が目隠しをしようと近づくと囚人の一人がどのような状況であっても目隠しはしないと宣言する。もう一人の囚人は「頼むからトラブル起こさないでくれ」とため息をつく。

　予測はストレスの多い世界に対処する鍵となる戦略である。実際，成熟した反応とは予測して備えることである。多くのストレスは予測可能であり，特に思春期や定年への移行，赤ちゃんの誕生，親の死はそうである。ストレスをできるだけ早く同定することによって，実証済みの対処戦略をうまく操作することができる。

　気晴らしも助けになる。予測することと気晴らしは矛盾するようにみえるかもしれないが相補的である。我々は，ある時点では厳しい状況に直面し，別の時点ではその圧力を忘れて，それほど大変ではないことに気持ちを向けて休息する。我々は皆休暇によって息抜きできることを知っている。別の活動に没頭することによって，全力を引き出す可能性があることにはおそらくあまり気づいていない。医学生が口腔内にある100個の嚢胞の詳細を勉強するのに疲れ果てているだけでなく，差し迫った試験に打ちのめされているところを想像してみよう。学生は試験の準備を進める一方で，しばらくどこかに行った方がよいと認識して，1週間農村の病院で働くことにした。この新しい環境で遭遇する挑戦と報酬は動機を復活させることができるだけでなく，それらすべての嚢胞を知る手段になるのだ。その病院で偶然にも卒業したばかりの医師に出会い，医学生としてのしんどさを共有する機会があるかもしれない。

このように遠い昔から，共有することは，役に立つもう一つの戦略であることがわかっている。少なくとも西洋世界では自給自足を評価する傾向があるが，人間は社会的動物である。すべて我々は所属して一部を共有する必要性がある。ストレスのかかったときは，援助を得て，負担を軽くすることによって圧力が軽減される。問題に直面したときの孤立感はより少なく，気力をくじかれにくくなる。

共有のもう一つの次元は「三人寄れば文殊の知恵」ということわざに関連する。たとえ明示的なアドバイスがすぐに用意されなくても，またそれがない場合でも，意見交換することで選択肢が広がり，そのうちの一つを試すことに自信がつく。リスクの要素は避けられない。哲学者ホセ・オルテガ・イ・ガセットは「人生は科学が宇宙を解明するのを待つことはできない。準備できるまで生きることを延期することはできない」と力説する。

社会は危機にある人々の負担を軽くしたいというニードを認識して，技術を使ってたいへん興味深い方法で反応した。サマリタンズ，クライシスライン，ライフラインはよく知られたカウンセリングの例であり，自殺傾向のある人々を援助するために設立されたが，その後，危機にあり，話をしたい人すべてに拡大した。興味深いことにインターネットが同じような結果に至るもう一つの手段になってきた。

ストレスに対処するにはこれらの手段で十分かもしれない。その場合は情緒的な健康が保たれ，将来同じような必要が生じたときの対応の参考になる。しかし，ストレスは影響が持続するような質または量となる場合もある。この場合は情緒的な混乱に至ることもあるので，ほかの戦略が必要となる。

リラクゼーションの技術

多くの社会は，より調和のとれた，耐えられる生活を可能にするさまざまな戦略に価値を見出してきた。しばしば古代の宗教的実践に関係しているが，それにはヨガ，太極拳が含まれる。世俗化した今日では，専門家がこれらの実践に似た方法を生み出し，マインドフルネス，不安マネジメント，ストレスマネジメントなどの名前をつけている。リラクゼーションとは過覚醒による心配や緊張と逆の

落ち着いた穏やかな状態に達することがゴールである。

　ヨガは豊かな歴史をもち，何千年も前のアーリア文化に遡る。ヨガはサンスクリット語で注意を集中させるという意味がある。それは調和も連想させる。ヴェーダの一つにヨガは次のように描写されている。「感覚が鎮まり，心が落ち着き，知性が揺れ動かない時を，賢者は最高峰に達したと説く。この感覚とこころの安定したコントロールをヨガと定義する」

　多くの点でヨガのようなアプローチをするものに瞑想がある。多くの種類があるが，なかでも超越瞑想が最もよく知られているだろう。その言葉が示すように，ゴールは分離を通して超越感覚を得ることである。最も重要な特徴は，内面の静寂と平和であり，これは単語やフレーズ（マントラ）やイメージに焦点をあてることを含めて，さまざまな方法で成し遂げられる。

　ここ数十年，この静寂な状態に達する方法として身体に関心が集まっている。一般的な方法は漸進的筋弛緩法で，一群の筋肉に系統的に焦点をあて，通常は足から始めて顔まで進む。まず筋肉を痛みを感じるほど固くして，次に急に緊張を緩める。これによって筋肉だけではなく，身体全体とこころも緊張からほぐされた状態になる。

　誘導イメージは追加されることもあれば独立して使われることもある。海辺，日没，林などの美しい静寂な場面を想像する。このような想像のプロセスは，こころに緊張のある状態では維持できないという仮定のもとになされる。これらに似て，より黙想的なアプローチに音楽の力があり，我々を別のレベルの経験に移動させる。典型的なのは落ち着いた状態である（もちろん音楽はその逆も可能である）。落ち着く音楽は個人の好みで選ぶのであるが，特に心地よくする効果があるとされるテープも市場に出ている。

　身体活動も緊張をほぐしたり，緊張が強くなるのを防ぐことに使用される。ジョギング，ウオーキングは一般的で，水泳，サイクリング，地域のジムでの運動なども身体の緊張をほぐすのでよい効果をもたらす。そしてスポーツ観戦も身体と情緒の緊張をほぐすので有用である。

　人々の好むリラックスの手段はしばしばその人の気質に関係する。ある人は黙想的なモードに快適さを感じるので思慮深いアプローチを選び，ある人は身体活

動を選び，ある人は音楽に傾倒する。もちろんこれらのさまざまな方法は相いれないものではなくて，リラクゼーションのモードは組み合わせることができる。山歩きは身体活動と自然との会話の組み合わせによって，内面に調和のとれた状態を生み出す。

自己と自己評価の感覚

　精神健康の増進において鍵となるこれらの要素を表現するのは非常に難しい。概念は漠然としていて簡潔にとらえがたい。実際，スピリチュアルな領域に入るのである。ある意味では，人生をどのように生きるかを選択することに触れる。これらの課題が何世紀にもわたって哲学者を夢中にさせてきたという事実は簡単な分析には向かないことを示唆する。しかし現代の心理学や精神医学には確かに役立つといえるものがある。スピリチュアルな側面は次に述べる心理学的テーマに関連するが，本章で扱う範囲を超えている。

　一つの中核概念は自己の感覚であり，ライフサイクルを通して発達する。自己の感覚とは何を意味するのか。人間の状態に関する多くの明敏な観察者がそれと格闘して多くの局面を引き出した。ここでは我々の目的に合わせてアイデンティティの自覚を取り上げよう。我々は何者か。人生にどのような意味を与えるのか。どのような目的でどのような方向を取るのか。自分自身やほかの人にどのような責任をもつのか。人生のさまざまな側面に自分自身をどのように巻き込むのか。これらすべてが組み合わされて首尾一貫感覚（sense of coherence）を得ることができる。この言葉は我々の多くの部分が一つにつながっていて，カール・ユングが個性化と呼んだものに連なる。これに近い概念は自尊心（self-esteem）であり，首尾一貫感覚につながるが，もう一歩進んで，人が自分の目からも他人の目からも高く評価されると感じることを組み込んだ考えである。

　自己と自尊心という対の局面は，ライフサイクルを通しての個人の発達というもう一つの見方と密接に関連する。これについては我々は精神分析家エリク・エリクソンの恩恵を受けており，彼は自己の感覚の中核となるアイデンティティが，出生後どのように進化して，成人期に大体確立されて（成人期をアイデンティティの感覚の達成と定義できるかもしれない），それがさらに親になること，

「中年危機」，定年退職や死の予感によって形成されることを示した。この発達過程には，もともと引き継いだもの（生物学的と遺伝的），遭遇する機会と困難，そしてこれらの二つの局面に対する反応という三つの局面がある。我々は，与えられたチャンスはすべて利用すべきという信念から多くのリスクをとる人と，受動的に人生がもたらすものを受け入れる人を対比することができる。

　自己概念と自尊心は精神健康の増進というテーマにどのように関係するのか？ある意味では答えは明らかで，精神的に健康な状態は，ライフサイクルの変化に効果的に交渉する自己の首尾一貫感覚と同義である。しかし関連する概念はしばしばとらえがたく，戸惑わせるもので，言うは易く行うは難しである。どのように人生を首尾一貫したものにするか，どのように自尊心に至るか，最終的には，目的の感覚，方向，達成を探し求め，できれば見つけたい。それぞれの人生にはほかに存在しない刻印があり，ほとんどは家族関係，友情，仕事（下記参照），宗教のような領域を含む。宗教を最後に入れたが，人によってはそれが最も中心にくるかもしれない。

　しばしば，我々は自尊心（誇りにしている自己の局面）を支えるものを無視する傾向があり，あまり自分で嬉しく思えない資質に気をとられがちである。前者に関する古いユダヤの格言を紹介しよう。

> それぞれの人に，ほかの人にはない貴重なものが備わっている。それぞれのうちに隠れているものを尊重しよう。彼がそれをもっており，友人にはないというだけで。

　そうだ，我々はほかの人の賞賛に値するものを尊重すると同時に，自分自身のそれを大切にするべきである。2世紀後半を支配したローマ皇帝であってストア派哲学者のマルクス・アウレリウスも，自己を肯定的にとらえることの必要性を強調したうえで，肯定的な自己評価に関するバランスの取れた考えの必要性というもう一つの側面を追加した。

> 存在しないものを，すでに存在するものと考えるな。それよりも現存する

ものの中からもっとも有難いものを数えあげ，もしこれがなかったら，どんなにこれを追い求めたであろうかということを，これに関して忘れぬようにせよ。しかし同時に，これをたのしむあまり重要視しすぎる習慣に陥り，そのためにこれがなくなったら気も顛倒してしまうようなことにならないように注意せよ。[★1]

ライフサイクルについてのエリクソンの考えからの一つの結論は，人生は静止していないことを受け入れることである。親になること，定年退職，死のような予測できるイベントあるいは多かれ少なかれ避けられない事故（魔法をかけられた人生はまれなもので，おとぎ話のなかでしか起こらない）にかかわらず，人生において変化は避けがたい。精神が健康であるために，我々は新しい挑戦や要求に常に直面していることを認める必要がある。米国の精神医学者ジョン・ウィークランドは，「人生とは次々ととほうもないことが起こるものだ」と述べた。またマルクス・アウレリウスは実に的を射た次のアドバイスを残した。

万物が変化によって生ずるのを夜昼となく眺め，宇宙の自然は現在あるものを変化させ，同じものを新しく作り出すことをなによりも好むのだ，という考えに慣れるがよい。なぜならばある意味において，現在存在するものはすべて将来それから生ずるであろうものの種子なのである。……宇宙の自然[★2]にとってこれよりも愛すべく親しみ深いものがあろうか。君自身だって，木がある変化を経なかったならば，熱い湯にひとつはいれるだろうか。もし食物が変化を経なかったならば，自分を養うことができるだろうか。……君自身の変化も同様なことで，宇宙の自然にとっても同様に必要であるのがわからないのか。[★3]

★1　M.アウレーリウス著，神谷恵美子訳『自省録』改版，岩波書店，2007，125.
★2　同上，63-64.
★3　同上，122.

406 ｜ 20. 精神健康の増進

中庸

ここでアリストテレスの倫理学に由来する，節度あるいはアリストテレス自身の述べた「中庸」の概念に転じてみよう。彼は，人類は行動や感情の中庸に目を向けるときに利益を得ると述べた。唯一の例外は悪意のような感情や殺人のような不道徳な行動である。アリストテレスは感情について次のように主張する。

> たとえば，恐れを感じることや自分に自信を抱くこと，欲望を感じることや怒りを覚えることや妬むこと，総じて快さを感じることと苦しい感じがすることは，「しかるべき程度より多い程度」でも「しかるべき程度よりも少ない程度」でもありうる。そして，この二つのいずれも，善いあり方ではない。これに対して，しかるべき時に，しかるべき事柄について，しかるべき人々との関係で，しかるべき目的のために，しかるべき仕方で感情を感じることであれば，それが中間にして最善なのである。〔中略〕行為をめぐってもこれと同様であり，行為にも超過と不足と中間がある。[★4]

アリストテレスは一連の例をあげて，中庸が不足や過剰より好ましいと述べた。慣りの局面では，過剰はかんしゃくで，不足は魂の欠如であり，中庸は忍耐である。精神健康への意味は論理的に導かれる。感情を押さえつけたり，行動を制限すべきではないが，それを調整する能力をもつべきである。そうでないと不運な反響をもつ激しい揺れを経験する。中間を求めるのは完璧な助言であるが，それは識別可能な挑戦であって，その効果はモニターし，評価することができる。

家族，友人と精神健康

1965年に遡るが，WHOの出版した『ヨーロッパにおける家族の精神健康』は，

★4　アリストテレス著，渡辺邦夫・立花幸司訳『ニコマコス倫理学（上）』光文社，2015，132.

家族メンバーそれぞれの精神健康は「他のメンバーのそれと密接につながっており，良い意味でも悪い意味でも影響しあっている」と指摘する。

　家族を選ぶことはできないが，うまく機能している家族の表す特徴や，そのメンバーの情緒的な健康と関連する特徴を知っていることは明らかに有利である。著者は定義することが難しい「正常な家族」という言葉はあえて使わない。著者にはよい仲間がいる。精神医学における家族アプローチの開拓者の一人であるドン・ジャクソンは正常な家族というものはないと結論づけた。レオ・トルストイの対照的な見解は，『アンナ・カレーニナ』のなかで「幸福な家庭はすべて互いに似かよったものであり，不幸な家庭はどこもその不幸のおもむきが異なっているものである。[★5]」と述べている。いずれにしても，自分たちの力で，心理的に健康な家族環境を育てていくことは直感として魅力的なことである。著者は3人の同僚と1994年に『臨床精神医学における家族』を執筆した。ここではよい機能に関連する六つの特徴をまとめた。いずれも同等の関連性があり順序には意味はない。

- 家族メンバーのタスクと責任を伴った役割の明確な描写（例えば，元気な愛らしい子どもは，両親に陽気な精神を吹き込んで，家庭の楽しさが増す）。
- 暖かい愛情のある関係であるとともにそれぞれのメンバーの個性と独立性を尊重する。「相互個性化」という有用な言葉は後の局面を含み，「纏綿」（enmeshment[★6]）という言葉は，家族の結びつきがあまりにも強く，メンバーの自主的な成長の提供に失敗する。
- 家族の行動を互いに規制するために選ばれた明確なルール（しかし状況が変化すればルールは変わる）を受け入れる。これらのルールは安定させる力として作用し，すべてのメンバーのニーズと関心に合ったものである。
- 共に家族のライフサイクルの一部として予測できるもの（例えば，成人した子どもの結婚）あるいは予期しないこと（例えば，失業，自動車事故，病気）と

★5　トルストイ著，木村浩訳『アンナ・カレーニナ（上）』改版，新潮社，2012, 5.
★6　綿と綿が絡まりあっている状態の比喩で，情緒的に複雑に絡まりあっているという意味.

いう困難に直面して変化に対処する能力。家族は適応的に反応して，新しいものに同化する準備ができている。

・明確な，開かれた，直接的な情報のコミュニケーション，感情，態度によって，誤解を招く機会を減少させる。葛藤に耐性があり，違いを容認する用意がある。家族は「上手にきれいに闘う」のであり，それによって，一人または複数の主役への心理的な害のリスクを減少させる。

・拡大家族や子どもの学校，友人，仕事仲間や近所の人たちなどのほかの社会グループとつながることへの意欲。双方向の交流によって家族メンバーは外部の文化との創造的な接触から恩恵を受け，それを持ち帰り，家族の機能と発達を強化する。

友達となると，当然，選択できる。真の友情をつくり上げていくのは簡単なことではなく，それを維持することにも同じことがいえる。友情の特徴と，精神健康に関連する成功した友情とはどのようなものか，アリストテレスはこれに関して素晴らしい考えの源となる。彼の『ニコマコス倫理学』第8巻は我々が知るべきものすべてを提供する。我々は友情のおかげで情けをもった行動ができる（例えば，善意に基づいて），不幸がふりかかったときに慰めとなり，そして「ともに地域社会を維持することができる」。彼は誰一人として友人なしの人生を選ばないと宣言した。

アリストテレスは3種の友情を描写した。一つは利害関係に基づいた友情，お互いの楽しみに基づいた友情，そしてよいことをしたいという互いの意思に根ざした友情である。三つ目の友情は，それぞれが友人のためによいことを望む（利己心からではなく）ので，精神健康に密接に関連している。「よい友人は彼自身のことを感じるように友人のことを感じる。それは彼が第二の自己だから」。さらに信愛をもつのはそれを受けるより満足のあるものである。アリストテレスは特に幸福（我々の目的では精神健康に相当する）には友人が必要かとたずねる。答えは明確にイエスである。なぜか。それは人間は社会的動物であって，特に共通の行動を通して，よいものを他者と共有することを望むからだ。対照的に孤独な人は「一人だけで活動を続けるのは難しいので厳しい人生」を歩むだろう。

最後にどれだけ多くの友人が必要かという質問が浮かんでくる。アリストテレ

スは正確な数はなく，限界があり，「その人のため，その人のよいところのため」のすなわち数人であると述べた。数人以上の人に貢献するのは負担が大きすぎて親密の輪が発展しない。

多くの精神的に健康な人は，この時点で，彼らの付き合いと自己満足を評価すると言い返すだろう。その通りである。しかし一人であること（孤立ではなく，自分自身である）の真価を認めて，それを定期的に楽しむことは，友情を楽しむことと矛盾しない。英国の精神分析家で小児科医のD. W. ウィニコットは，1958年に一人でいられる能力が健康な精神発達の特徴であることに注意を向けた最初の一人である。彼は，自分の要求が満たされると安全と感じる幼児は，母親のそばで一人でいることができる，そしてこの経験は将来一人でいる能力を発達させるだけでなく「個人としての人生」を発見することができるようになると論じた。精神分析家の同僚であるアンソニー・ストーは『孤独』というすばらしい小さな本をウィニコットのエッセイが発表されてから30年後に書いた。この著書で，彼は「独りでいられる能力は，このようにして，自己発見と自己実現に結びついていき，自分の最も深いところにある要求や感情，衝動の自覚と結びついていく。」とまとめた。ストーは主題のほかの局面，特に一人でいられる能力と創造性の関係についても探究した。

関係性と精神健康についての議論をまとめるにあたって，ラビ教義の権威者で，最も尊敬されたユダヤ人の賢者の一人，ヒレル（紀元前1世紀）を紹介する以上に適切な方法は考えられない。

> 自分自身のためにするのでなければ，自分は誰だろう
> そして自分自身のためだけならば，自分は何だろう
> 今でなければ，いつだろうか

ヘブライ語で書かれた元の文章の解釈はさまざまである。ここで重要なのは，我々は自分自身を，家族や友人との相互の愛情の条件として高く評価しなければ

★7　A.ストー著，吉野要監修，三上晋之助訳『新訳 孤独』創元社，1996, 44.

ならないという考えである。もし我々が完全に自己に気をとられていたら，他者と関係することは不可能である。そして有意義な関係性が訪れたとき，それをぐずぐずと先延ばししてはいけない。

仕事とメンタルヘルス

WHOの精神保健の定義には生産的に有益に働くという条件が含まれる。ほとんどの成人が平日の3分の1と，人生のおよそ3分の2を職場で過ごすことから，我々が職場での役割をどのように評価するか，そして心理的にどのような利益を得るかは，精神健康に大きく貢献する要素である。本章の冒頭で述べたように，フロイトは働く能力を精神的に健康な人の根本的な条件の二つの一つであると強調した。

メンタルヘルスと仕事の関係は，大きく個人，雇用体，社会の三つのレベルでとらえることができる。

本書第5章のストレスと対処をみれば，個人レベルでは，仕事はストレスの大きな源かもしれない。被雇用者は内面と外面の双方からさまざまな気力をくじかれる要因にさらされる。いじめ，性的またはその他の形のハラスメント，成果の圧力，経費節減の脅し，技量に欠けるとされることの不安，完璧の追求，仕事の性質による満足感の喪失，過剰な責任，技術の変化など，リストは尽きることがない。幸運な被雇用者は，このような圧力から解放され，充実感や自尊心を得ることができる。

我々の多くは一時点では働く人生に満足するが，無神経な新しい上司，過酷な新しい実践の導入，仕事の保証の喪失のように，状況が変わると困難に遭遇する。そのようなときは，その問題の性質と対処の選択肢を同定する努力によって問題に注意を向けるのがよい。選択肢には自分自身の対処戦略のレパートリーに頼る，ほかの人材の助けを求める，あるいはその他の専門知識や技能の助けを求めるなどがある。何百万もの人々が在職中に一度以上これをしている。このような難局をくぐるために他人に頼ることは恥ではない。

雇用体を変えるという次のレベルは一層難しく，通常は集団活動が必要となる。2007年のWHOレポートの結論のように，健康な職場は雇用者と被雇用者の

関係が，公平な賃金，搾取からの保護，苦情を述べる自由などの正義と適切な状況を基盤にしていることに象徴される。我々は皆，特に開発途上国において，これと正反対の状況があることを知っている。

　特に好ましくない発展は仕事の不確実さである。世界経済の出現によって，多くの雇用者は安定した仕事が不安定な仕事に変わり，短期あるいは予測なしに仕事が終わるようなポストに変わり，病気休暇や有給休暇などの便益は契約から意図的に排除されている。例えばオーストラリアの就業者の4分の1は臨時雇いである。WHOの報告書はこのような労働の取り決めと精神的不健康の関係について述べている。組織のコンサルタントはしばしば心理学のバックグラウンドがあり，このような状況において果たすべき役割があるが，このような好ましくない状況にはより広い社会の力も関連する。

　3番目のレベルは社会に依存し，労働者を尊重して尊厳をもって扱うよう奨励するという価値観を社会全体で促進することである。ここでは国連の人権宣言に謳われているように人権の範囲となる。第23条は仕事に関する権利を示す。

> 1　すべて人は，勤労し，職業を自由に選択し，公正かつ有利な勤労条件を確保し，及び失業に対する保護を受ける権利を有する。
> 2　すべて人は，いかなる差別をも受けることなく，同等の勤労に対し，同等の報酬を受ける権利を有する。
> 3　勤労する者は，すべて，自己及び家族に対して人間の尊厳にふさわしい生活を保障する公正かつ有利な報酬を受け，かつ，必要な場合には，他の社会的保護手段によって補充を受けることができる。
> 4　すべて人は，自己の利益を保護するために労働組合を組織し，及びこれに参加する権利を有する。[8]

★8　国連『世界人権宣言』第23条，外務省（仮訳文）(http://www.mofa.go.jp/mofaj/gaiko/udhr/1b_001.html)（最終アクセス2018年4月19日）.

ものごとがうまくいかないとき

前述のさまざまな戦略を誠実に使っても，我々は，さまざまな度合いで，さまざまなかたちで，情緒的に脆弱な状態が続くことがある。この脆弱さと，遺伝的なものや家庭環境などの重要な要因が関連して精神的不健康を経験することがある。このような場合，常識的には，間違っていることの探索を試みて，起こっている変化に向き合い，自分自身や家族，関係者への影響を最小限にするよう遅滞なく介入する。二つの要因がこのことを問題にしてしまう。一つ目はこのような混乱と人生経験の間に大きな重複が起こることである。我々のすべての感情は一つの連続体の上にある。不安，悲しみ，悲嘆のような感情を考えてみよう。同じようにこころの状態も連続性がある。集中することや思い出すことの困難はよい例である。二つ目は，判断に責任のある器官である脳は思考能力の障害によって影響を受けることである。このような我々自身や他人の障害は，次の五つの警告サインに気をつけることによって早期に発見することができる。

〈生活のストレスに対する過剰反応〉

生活の圧力に対処するための決められた方法はないが，通常，過剰な強さで反応するのを見分けることができる。例として友人の死を取り上げてみよう。それぞれの文化や民族グループに認知可能な，適応性のある悲嘆のパターンがある。それは，悲しみの感情，追慕，一時的な社会的ひきこもり，涙ぐむことなどである（7章の悲嘆に簡単な説明がある）。その人の社会グループの文脈からみて，経験していることがこれらの標準を超えたとき，自動的に精神障害になるわけではないとしても，本人や周囲の人に注意を喚起すべきである。

〈過度に長期にわたる生活ストレスへの反応〉

悲嘆と同じ例が使えるであろう。再び社会的な習慣を念頭に置く必要があるが，その人や，知っている人に，悲嘆に侵害されていないか尋ねるのがよい。

〈対処反応の明らかなあるいは微妙な悪化〉

対処する能力のレパートリーを増やし構成する戦略を評価し，強化することには意味があると提案した。それとは対照的に，対処戦略が役に立たず，さらには有害となる場合もある。例えば，飲酒，社会的にひきこもること，過剰な睡眠，

過度に危険を冒すこと，過食，あるいは多数の不利益な活動である。対処が間違った方向に進んでいることを注意することはそれほど難しくない。しかし微妙な変化はわかりにくい。結婚生活の緊張感を和らげようとしてひっそりと飲酒量を増やしてしまう主婦の場合，セルフネグレクトのサインが観察されるまで気づかれないかもしれない。

〈奇妙な，異様な行動〉

　警告サインはこのタイプかもしれない。いつも明らかというわけではないが，ストレスの多い状況に直面することで，説明のつかない行動をとるようになり，その行動に首尾一貫した説明ができないことがある。明らかな例として脅かされているという誤った考えや拒食を含む。

〈主な精神機能の障害〉

　集中，判断，記憶，動機などのいわゆる高度な精神能力の一つまたは複数を含むかもしれない。一般的な例は，高齢者について配偶者は記憶の欠落が始まっていることを認識しているのに本人はそれに気づいていない場合である。単なる健忘症と呼ばれていたものが，今や，より深刻な精神的変化の警告サインとしてみられている。

早期に変化を発見する

　このような五つの警告サインをこころに止めて，障害を初期段階で認識する手順の概要を述べる。重要なことは，何かがおかしくて行動する必要があることに気づくことである。何をするかは明らかではないかもしれないが，しばしば狼狽するような状態で，合理的な分析ができない。

　英国の作家ロバート・マクラムは著書『一年の休暇』の中で，重症の脳卒中に罹患したときに論理的に考えることの難しさを経験したことを述べている。

　　わたしに起こったことの重要性を認識すること，すなわちわたしの個人の歴史のなかで取り消しのきかない脳卒中というイベントが発生したことを認めることがときどき困難であった。わたしは不運に対する標準的な反応が無口である文化に生まれたので「よろしい」「もちろんオーケーだ」と主張し

た。これはもちろんどっしりした否認の一つの形であって対処できないことを明白に主張しているのだ。この数か月はおびえて孤独であったことをわたしが認めることは，世界がわたしにしたことに深い怒りをときどき感じることを認めることと同じくらい難しいことだ。

　これらの困惑させる状況に直面したとき，直感を試し，個人的な反省に至ることは適切な反応である。心配な変化の経験を信頼できる人（通常は家族や親友）と共有することを通して，それはもっともうまく実行される。直感と反省の正当性が立証された場合，通常は体系的な援助が必要となる。これは，もし存在して適切であれば，インフォーマルなネットワークから提供されるかもしれない。よい友人や支持的な配偶者は困難の性質を解明する援助ができるかもしれないし，そのような協力によって，効果的に対処できることもある。インフォーマルなネットワークが不十分であるとわかったときの次のステップとなり得る選択肢は，専門家の援助を求めることである。しかしながら援助希求がうまくいかないこともある。判断器官[9]が罹患しているならば，脆弱な人は大いに当惑してしまい，自分のニードに論理的にアプローチできなくなる。著者は友人やその家族が情緒の支柱を失い，どのように援助を得たらよいのかわからないほどの当惑を示した時に援助した経験が何度もある。

　残念なことに，ペテン師，はったり屋や教祖はたくさんいて，即効を約束し，時には金銭を巻きあげる者もいるので用心する必要がある。一般に，しきたりどおりに訓練された専門家にアプローチするのが賢明で，精神保健ケアの領域にはさまざまな専門家がそろっている。家庭医はしばしば最初の援助を提供するのによい位置にいて，特に長い間，その人や家族を知っていて馴染みがあり，信頼されている場合はそうである。さまざまなカウンセラーもたぶん適切であろう。簡単に見つけることのできるカウンセラーもいて，スクールカウンセラーや大学のカウンセラー（一般には心理士あるいはソーシャルワーカー）がよい例で，これらの設定のなかで人々を援助するよう特に訓練を受けている。しかしすべての精

★9　脳のこと.

神保健専門家が関係する教育を受けているわけではない。心理的な問題を抱える人々に対応する訓練を受けていることは不可欠で，臨床的なトレーニングや経験の範囲を質問するのは全く適切なことである。

時折，そしてさまざまな理由で，セラピストと患者のよい組み合わせが進化しないことがある。もっと相性のよい治療者を探すべきかどうかという正当な質問が浮かぶ。参加者は逃れられないと感じる必要はないし，人間は自動的に互いに取り込まれるわけではない。

治療薬は伝統的にセラピーの一部として語られてこなかった。治療薬は治療のなかで場所があるのだろうか。治療薬に科学的に実証された役割があるのは疑いのないことで，人の精神状態を著しく改善することができる。18章で，この50年の間に，抗うつ薬，抗不安薬，抗精神病薬，気分安定薬が苦痛を和らげる重要な役割を果たすようになっていることをみた。その一方，見境のない使用は専門家の怠慢で，乱用につながるおそれがある（特にベンゾジアゼピン乱用のリスクについて触れた）。

急性の障害にあるほとんどの人はここに述べた援助によって回復する。患いから解放されるか，少なくともずっと気分がよくなる。しかし，この時点でおめでたくくつろいでいるのではなく，することはたくさんある。最も大切な段階は，本章の冒頭で述べた精神健康の一般的原則に取りかかることだ。

確かに，いったん精神障害を経験した人にとって，自分たち自身の精神健康の増進はより一層重要となる。残念なことに，基本的に精神的不健康の傾向のある人は再発を経験するかもしれない。このことから長期にリスクを抱える人たちを支援する手順の必要性がわかる。

脆弱性の続く人たち

精神的不健康は，医学全般と同じように再発の傾向があるのが現実である。強迫性障害，双極性障害，統合失調症やパニック障害のような障害のエピソードの治療手段は大いに改善したが，再発予防はまだ難しい。例えばリチウムは双極性障害の再発を減少させ，発作と発作の間を長くすることに重要な役割を果たすが，完全な予防は残念ながら保証されない。このことは患者や家族に脆弱性が持

続することと，この現実がなくなるように望むことはできないという基本的事実を受け入れることの必要性を示す。

　このような受容はまったく容易ではない。我々がいつも当然のように考えている良好な精神健康を期待することを根本から変えるという歓迎できない認識をもつことになる。そのうえ脆弱性は長期に，おそらく一生続くという疑問が浮上する。英国の児童精神科医で，英国王立精神科医学会の元会長であったマイケル・シューターは，彼自身の正直な経験談として，精神疾患を受け入れる移行期の難しさを語った。同時に彼は本当の受容の利益も指摘した。

　　わたしは非常に苦労して教訓を得た。ほかの人に比べて免疫があるわけではない。当時はうつ状態であって，それから断続的にうつ状態になる。常に脆弱さを残すだろう。しかし警告のサインを発見することを学んだ。過労，災害，不適切感を和らげるための飲酒という悪循環。それでも十分ではないとき，利用できる支援があり，わたしの困難を切り抜けさせてくれる知識がある。

　　この過程において自分自身の脆弱性を認識することによって，よりよく他者を援助することができるようになったと確信している。自分の経験による見せかけの「希望」を提供するのではなく，彼らがトンネルの先の光を見ることができない時，トンネルの真中にある暗黒を共有することができるようになった。

　セラピストと患者の間のパートナーシップという考え方と，その長所をみてきた。脆弱性が続く人にとってパートナーシップは特別な質をもつにちがいない。まず双方の参加者は，すでに概要を述べた，精神健康の一般原則と戦略を使って，疾患のエピソード間のレジリエンスを高めることができるという確信を共有するべきである。言い換えるならば，人が長期にわたって脆弱であったとしてもレジリエンスを高める機会はある。

　両者は，症状がない期間を維持して，迫りくるエピソードをつぼみのうちにつみとるという治療の価値を認識する。このような治療にはさまざまな種類の薬物

療法を含むかもしれない。副作用のために服薬するのが不快であることや，長期の薬物療法が患者であるという歓迎したくない状態を思い起こさせるという理由から強く抵抗するとしても，これらの治療薬の位置を評価するのはしばしば精神保健専門家である。

　同等に重要なパートナーシップは脆弱な人と家族，すなわちその人の社会的支援ネットワークである。理想的には，患者，家族そして保健医療専門家の三つの集まりからなる三角形が一つの目的でつながる関係である。この理想の世界では，三角形のパートナーシップは円滑に機能するが，精神疾患の性質からこれを達成するのは難しい。患者は家族や医者が必要と思うことに気づかず，何らかの緊張は避けがたい。家族は取り越し苦労から過保護になることがある。保健医療専門家も，患者や家族が必要とするときに，いつでもアクセスできるとはかぎらない。

　三角形のパートナーシップはいくつかの価値ある機能をもち，そのうち最も重要なのは何かがおかしいという早期の警告サインの同定であって，脆弱な人は微妙な形で疾患の特徴を示す。症状を同定し，症状がその人を完全にとらえて破綻してしまう前にエピソードをとらえることが有利である。破綻に伴うのは，現実への洞察の喪失であって，それとともに治療につながることができなくなり，さらに悪化する可能性がある。

　このレベルまで悪化せずにすむ援助となる戦略が進化した。これは末期の病気の際に延命治療を行わないことを求める人が署名する「リビングウィル（生前の意思）」の考えを利用している。精神的不健康になったとき，再発性の疾患のある人が，エピソードの最中の治療が最大の利益であることを適切に決定できないときのために，将来のエピソードの際に最もよい行動のコースをとるよう医師と同意する。「事前指示書」は実験的に試されて役に立つことがわかった。将来はより広く使われるようになるだろう。

長期のメンタルヘルスの問題を抱える人たち

　精神健康と精神疾患の連続体の最後のグループは，比較的小さいものの，複雑な世の中で生き残るよう苦闘する最も重要な人たちである。過去には遠く離れた

精神科病院に置かれて完全に忘れられていた。地域ケアの時代，彼らは市民である自由を見つけて幸福を楽しんでいるが，相当な犠牲を伴う。例えば重度の統合失調症や寛解のないうつ病の人にとって人生は難しく厳しい。長期にわたる病気の家族に巻き込まれる家族メンバーも同様の経験をする。両方のグループに最も重要なことは，重度の糖尿病，てんかんや多発性硬化症と同様に，彼らを囲む状況の現実性を受け入れることである。

　しかし多くは達成することができる。人生の挑戦に対処する能力を強化して，できる限り適応できるように援助を受けることができる。長所と達成したことを強調することで，自尊心を高めることができる。悪化防止や再入院によって，再発の機先を制することができる。この文脈でリカバリーの概念は進化した。自らの人生のコントロールを回復する可能性が中核になる。リカバリーに関する合意上の立場は，希望を保持する，エンパワーされたと感じる，内在するスティグマに効果的に対処する，レジリエンスを高める，充実した意味のある生活を営む，自分自身のケアに参加する力を強調する。

　このような一般的戦略はより具体的戦略で強化されるかもしれない。ここに統合失調症を18年間経験してきた人が，薬物療法にもほかの治療にも反応を示さなかった「声」を扱う戦略を開発したすぐれた例がある。アン・ワーンズはこれらの考えを提供する。

・声が最悪の状態のとき，身体をリラックスさせる。[10]
・声から解放されているときに帰る。
・集中しなくてもよい自動的なことに没頭する。
・感情を開放し，自由に泣きさえする。
・声に話しかける（まわりに誰もいないときがよい）。
・共感的な聞き手に声のことを話してみる。
・音楽を演奏する。
・定期的に興味のある面白いイベントを計画する。
・散歩か運動をする。

★10　幻聴.

419

・ほかの人と活動に参加する。

　アン・ワーンズはこのような対処レパートリーを開発する才能があった。ほかの人はこれらの技能をうまく考え出すことはできないかもしれないが，自助グループのメンバーになることによって，問題を抱えた人の経験から自分たち自身のもののように学ぶことができる。

ケア提供者としての家族や友人

　家族や友人は，精神健康と精神疾患の連続体のすべてのポイントにおいて役割を担うかもしれない。彼らは精神疾患のはじめてのエピソードの初期兆候を同定する，再発を予防する，長期の精神疾患に苦しんでいる人たちに支援を提供するということで明らかに重要である。彼らの有効性は，動機づけ，利他主義の感覚，対処可能性，共感的な理解などの個人的な質のなかにある。その仕事は楽ではない。1980年代以降，その範囲と性質を同定して，有用な戦略を計画することを目的として特定の問題が注目されている。

　これまでの研究によって，個人的，対処上，家族や社会の側面に及ぶ広範な問題が明らかになった。個人的な問題の一例として，青年期の子どもが機会を逃してしまうことについての両親に生じる一種の悲嘆がある。または病気の家族に十分なことをしてあげられないことへの心配がある。対処の問題には，家族の過剰な依存性，奇妙な行動が疾患によるものか，基本的な性格傾向によるものかという混乱が含まれる。例えば，病気の家族の一員をどのようにケアするのが最善かという葛藤が家族間に生じること，主要なケア提供者である家族の一員がほかの家族の批判を受けると感じることや，いくつかの競合する役割を満たすことは，家族の緊張とストレスを高めるかもしれない。家族に限らず，ケア提供者はしばしば精神保健サービスに満足しておらず，社会の精神疾患へのスティグマに当惑する。

　著者の精神科医の仲間であるアーサー・クレインマンは，アルツハイマー病の悲劇的な犠牲となった妻のケアの経験を，勇気をもって紹介した。ランセット誌に掲載された二つの記事（2008年1月5日，2009年1月24日）において家族のケア提供者として機能することのストレスを強調する。特にいらだたしい出会いの

420　20. 精神健康の増進

あとに衝動的に口にする。

> 「ジョーン，君はアルツハイマー病にかかっているんだよ。健康じゃない。脳の病気をもっているんだ。深刻な問題だよ」私は，声に表れるいらだちを隠せないほどです。
> 「神はどうして私にこんなひどいことをするの，いつも善行を努めたのに。こんな風になるようなことはしたことがないのよ。自殺した方がいいの」と，彼女は痛みと助けを求めるように私に向かって叫ぶのです。本当に話し合おうとしているような質問ではなく，また計画を立てるための質問でもないのです。実際はその逆で，以前と同じように，彼女は調子を変えて，「あなたが私を愛するのならできるでしょ。私たちは生きて愛せるのよ。」
> 「できるよ」と私は繰り返す。徐々に弱い声になり，耐えられないことに耐えながら。また朝が来るのです。43年間愛情をもって助け合いながら一緒に生きてきた67歳の男性と69歳の女性の間のケアを提供する者とケアを受ける者の一日がまた始まります。

これらの課題のいくつかは自助グループで扱うことができて，ケア提供者は感情を共有して困難な問題をどのようにうまく対応するかについての意見を交換する（下記参照）。精神保健専門家も専門知識をうまく提供する立場にあり，彼らの研究は家族を援助できるいくつかの方法を確立している。
・家族の抱える潜在的な困難に積極的に耳を傾ける（「三つ目の耳で」）。
・厳しい経験であることを認識する。
・状況は類のないものではなく，病気の家族への反応の仕方は奇妙なものではないことを明らかにする。
・激しい感情を共有する安全な場を提供する。
・ストレングスと達成を称賛する。
・個人的なニーズを認識して正当化する。
・特定の課題を同定して明確にするよう援助する。
・問題解決に協力する。

・明確な助言を行う。
・疾患と治療についての情報を提供する。

自助（相互援助）組織

　精神保健ケアにおける大きな発展は自助組織である。社会的支援ネットワークの役割の拡大と結びついて，精神疾患の人たちが自分たちのケアにより大きな責任をもつという動きへの反応である。医学全体に類似のパターンがある。

　この種のグループの最初はアルコホーリクス・アノニマス（AA, www.aa.org.au）であって1935年に結成された。それ以後，多くの国に広がった。いくつかは精神保健ケア全般に広がっており，例えば英国のMIND（www.mind.org.uk），全米精神疾患患者家族会（www.nami.org），オーストラリアのSANE（www.sane.org）がある。これらの広範な基盤の組織は，精神疾患の人や家族の代理として政府に働きかけ，同時に革新的なサービスや研究の資金づくりも行う。また精神疾患の人や家族特有の経験であるスティグマの低減に努める。ほかの組織は特定の精神状態に焦点をあてる。オーストラリアで特に影響力をもつ二つの組織は主に気分障害を扱う，ビヨンドブルー（Beyondblue　www.beyondblue.org.au），ブラックドッグ研究所（Black Dog Institute　www.blackdoginstitute.org.au）である。

　機知に富む自助組織は，特に長期にわたる場合に患者と家族の両者の支援に極めて重要な働きをする。同じ病気の仲間（そして家族）と会うことは，相互支援の感覚だけでなく苦境にあるのが一人ではないという認識を提供する。それだけではなく，特定の疾患の厳しさをどのようにやり過ごしたり対処するかについてアドバイスを受けることで利益を得る。専門家もいろいろな形で関係することがあるので「自助組織」という言葉は通常適切な名称ではない。例えば多くの組織は訓練を受けたカウンセラーを雇って，患者や家族に情報や支援を提供しており，また専門スタッフは啓発用のパンフレット，ビデオ，その他の形の情報をつくり出す。

21.

倫理的側面

　精神保健の臨床家は頭を悩ます多くの倫理的な問題に取り組まなければならない。これらの問題は実践のタイプによって異なるものの，いくつかのテーマは普遍的である。すなわち，ある治療の費用と便益をどのように評価するか，利益相反に直面したときにどのように守秘義務を保持するか，専門家の境界をどのように定義するか，契約上のパートナーシップとパターナリズム（家父長主義）のバランスをどのように保つか，患者・家族・社会が衝突したときにれぞれの利益をどのように満たすか，権利を奪われ無力な多くの患者をどのように擁護するか，自傷他害のおそれのある患者，インフォームド・コンセントを得るだけの論理的思考に障害が示唆される場合，強制治療，治療者自身の価値観の押しつけ，不可逆的な副作用の可能性のある治療の使用などたくさんある。

　そのうえ，精神保健専門家は，その専門領域の曖昧さや頼りない診断基準に連なる，社会のなかでの特有の役割から派生する外圧に翻弄されてきた。もともと療養所（asylum）は3世紀にわたって保護施設であり，社会統制の一形態であった。前ソビエト連邦で起きたような（政権に）異議を唱える者を抑圧するための精神医学の濫用，精神疾患に罹患することへのスティグマや，ナチスドイツによって精神医学が人種差別主義に支配された専門家集団に一変させられたこと――これらは，精神医療の専門性を根底から揺さぶった出来事や現実のほんの一部に過ぎない。

　これらの倫理的ジレンマの領域を理解する一つの方法に，著者が共同編者となって，オックスフォード大学出版社から1981年に出版した『精神医学の倫理』がある。この本は現在第4版（2009年）で，何年もの間に数十のテーマについて

423

述べている。自験例をあげて，精神疾患とかかわる者が直面する倫理的課題で取り扱う範囲を示してみよう。

7歳のジョシュは，学校場面での破壊的行動に対する治療を受けています。両親は別居していて親権を共有しています。ジョシュは父親といるとより安定しているようで，ふだんは父親と暮らして隔週末に母親と過ごすことにしており，両親ともこれに同意しています。「これは正式なものではなく短期間の取り決めなのですが」と父親は治療を担当している精神科医のグラント医師に言いました。「私の方がジョシュにより安定した生活環境を与えられると思います。ジョシュの親権をすべて得られるように家庭裁判所に申請するつもりです」。

グラント医師も父親の判断と同意見でした。しかしジョシュは父親を選ぶことで母親の気持ちを傷つけたくないと思っていることは明らかで，この「秘密」をグラント医師に打ち明けたのでした。そして，父親がグラント医師に「ジョシュが何を話したのか」と尋ねた際に，一方では少年の利益という観点から守秘を破るのか（その情報は，父親が家庭裁判所を味方につける助けになるであろう），守秘の尊重は破るべきではない神聖な原則とするか，という倫理的ジレンマを生じたのです。

*　　　　　　　　　　*

67歳の既婚の定年退職者ハリス氏は大腸がんの治療を受けています。がんは肝臓にも拡がっていますが化学療法には反応しています。ハリス氏は典型的な症状をもつ重症のうつ病にかかり，抗うつ薬と電気けいれん療法を受けていましたが，後者は麻酔の副作用のために中止されていました。現在，ハリス氏は，化学療法は無駄だと腫瘍科専門医に言っています。ハリス氏の評価に呼ばれた臨床心理士は，ハリス氏の悲観的思考はうつ病の特徴であると結論づけました。

ハリス氏の妻は代替医療に重きを置いており，夫が化学療法をやめるとい

う決断を支持しています。治療チームは夫婦の意思を尊重するか，それとも
がんとうつ病両方の治療継続に同意するように説得するかのジレンマに直面
しました。心理職は，うつの気分症状によりハリス氏にとっての最大の利益
は何なのかを論理的に考える力が損なわれているかどうか，はっきりさせる
ことを求められています。

＊　　　　　　　　　　＊

　24歳独身のタニヤは路上生活をしており，売春で生計を立てています。彼
女は奇妙な行動をして，自分を「民の救世主」と語ったため，警察に連れら
れて病院を受診しました。タニヤはこの2年前に統合失調症と診断されてい
ましたが，放浪生活のため治療中断となっていたのです。また，数年間ヘロ
インと精神刺激薬を乱用していました。彼女の精神症状は重度であり，抗精
神病薬の注射治療を受けました。症状は劇的に改善して開放病棟に移ったの
ですが，すぐに失踪して元のように病状が悪化し，数日後に警察に連れ戻さ
れました。その後，同じパターンが2度以上繰り返されました。そこでタニ
ヤは強制的な地域治療命令を受けることになりました。ソーシャルワーカー
はタニヤに適した世話人付き住居を探し始めました。タニヤは，「18歳から
路上生活をしているんだ。どんな住まいがみつかっても，私は1週間後には
路上に戻る」と抵抗しました（ヘロイン欲しさに売春で金を稼ぐことは目に
見えています）。タニヤは4日間は協力的でしたが，その後は言ったとおり
に路上生活に戻りました。治療チームは，彼女の自己破壊的とみなされる行
動にどのように対処したらよいかわからず挫折感と無力感を感じ，混乱して
います。

＊　　　　　　　　　　＊

　カレンとヒューは，結婚して13年，子どもは9歳のルーシー1人です。こ
の数か月間，カレンは自信がなくなり，母としても妻としても落第だと思っ

ています。彼女はデイビス医師のもとで精神療法を受けていますが，夫の
ヒューもまた，夫婦不和が飲酒問題に発展して，デイビス医師に治療が必要
かどうか診てもらっています。2人とも体外受精プログラムが情緒的な重荷
になっています。ルーシーはいつもきょうだいを欲しがっていました。その
最中，カレンは思いがけず自然妊娠しました。3人は大喜びし，結婚生活も
うまくいくようになりました。数週間後，カレンはデイビス医師に，秘密を
守るという約束のもと，お腹の中の子がダウン症であることを打ち明けまし
た。彼女は落胆し，障害をもった子どもを育てられないと実感していまし
た。夫が敬虔なクリスチャンであり，お腹の子を育てたいと望むだろうこと
をわかっていました。彼女はこの状況にどう対処したらよいかとデイビス医
師に尋ねました。

　精神保健専門家は，いら立たしいことに，一貫した倫理的意思決定を助け，そ
れに応じた行動に導く枠組みに合意するまでには至っていない。何世紀にもわた
る多様な理論があるが，それらは臨床実践面に適用するには問題を残している。
実際，これらは問題を明確にするよりもむしろ混乱させる場合が多く，さらには
互いに矛盾するものもある。本章では，臨床実践上の特に困難な倫理的側面に焦
点を当て，それらに対処するための好ましい論理的枠組みについて簡潔に述べ
る。

診断における倫理的側面

　一人の人間に精神疾患の診断をつけることは，その行為によって偏見や差別
（例えば，職業選択の可能性が制限される，保険に入るにも不公平な扱いを受け
る）などの深刻な悪影響を及ぼしてしまうおそれがあり倫理的影響が大きい。さ
らに自傷他害のおそれがあると見なされると市民権が狭められるおそれもある。
　診断にあたっては，可能な限り客観的な基準や過去の臨床的接近から得た情報
を利用するように努める。著しい記憶障害や生命を脅かすような社会的退却は，
それぞれ認知症や重度のうつ病を強く示唆し，このような診断過程は困難ではな

い。そのほかの状況ではこれほど明白ではない。例えば身内や親しい者に先立たれた人の苦痛を臨床レベルでのうつ病と診断する臨床家もいれば正常悲嘆であるとする者もいる。

　3章で述べたように，米国精神医学会のDSM-5とWHOのICD-10の精神疾患の診断分類基準では，特定の診断基準——例えば注意欠如・多動症（ADHD）や性的指向障害——の正確さや妥当性についての議論を排除していない。価値判断が診断分類に入り込むという懸念は，「いくつかの診断は科学的判断よりもむしろ侮蔑的なレッテル貼りを反映している」という主張につながる。例えば女性が「不当な診断」と受け取りかねない月経前不快気分症のような基準がつくられたのは男性目線での決めつけがもとになっているという点で，DSM-IIIは性差別的と非難されたのである。

　この議論には，ある精神状態は事実に基づくものか，それとも価値判断に基づくものかという中心的課題がある。米国の精神科医トーマス・サスは，「思考と行動の障害は脳の客観的異常に依るものであるが，精神疾患自体は社会統制を実行するために社会が医療専門家と一緒になってつくり上げた寓話である」という過激な立場をとる。「反精神医学運動」は「精神疾患とは社会規範からの偏りを投影する社会的構築物だ」と断言する。この議論の重要な意義は，「同性愛が当初精神障害であると定義され，その後，1973年の米国精神医学会で学会員投票を通してくつがえされた」という事例によって支持されている。

　これらの議論の結果は少なからぬ影響を生じている（たとえばADHDと誤診された小児は副作用の危険のあるデキサアンフェタミンに長期間曝露される）。精神医学的診断は人の行動の結果としての法的・個人的な罪を軽減することもある（例えば過剰な性的活動や不要品を繰り返し盗むことは，故意の行為というよりもむしろ強迫性障害の一型と解釈される）。

治療における倫理的側面

　患者の評価・治療には，治療同盟とインフォームド・コンセントが必須である。それらの多くは，治療の選択肢の微妙な意味あいを理解・評価し，十分な情報のもとで選択を表明し，治療者との共同作業のなかで満足感をもたらすことで

427

ある。このインフォームド・コンセントの過程を確実に進めること，特に治療それぞれの選択肢の便益とリスクを理解したうえで精神科治療を受け入れるならば，患者は一般医療の同じような患者に匹敵する立場となる。この比較は二つの概念——すなわち「能力」と「任意性」に基づいている。「能力」とは治療選択にあたり，それぞれの選択の結果を正しく理解できる必須の能力を有していることを含む。「任意性」は同意のプロセスにいかなる強制も存在しない状態をいう。意思決定をする器官は，明らかに多くの精神科的状況において機能障害に陥った器官★であるので，インフォームド・コンセントを求めるときに重大な倫理的問題が生じるおそれがある。

　治療者と患者が治療に乗り出してからも倫理的問題は浮上する。最初は，患者は当惑して脆弱で苦しみにとらわれている。治療者が既得権を保持して治療内容をほとんど明らかにしないならば，患者の依存はさらに高まり，転移を知らぬうちに傷つけると信じられている（転移は，患者が治療者に対して抱く非合理的な感情や態度のことで，力動学派では治療過程の中心と見なされている）。

　インフォームド・コンセントは上述のように神秘の雰囲気を排除する手段の一つである。治療同盟の概念として一つのモデルがある。その根本理念は，定期的な再吟味を行うという条件のもとで治療計画に同意することである。その要素としては，目標と方法を定めること，効果のモニタリング，パートナーいずれからも不満の声を上げることをよしとすること，である。パートナーシップは権限を等しく共有することを意味するのではなく，どのように権限を割り当てるかに同意することである。例えば重大な危機に苦悶している人は，彼らにとって何が最も利益なのかを評価する能力を欠いているかもしれない。治療者との協同により，患者は治療者により家父長的な役割を割り当てることに同意するかもしれない。危機が弱まると，患者の自律性も回復する。

　インフォームド・コンセントのモデルを見直すにあたって，同僚のアラン・ダイヤーと私が提案したアプローチを紹介しよう。治療者は時間をかけて患者の信頼を得るように努力し，治療の開始時だけの一回だけのやり取りに終わらないよ

　★　脳．

うにする。その関係は治療者の責任感を強化し，患者の特別なニーズに反応する。患者の自律性は常に求められるべきゴールであるが，治療者だけが夢中になるものではない。

価値と精神療法

「治療は価値観に染まっている」ことも倫理面から考慮すべき特徴の一つである。人々の援助希求の問題は人生をどのように生きるべきかという問いに結びついており，治療者は意図的あるいは無意識に，価値観を押し付けてしまうかもしれないからだ。

米国の道徳哲学者トリストラム・エンゲルハートは「精神療法はしばしば患者の倫理的意思決定を容易にするものであるが，患者がある特定の価値観を取り入れることが治療の目的ではない」と断言した。実際，治療者は患者がどのように生きるべきかを推奨することを避ける。その代わりに，心理的葛藤や無意識の影響に妨げられずに患者自身の選択ができる地点に到達するように手助けする。フロイトも価値にとらわれない治療を促すことを意図して「治療者は，患者には不透明で，鏡のように患者のありのままを映すようにすべきだ」と述べた。彼は，治療は無意識を意識化することによって，「その人を神経症的な症状，抑圧や性格の異常から解き放つこと」に限定されるべきだと主張した。その一方，フロイトは「精神分析における分析家は患者にとってのモデルとして，他者にとっては教師としてふるまうこともできる」と教育的な役割も指摘した。

たとえ精神分析における究極のゴールが不合理な力に影響されずに自律性を得ることであったとしても，鏡やモデルや教師という混成した役割は，価値観から自由であるとは考えがたい。結局，治療が倫理的介入に帰するならば，治療者はこれをどのように扱うのかという疑問が残る。

治療者が倫理的役割を最小化する努力を尽くしても，非言語的に，明確に示されない価値観が表れてしまい，うまくいく見込みは少ない。倫理的介入の役割を受け入れるのも選択肢の一つであるが，これは治療者の課題であって，患者の課題ではない。治療者は，道徳的行為者という役割を潜在的に有し，治療的対話のなかで独自の価値をもつと見なされることを意識すべきである。このように価値

観に意識的になって，患者に影響を与えようとするあらゆる衝動を監視する必要がある。

三つめの選択肢は，治療者がもつ価値観を，価値観として宣言することである。この議論は次の通りである。精神療法は社会的影響の一型であり，治療者は患者に影響を与えるこの一連の状態を認識しており，そして治療者のもつ価値観が透けて見えるようにすべきである。例えば同性愛の治療者が同性愛の患者を治療している間，同性愛者運動に同調と協力をすることがある。高名な精神分析家で敬虔なキリスト教信者であるアレン・バージンは，治療者が寛大さ・和解・霊的な信仰や愛といったユダヤ教やキリスト教の伝統から派生する価値観を共有する「有神論的リアリズム学派」を展開している。アパルトヘイト時代に南アフリカ共和国で働いていた治療者達のなかには，人種差別主義の拒絶を宣言しただけでなく，トラウマを受けた黒人，特に拘留や拷問の犠牲者の支援を表明する者もいた。以上三つの特殊な具体例をあげたが，価値観の表明は広く適用できるものである。治療者はすべての患者に自分がもっている価値観について透明性を保つように努力すると決意してもよいのだ。

受療権

社会が適切な手立てを提供すべきという考えを強調することは，自由を制限された中での治療の権利につながっている。病院収容時代には，患者のニーズを痛ましいまで無視することが際立っていた。倉庫よりも狭い病院施設に人が溢れており，その収容的性質は治療薬や社会心理療法の到来後も続いた。強制収容された人に対して「精神状態の治療または改善のために理に適った機会を提供する」という受療権を定めた判決があった。1957年に統合失調症の診断を受けたケネス・ドナルドソンは，その後15年間，最小限の治療しか受けられなかった。米国最高裁判所は，1975年に「自傷他害のおそれがなく，地域社会で安全に暮らせるようなら，治療を受けていない患者は開放されるべきである」との結論を下した。

効果的な治療を受ける権利

受療権は，主に米国でのそれ以降の判決（ワイアット対スティックニー）をもとに再考された（Wyatt v Stickney, 1971, 1972）。しかしその権利は効果的な治療を受ける権利を保障するものではなかった。オシュロフ対チェスナット・ロッジ（Osheroff v Chestnut Lodge, 1984, 1985）の裁判によって，この問題のパンドラの箱が開いた。原告であるオシュロフは42歳の医師で，病状が悪化しているにもかかわらず抗うつ薬を投与されなかったとして私立精神科病院を訴えた。これに対して実験精神医学の権威であるジェラルド・クラーマンは，「臨床家は『堅牢なエビデンスのある治療』だけを用い治療上の効果が得られない場合はセカンドオピニオンを求める義務がある」と主張した。大学精神医学の権威であるアラン・ストーンは，クラーマンの見解に対抗して，「彼の提案は科学と臨床実践についての意見に基づく『治療の標準化』を推し進めることと同等であるが，それよりも『精神医学の集合感覚』に依拠し，またまずまずの少数ルールも用いるべきであり，そのなかで精神医学は新しい治療を開発できる」と説いた。

治療を拒否する権利

自発的患者としてのオシュロフ医師は，インフォームド・コンセントの一部としていかなる治療も拒否することができた。彼の訴えは，チェスナット・ロッジが病状の悪化に直面しているにもかかわらず，代替案を提供しなかったことを指摘した。インフォームド・コンセントの原則が正しく適用されていれば，彼が一つの治療を選び，その後，どの段階でも同意を取り消す自由をうまく行使できたのだ。

しかし，強制入院になるか，地域での治療を宣告されるかによって，患者の状況は根本的に異なる。治療を拒否する権利が広く注目されている。そのきっかけとなった出来事は米国の別の法的判断であって，拘留されている患者は治療を拒否する憲法上の権利を有するという判決であった（Rogers v Okin, 1979, 1983）。この判決は，治療の必要性の範疇から，自傷他害のおそれのある人の危険を強調するよう，米国の司法管轄の多くの拘留法が変更されたのと同時進行であった。

その倫理的影響は深刻である。たとえ精神科医が患者を拘留する権限を与えられたとしても，患者が治療を拒否して何の治療も導入できないとしたら，それは矛盾ではないだろうか。この議論は非自発入院に該当するほどの障害がある人は治療を受ける権利があることは明白で，診療にあたる精神科医は治療を提供する適切な立場にあるという前提に基づいている。このような取り決めがなければ精神科医の機能は施設収容に退縮してしまう。

　これに対する議論は憲法上の権利に根拠がある。強制されたというだけでは，その人がインフォームド・コンセントの過程に参加する能力がないとはいえない。患者が一連の行動の理論的根拠を理解し，認識することができないような状況では代替判断が用いられるべきで，それによって明確な権利保持が保障される。完全に対立的な過程から保護者の決定への信頼に至る倫理上の板挟みに呼応して一連の法的救済が出現した。米国の精神科医ポール・アップルバウムは，精神状態によって治療への意思決定能力が損なわれているために入院となった患者に，治療の選択肢をわかりやすく説明して患者の好みを聞く「治療主導モデル」を提案している。アップルバウム自身の研究は，最も治療に拒否的であった患者が自主的に24時間以内に治療を受け入れたことを示した。

非自発的治療

　一部の患者は自己決定能力を失っているという共通理解が何世代にもわたって浸透している。患者は，自傷他害や，後で後悔するような行動（例えば，躁病患者の軽率な性行動）を起こしやすく，セルフネグレクトとなる（例えば，統合失調症患者がホームレスになり，栄養失調や身体の病気になる）。しかしこのような脆弱な人達をどのように扱うのが最良かについての一般的な合意はない。この一群の人たちを，いつ，どのように保護するかという厄介な問題に対して，社会はしばしば法律を持ち出す。しかし法律とその適応は実に多様で，その過程での倫理的根拠を部分的に反映しているに過ぎない。

　我々が留意すべき道徳原則に関して，一貫した議論をすることは社会の要請である。そのよい出発点として，英国の哲学者ジョン・スチュアート・ミルは「文明社会のいかなる構成員に対して，その自由意志に反して権力を行使できる唯一

の目的は他害の防止である。彼の身のため（身体的あるいは精神的にも）というのは十分な理由とならない」と主張する。「小児や精神障害者（例えば，錯乱していたり，興奮していたり，没入していて，熟考する力を十分行使できない状態）に対しては例外とすべき」というミルの警告は，彼らを正当に援助できることを示唆する。

著者の同僚であるポール・チョードフは，精神疾患を理由にした強制治療に関する驚くべき問題に取り組んだ。彼は「控えめで自己批判的な」パターナリズム，すなわち「不当な扱いに対し，強力な保護に取り組む意思」を提案する。このヒューマニズムは情操の最終形を示している。これは強制治療が正しいか誤っているかという葛藤ではなく，自由に居続ける権利対「人間性を奪う疾患から自由になる」権利である。疾病のとらわれになっているという概念は，精神疾患患者を診察したことのあるすべての臨床家が共感するであろう。

これまでの議論では，患者を一つの均質なグループとして扱ってきた。能力喪失は重要な共通の特徴かもしれないが，倫理的な要因は臨床状況の詳細によって異なる。明らかな例は自殺行動である。トーマス・サスは自殺を精神的な作用による行為とみなした。それゆえ「国家は，自殺に賛成か・反対かの助言を決定するかもしれないが，自殺防止のために権力を行使すべきではない」とした。この自由意志の議論の行き着く先は「すべての人には自分の人生を終わらせる権利がある」というものである。しかしサスはミルのいう「人の自由権の尊重の唯一の例外は，その人が重要な能力を失っている場合である」という指摘を見落としている。このことは自殺行動を病んだ精神の産物であると主張しているのではない。長期の身体機能を損なう疾患で，安楽死の予告に引き続く自殺は道理があるようにみえる。例えば著名な作家アーサー・ケスラーは「自殺という決意に至ったのは正気であり，重要な能力は全く損なわれていない」と表明した遺書を遺した。

治療者にとって最大のジレンマは，自殺傾向のある患者は，精神疾患のために何が最善の治療なのか理性的に判断することができないと宣告せねばならないことである。南アフリカの同僚であるC．W．ヴァン・スターデンとC．クルーガーの2名は，適切な情報を理解できない，選択肢を選ぶことができない，治療継続

の必要性を受け入れられないという側面を強調する。彼らには決定能力における「機能的アプローチ」が有用と述べる。特に一時的な要因によって，ある時期には同意することができない患者でも，別の時にはできるかもしれない。病院での拘禁を正当化することの倫理的議論は，同様の自由の制約は倫理的ジレンマの中心にあり，患者の能力について評価する必要がある点で，地域の場面にも外挿し得る。

倫理的問題を扱うフレームワーク

我々は，本章の冒頭で，臨床事例のさまざまな段階に倫理的問題が存在することをみてきた。原則主義とケア倫理の二つの倫理的アプローチを組み合わせることにより，これらの問題に取り組むことができる。

原則主義は倫理的問題を特定し分析するために十分確立した道徳原則に依拠している。その原則とは，１．害を与えてはならない（無害性），２．他者に利益がある（有益性），３．自律性の尊重，４．公平な扱い（公平性）である。この方法論では，これら四つの原則が倫理的意思決定を助ける有用な出発点となる。これら四原則は，科学的知識や繰り返しの臨床観察など他の関連情報とともに適用され，柔軟に用いることができる。

ケア倫理の骨子は，依存的で脆弱な人々に手を差し伸べ，思いやり・愛・信頼感といった道徳感情に鋭敏に反応する人間の自然な傾向をよりどころにしている。このアプローチは精神保健に適している。というのは精神保健の実践家は患者や家族の希望やニーズを理解するために共感性に大きく頼るからである。

次の例でケア倫理と原則主義をどのように適応しているかみてみよう。

22歳の秘書エマは，10週間前に第一子を生んだ後，落ち着きがなく，困惑して，夫のティムによそよそしくなりました。彼女は近所の人たちを用もないのに訪問するようになり，精神科医である著者が呼び出されました。エマは無口でよそよそしく，「彼らははじめから私を捕まえようとしている」と苦情を言って，「世界の飢饉と飢えた子どもたち」について話すのでした。

434　21．倫理的側面

> 私の診察では，彼女の精神状態には漠然とした妄想がありましたが，自殺や殺人の衝動は明確に否定されました。また明らかにせん妄状態ではありませんでした。エマは著者が勧める地域の精神科病院への入院に強く抵抗しました。ティムは，エマが精神の病気になっているとは思えない，そして本当に混乱している患者たちの側にいたらさらに悪化すると言って，エマの意見を支持しました。

　恐ろしい内部の力に圧倒され，エマは出産後にひきこもって奇妙な行動を取るようになったことから，彼女が周囲の状況を的確に認識できているかどうかという疑問がある。とりわけ彼女が赤ちゃんを守ることができるかどうかである。精神科医は，心理的なよりどころを失った，ひどく苦悩する女性に（そして心配する夫と脆弱な赤ちゃんに）ケアを広げることによって，ケア倫理の信条，特に信頼を促すという目的に沿って対応することに導かれる。しかしエマに（夫のティムの支援を得ながら）入院を勧めること，非同意の治療を行うこと，あるいは家族や友人によるしっかりとした見守りを調整することは未決の問題として残る。

　極めて重要なことはセラピストが配慮のある態度を身につけることである。しかし彼女の選択肢は基本的な倫理原則の文脈のなかで検討されなければならない。たとえばエマの自律性をできる限り尊重するのか，それとも必ず善行原則に即して親の立場に代わってふるまわなくてはならないのか？　そして患者・夫・児の3者にそれぞれ権利があるならば，公平原則はどのような役割を果たすのか？　そしてそれぞれを公平に扱っていることをどのように確認できるのか？　治療者は3人の誰にも危害が加わらないように何をしなければならないのか？　また何をすべきでないのか？

　精神保健専門家が倫理的な難しい問題に直面したとき，道徳感情を強調することによって，ケア倫理と原則主義の統合から健全な道徳的反響が生じ得るのだ。

倫理綱領の役割

　倫理綱領が役目を果たしているかどうかという問いを掲げなければ，本章は不完全であろう。大学の哲学者のジュディス・リヒテンベルクは「倫理綱領は人々を一定の方向，すなわち『自己の行動の特徴をより深く自覚させたり』，『道徳的に望ましい定まったやり方で振る舞う』可能性を助長する」と信じる。

　また彼女の指摘では，倫理綱領というものは，達成する価値があると考えられる集団の共通目標を追求するために作成・適用される。このため治療共同体としての精神保健専門家は，援助対象患者や同僚，奉仕すべき社会に関しての望ましい倫理的行動を推し進めることで，自らの行う判断が公益の役に立つよう倫理綱領を練り上げるであろう。綱領は，それ自体ではこの集団の利益の保護を保証するものではないが，確かに，このような望ましいゴールに貢献するとともに「専門家の良心と判断を知らせる」ものとなる。

結 論

　もしかすると，本章を最後にもってきたのは間違いであったかもしれない。ある意味，本章は冒頭に置くべきであった。確固たる倫理的基盤なしには精神保健専門家が執り行うことはどれも無益にみえる。その一方，ほかの章をよく読んできた読者には，いかに倫理的側面が我々が行うすべてのことに，当てはまるかを認識いただいたのではないかと思う。1990年代半ば，著者は自身の専門性を体現した象徴を探し求め，そして倫理を念頭においた3本脚の腰掛けを思いついた。このシンプルな家具は「謙虚さはよき臨床家の証明である」ことを思い起こさせる。腰掛けが安定するには3本の脚は同じ長さでなければならない。3本の脚は何を意味するのだろうか。それは，科学，技術そして倫理である。客観的な知識を増すためには研究は不可欠である。技術はもっとつかみ所がないが，患者が経験していることをより深く理解できるよう共感性を耕すことを真髄とする。3本目の脚は倫理的側面であって，患者の人間性と尊厳を尊重して，権利を保護する必要性を意味する。著者が伝えたいエッセンスをとらえるのに，この絵ほど相応しいものはない（女性の同僚の皆さんには申し訳ないけれど，一脚の椅子で二人

掛けにはできないので)。この絵をもって『こころの苦しみへの理解』の筆をおく。

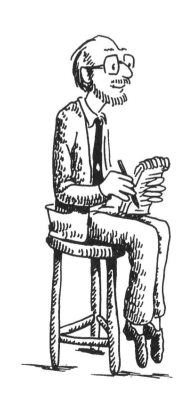

推 薦 図 書

　推薦書籍のリストをまとめるにあたり，本書で取り上げた精神疾患それぞれの状態に関する書籍の代表的なもの，それぞれの表題の教科書一式，患者や家族の胸を刺すような体験を表したもの，それに加えて自助組織の発行した資料を含めて，さまざまな選択肢についてゆっくり考えた。そして読者を膨大なリストによって戸惑わせるよりも，著者が有用かつ啓発的であると気づいた個人的な推薦図書をまとめることにした。読者にも同様に役立つことを願ってやまない。

　ここで書籍はあくまでも情報や知識を得る手段の一つでしかないことを指摘したい。映画，テレビ，ラジオそしてインターネットなどのほかの媒体は，書籍と同等に豊かな資源であり，特にインターネットはほかの手段を追い越しつつある。インターネットで検索すれば，精神保健のあらゆる側面についての話題や情報を得ることができる。しかし疑わしい投稿も多いので注意することが賢明である。信頼できる政府の公式サイトや自助組織のサイトにこだわることを勧める。よい例として米国政府の優れた研究組織国立精神保健研究所は精神医学の発展に関する広範な情報を提供している（www.nimh.nih.gov）。

　この種の資料は，自助運動の出現を機に多く発行され，今日では広く利用されるようになった。多くの精神保健団体は，冊子やマニュアルの形で情報を準備し，広めることを活動の中心にしている。家庭医，精神科クリニック，電話帳やインターネットを通じて，それらの団体に簡単に連絡を取ることができる。そこで入手できる資料は一般にわかりやすくて役立つものが多い。

　ここで私が長年重宝してきた書籍を紹介しよう。第一のグループは，患者，家族や観察者の目を通した，精神疾患の個人的体験をもとにしたものが中心である。なかには，セラピストが患者や親族とつながっているものもある。臨床的な話にとどまらず，観察者が，特定の精神疾患への対処についての助言や指導を提供するものもある。

　感謝すべき書籍はたくさんあり，ここにあげるのは氷山の一角に過ぎない。

・Anne Deveson, *Tell Me I'm Here*, Penguin, Melbourne, 1991. オーストラリアの有名なブロードキャスターで，映画のプロデューサーでもある著者の，統合失調症に苦しむ息子ジョナサンを支える闘いを綴った胸を刺すような物語。
・Janet Frame, *An Autobiography*, Random House, Auckland, 1994. 精神科病院に長く入院したニュージーランドの作家による全3巻。映画『*An Angel at My Table*』は著者の体

439

験を見事に描いている。

・Hannah Green, *I Never Promised You a Rose Garden*, Holt, Rinehart and Winston, New York, 1964. 精神病状態にある若い女性の心理療法を表している。

・Kay Redfield Jamison, *An Unquiet Mind*, Knopf, New York, 1995. 双極性障害に苦しむ心理学者の闘病記。

・同じ著者による *Night Falls Fast: Understanding Suicide*, Knopf, New York, 1999. 自殺, 特に若年者の自殺を包括的に述べている。

・Sandy Jeffs, *Flying with Paper Wings*, Vulgar Press, Melbourne, 2009. 熟達した詩人による長年にわたる統合失調症の体験記。

・David Karp, *Speaking of Sadness*, Oxford University Press, New York, 1996. 米国の社会学者の個人的証言と, うつ病を経験した他の50人のインタビューをもとにしている。

・Spike Milligan and Anthony Clare, *Depression and How to Survive It*, Arrow, London, 1994. 有名な英国のコメディアンと精神科教授との共作。ミリガンは40年にわたる気分障害の体験を, 痛みとともに正直に述べている。

・Judith Rapoport, *The Boy Who Couldn't Stop Washing*, Dutton, New York, 1989. 強迫性障害の患者と, 共に生活をする家族の体験を表している。

・Kate Richards, *Madness: A Memoir*, Penguin, Melbourne, 2013. 精神病とうつ病を経験した医師が勇気をもって著している。

・William Styron, *Darkness Visible*, Jonathan Cape, London, 1991. 米国人作家がうつ病に陥るときのひどい経験を鮮やかに著している。

・Fuller Torrey, *Surviving Schizophrenia*, Quill, New York, 2006. 精神科医が患者の統合失調症の経験を伝えようとする書籍で, 統合失調症とその治療についても述べられている。

・Irvin Yalom, *Love's Executioner*, Basic Books, New York, 1989. 精神科医が10人の患者に行った精神療法を生き生きと著している。

　本書で取り上げたヴィンセント・ヴァン・ゴッホの人生に, 私は長年強い関心をもってきた。

・D Sweetman, *Love of Many Things: A Life of Vincent Van Gogh*, Hodder and Stoughton, London, 1990.

・ME Tralbaut, *Vincent Van Gogh*, Viking, New York, 1969.

★1 『エンジェル・アット・マイ・テーブル』1991年日本公開.

・V Van Gogh, *The Complete Letters of Vincent Van Gogh*, Thames and Hudson, London, 1958.[★2]
また，ウェブサイト www.vggallery.com もお薦めしたい。

　本書の序文で取り上げた数々の著名な作家は，精神疾患への理解を深めることに大きく貢献している。そのなかでも，人間の特性の最も繊細で明敏な観察者は小説家，詩人，劇作家である。書籍と同様，感謝すべき作品は際限なく存在するが，注目に値するのは，シェイクスピアの『リア王』[★3]，『マクベス』[★4]，『ハムレット』[★5]，チェーホフの『ワーニャ伯父さん』[★6]，バルザックの『ルイ・ランベール』，フローベールの『ボヴァリー夫人』[★7]，トーマス・ハーディの『はるか群衆を超えて』，スコット・フィッツジェラルドの『夜はやさし』[★8]，ケン・キージーの『カッコーの巣の上で』[★9]，シルヴィア・プラスの『ザ・ベル・ジャー』[★10]，ＤＭトーマスの『ザ・ホワイト・ホテル』[★11]，セバスチャン・バリーの『Secret Scripture』，フィリップ・ロスの『Patrimony』，パット・バーカーの『The Regeneration Trilogy』である。

　精神医学をより科学的に述べた書籍を求める読者もいるだろう。しかし，定型的な教

★2　邦訳本に『ファン・ゴッホ書簡全集』（全6巻）二見史郎訳，みすず書房，1970，『ゴッホの手紙』（全3巻）硲伊之助訳，岩波書店，1955～70.

★3　邦訳本に『リア王』野島秀勝訳，岩波書店，2000，『シェイクスピア全集5リア王』松岡和子訳，筑摩書房，1997，『リア王』小田島雄志訳，白水社，1983，など.

★4　邦訳本に『マクベス』木下順二訳，岩波書店，2004，『シェイクスピア全集3マクベス』松岡和子訳，筑摩書房，1996，『マクベス』小田島雄志訳，白水社，1983，など.

★5　邦訳本に『ハムレット』野島秀勝訳，岩波書店，2002，『シェイクスピア全集1ハムレット』松岡和子訳，筑摩書房，1996，『ハムレット』小田島雄志訳，白水社，1983，など.

★6　邦訳本に『ワーニャ伯父さん／三人姉妹』浦雅春訳，光文社，2009，『ワーニャ伯父さん』小田島雄志訳，白水社，1999，『ワーニャおじさん』小野理子訳，岩波書店，2001，など.

★7　邦訳本に『ボヴァリー夫人』（上）（下）伊吹武彦訳，岩波書店，1939，『ボヴァリー夫人』芳川泰久訳，新潮社，2015，『ボヴァリー夫人』山田爵訳，河出書房新社，2009，など.

★8　邦訳本に『夜はやさし』森慎一郎訳，作品社，2014，『夜はやさし』（上）（下），谷口陸男訳，KADOKAWA，2008.

★9　邦訳本に『カッコーの巣の上で』岩元巌訳，白水社，2014.

★10　邦訳本に『ベル・ジャー』青柳祐美子訳，河出書房新社，2004.

★11　邦訳本に『ホワイト・ホテル』出淵博訳，河出書房新社，1986.

科書は明らかに技術的で，専門用語がふんだんに使われており，客観的であるべき特質から科学的データによって人間性の影を薄くする傾向があるので，これらを勧めるのは躊躇する。そのことを前提に，精神科医の間で最も人気があり，権威をもつとみなされているテキストを2冊紹介しよう。最もよく引用される米国の教科書は『Comprehensive Textbook of Psychiatry』でB.シャドックと同僚によって編集されている（第9版，Lippincott, Williams and Wilkins, Baltimore, 2009）。もう1冊は，広く引用されている『New Oxford Textbook of Psychiatry』であり，M. Gelderと同僚の共著である（第2版，Oxford University Press, Oxford, 2009）。

　精神科医が古典として取り上げる書籍も加える必要がある。これらにはフロイトやユングのような有名な人物による著作があげられる。『The Freud Reader』は1989年にピーター・ゲイによって編集，紹介された。『Essential Jung』[12]は1983年にアンソニー・ストーによってユングの著作から選り抜いた文庫本として出版された。

　もう一つの古典はウィーンの精神科医ヴィクトール・フランクル著『夜と霧』(1962)[13]である。精神科医であり精神分析医である英国のジョン・ボウルビィは，生涯のほとんどを『母子関係の理論』全3巻（1969-80）[14]の準備に捧げた。この書籍は，喪失，悲しみ，うつなどの重要なテーマを取り上げている。著者はもう一人の精神分析家であるエリク・エリクソンから大きな影響を受けたが，本書においてはライフサイクルを通しての心理的発達の概念の提唱者として紹介している。『幼児期と社会』は彼のいくつかの古典の一つである。

　その他の精神科医の注目を集めた貢献としては，アーサー・クレイマンの『Rethinking Psychiatry』(1988)[15]があげられる。彼は，1990年代の生物学的側面を重視する精神医学の釣り合いを保つものとして，精神保健における文化横断的視点を強調した。アーヴィン・ゴッフマンも著書『アサイラム』(1961)[16]において施設における精神疾患の社会環境の検討において社会科学的なアプローチを取った。『スティグマの社会学』(1964)[17]もゴッフマンによる古典である。

---

　[12]　邦訳本に『エセンシャル・ユング──ユングが語るユング心理学』康裕監修訳，創元社，1997.
　[13]　邦訳本に『夜と霧』新版，池田香代子訳，みすず書房，2002.
　[14]　邦訳本に『母子関係の理論』新版（全3巻）黒田実郎ほか訳，岩崎学術出版社，1991.
　[15]　邦訳本に『精神医学を再考する』江口重幸ほか訳，みすず書房，2012.
　[16]　邦訳本に『アサイラム』石黒毅訳，誠信書房，1984.

精神医学の歴史に関心のある読者には多くの選択肢がある。著者はロイ・ポーター編集（1991）の『The Faber Book of Madness』を薦める。このアンソロジーは広範囲な全景を捉えている。フランスの学者ミシェル・フーコーの『狂気の歴史』（1965）[18]は1500〜1800年の狂気の歴史の説明を試みることに焦点を絞っている。

推薦図書が膨大な数にならないようにするという自制心にすでに背いてしまったかもしれないが，まだまだ多くの書籍に注意を払って欲しいという思いとの葛藤もある。ここにあげた書籍はあくまでも個人的好みであり，容易に手に入り読みやすいものであることを再度述べておきたい。

★17　邦訳本に『スティグマの社会学』改訂版，石黒毅訳，せりか書房，2001.
★18　邦訳本に『狂気の歴史』田村俶訳，新潮社，1975.

日 本 語 版 解 説

UNDERSTANDING TROUBLED MINDS UPDATED EDITION（UTM）の日本語訳出版にあたり，監訳者として，著者との出会い，UTMの特徴，各章の特徴，翻訳のプロセス，翻訳における留意点，UTMの海外における評価，日本語訳出版の意義について述べる。

わが国の精神保健は地域中心の方向に進みつつある。地域で出会う精神保健の問題を理解して適切に対処するには，わかりやすく，包括的で，深みのある実践的な指導書が必要である。しかしながら，日本の出版物にそのような書籍はほとんどない。あえていえば，精神保健福祉士などの国家試験用の出版物がこれに近いが，国家試験の出題基準・合格基準に沿って記述したもので，系統的ではあるものの，深みのある実践的な指導書とはいえない。

本書の日本語訳出版のきっかけは，日本と豪州の政府間協力「日豪保健福祉協力」のなかで，メルボルン大学との交流があり，著者であるシドニー・ブロック名誉教授を知ったことである。

シドニー・ブロック名誉教授は，王立精神医学会の学会誌の副編集長，オーストラリア・ニュージーランド精神医学誌の編集長を長く務めた。著書の多くは何度も再版され，多くの言語（日本語，スペイン語，ヒンディー語，ロシア語，ウクライナ語，イタリア語など）に翻訳されている。1977年に出版された『ロシアの政治的病院』（*Russia's Political Hospitals*）は，司法精神医学界の優れた著書として，1998年に米国精神医学会のManfred Guttmacher賞を受賞した。ほかの著書には，『ソ連における精神医学の悪用』（*Soviet Psychiatric Abuse*），『精神療法とは何か』（*What is Psychotherapy*），『精神科臨床倫理』（*Psychiatric Ethics*）などがあり，『精神科臨床倫理』第4版は日本語訳が出版されている。また，2011年に出版された本書は，精神保健の最もよい出版物としてSANE賞を受賞している。また，シドニー・ブロック名誉教授は，医学全般，特に精神医学教育における科学と人間性を強調しており，メルボルン大学医学部に，詩，短編小説，映画を取り入れた人間性を磨くための革新的なコースを設置した。

本書の特徴は，地域精神保健の現場でよく出会う精神保健の問題を事例や文学作品の引用などを交えて，ユーモアと機知に富んだ記述をしており，かつ学術的にも優れた単著であることである。すなわち，わかりやすく，包括的で，深みのある実践的な指導書という条件を満たしている。地域精神保健の発展が進むなか，精神科医を含めた地域精

神保健従事者，さらには将来現場に出ることになる学生にもぜひ読んでほしい。

　以下に各章のポイントをあげる。第1章から第5章は総論にあたるが，無味乾燥な総論ではない。第1章は精神疾患と治療の歴史であり，古代から現代にわたる精神疾患の見方と処遇を生き生きと記述し，現在の課題を述べている。第2章は「ある人生を理解する」としてヴィンセント・ヴァン・ゴッホを例に多角的な理解を試みる。第3章は精神疾患の定義と分類である。診断分類はなぜ必要か，診断分類の考え方，主要な診断分類と使用法を述べるが，事例記載を含むところに本書の特徴がある。第4章は診断と理解（診立て）である。フレームワークで示されたフォーミュレーション（formulation）はよりよい評価と支援の重要な示唆になるだろう。第5章はストレスに対する一般的な対処反応をわかりやすく包括的に述べている。

　第6章から第13章は，精神疾患にかかる記述を主体とするが，単に疾患の解説ではないところに本書の特徴がある。第6章は，不安障害，パニック障害，恐怖症，強迫性障害，PTSD，治療について述べる。第7章は気分障害（気分の上がり下がり）について述べる。第8章は身体表現性障害（身体を通して語るこころ）である。身体化にどうアプローチするかについて丁寧に記載している。第9章は摂食障害であるが，神経性食思不振症，神経性過食症の理解と治療だけでなく，肥満についても述べていることが興味深い。第10章はパーソナリティ障害であるが，パーソナリティ障害に関するこれまでの議論，問題となるパーソナリティのタイプ，頻度，何が原因か，治療，特定のパーソナリティ障害，治療の原則を系統的に述べている。第11章は統合失調症などの精神病であるが，患者と家族の支援，初めてのエピソードへの対処が記されている。第12章はアルコールと薬物の乱用であるが，乱用サイクル，起こりやすい結果，援助希求の記述がある。第13章は性同一性と性障害であるが，勃起不全，不感症などの性機能障害についても丁寧な記述がある。

　第14章から第16章はライフステージと女性を扱う。第14章は子どもと青年期であって，発達と臨床的問題について述べ，両親の離婚，虐待などについても丁寧に記述している。第15章は女性であって，女性の章を設ける背景を述べたうえで，疾患のパターンにおける性差，ライフサイクルとメンタルヘルスの問題，月経サイクル，不妊，閉経，高齢の女性，虐待を受けた女性について述べる。第16章は高齢者であって，高齢を迎えることと社会の態度，認知症，せん妄，気分障害，不安，薬物乱用，パーソナリティ障害，家族のニーズへの対応などのきめ細かい記述がある。

　第17章から第21章は，テーマ別の記述である。第17章は自殺と故意の自傷を扱うが，自殺の定義，自殺と精神疾患，自殺リスクの評価，自殺に傾く人への対応，自殺と遺族だけでなく，安楽死と自殺幇助についても述べている。第18章は治療薬と身体的治療で

あって，治療薬処方の原則，睡眠習慣，ECTのほか，薬剤師の役割についても述べている。第19章は精神療法であって，精神療法とは何かに始まり，精神療法の分類，各種の精神療法，精神療法の効果について述べ，奥の深い記述となっている。第20章は精神健康の増進であるが，一般的ガイドラインのほかに，脆弱性の続く人たち，長期のメンタルヘルスの問題を抱える人たち，自助組織についても述べている。最後の第21章は倫理的側面であって，診断および治療における倫理的側面，治療を受ける権利，非自発的治療，倫理的問題を扱うフレームワーク，倫理綱領の役割について述べている。原著は372頁であるため，日本語訳は454頁の厚さとなったが，精神保健の実践に必要な知識を，わかりやすく，読みやすく，公平に，深みをもって記述していることを改めて強調したい。

　本書の翻訳は次のプロセスを経て行った。はじめに「日豪保健福祉協力」以来，10年間にわたって協力を得た，会議通訳者アームストロングゆかりさんに下訳をお願いした。次に監訳者が下訳すべての点検を行い，その原稿を元に各章の担当者に翻訳を依頼した。翻訳者には，翻訳だけでなく，そのままでは日本の読者が理解できないところ，理解が難しいところに訳注をお願いした。その後，監訳者がすべての章の再点検を行い，出版社において全体を通しての点検を行うとともに，疫学的な記述に関しては，日本の疫学研究の成果を注に加えて完成させた。

　翻訳に関しては，本文は「である」調，事例は「ですます調」としている。また，文学作品の引用では，日本語訳がある場合は引用元を記載，日本語訳のない場合は翻訳を行ったが，ごく一部の詩などは翻訳の困難さから省略した。

　次に本書の海外での評価をいくつか紹介する。

　「精神医学はそれらが必要とされる時に人々に何を提供できるか，患者の世話をすることにおいて，ケアの技術的側面よりもさらに何があるかをよく読みとることが可能である。」（Royal Australian College of Physicians News誌）

　「実践ガイドとして書かれた本書は，保健分野で働き，精神疾患と一般診療業務でかかわる者にとってはうってつけである。また同様に，精神病とはいったい何なのかを知りたい一般人にも適している。」（Australian Nursing Journal誌）

　「有用な本で，読むのに適し，かつ便利な参考書である……専門用語を明快に説明し，過度の専門言語や業界用語の使用を避け，精神疾患が提示する多くの問題と取り組んでいる人々への，大きな手助けとなる潜在性を有する……本書は高く推奨される。」（Australian Psychiatry誌）

　「本書は，患者や関係する人々だけでなく精神保健分野の非臨床従事者や政府・非政府機関における信頼できる精神疾患関連情報の提供のギャップを埋めるだろう。」

（Medical Journal of Australia誌）

　最後に，日本におけるUTM翻訳発行の意義について述べる。本書は，著者まえがきにもあるように，精神保健啓発の戦略的な一般書として発行された。このような単著でバランスの取れた啓発書を刊行できたのは，著者がメルボルン大学精神医学と深いつながりをもち，かつ精神医学や精神保健についての深い見識，理解があってのことである。残念ながら，日本には，これに匹敵する本は存在しないように思える。しかし，国内にもいくつかの重要な書籍があり，本書やそれらが素材となって，いつの日か，日本から海外に翻訳される実践的な指導書が出版されるだろう。この日本語訳がそのきっかけの一つになれば幸いである。

　この翻訳にご協力をいただいた多くの皆様に感謝したい。本書との出会いをつくってくれた日豪保健福祉協力の関係者，シドニー・ブロック名誉教授とのコミュニケーションを支え，下訳をつくってくれたアームストロングゆかりさん，各章の翻訳者の皆さま，日本の疫学研究の成果の訳注をお願いした立森久照氏に感謝する。

　なお，本書の表紙には，東野健一氏の作品「獣」を使用した。東野氏はインドの紙芝居に惹かれ，30年の歳月をポトゥア（絵巻物師）として語りを続けた。私は阪神淡路大震災のあった1995年に高知で会って以来，20年以上，障害者アートにかかわるイベントなどで交流を続けてきた。東野氏から末期がんであるという話を聞いたのは2015年12月である。末期がんとわかった後，東野氏は，ポトゥア（絵巻物師）という表現者として生きてきたのだから，表現者として人生を全うすると言って，実際，2017年1月6日に亡くなるまで，それを実行した。「獣」は東野氏の絶筆ともいえる作品で，UTMの翻訳出版にあたり，東野氏の作品を保管している法田由紀恵氏のご理解を得て，表紙に使わせていただいた。この絵を見ていると，ふつふつと力が湧いてくるような気がする。

　最後に，出版まで，辛抱強く編集にあたっていただいた中央法規出版の澤誠二氏，堀越良子氏に感謝する。

　2018年4月

翻訳者を代表して

竹島　正

索　引

A〜Z・数字

AA…207, 214, 381
AAの12のステップ…214
AD…294
ADHD…167, 254
AIDS…295
alienist…14
AN…143
Asylum…13
AUDIT…216
BN…143
CATIE project…341
CBT…122, 151, 363, 375
CD…256
C. S. ルイス…119
DLB…295
DSM-5…40, 158
DV…271
ECT…16, 350
empathy…22
FLAGS…209
formulation…57
GAD…86
Headspace…269
HRT…285
ICD-10…40, 158
Insanity…9
lunacy…9
MAOI…343
MDMA…221
MIND…422

MMSE…55
NA…210, 219
nervous breakdown…51
NMS…341
OCD…93
ODD…256
PIU…41
psychosis…43
PTSD…95
R. D. レイン…38, 180
rTMS…351
SANE…422
SNRI…343
SSRI…102, 343
SST…102, 198
TCA…342
TD…340
total institution…18
TRANX…217
WHO…396
WMHJ2…4
β遮断薬…347

あ〜お

アーヴィング・ゴッフマン…
　18
アーロン・ベック…375
愛情欠乏…171
愛着形成…248
愛着理論…162, 366
アイデンティティ…404
アイリス・マードック…300

アカンプロセート…214
悪性症候群…341
悪夢…249
アスペルガー症候群…252
アドヒアランス…353
アドボカシー…20
アブラハム・リンカーン…
　110
アラティーン…210
アラノン…210
アリストテレス…407
アルコール性幻覚…213
アルコール乱用…212
アルコール離脱…347
アルコール離脱期…213
アルコーホリクス・アノニマ
　ス…207, 214, 381, 422
アルコホリズム…202
アルツハイマー病…294
アンナ・O…128
アンナ・フロイト…72
アンフェタミン…182, 195,
　220
安楽死…331
異食症…249
依存症…264
依存性パーソナリティ…173
一次疾病利得…128
一次性遺尿症…250
五つの警告サイン…413
偽りの自己…162
遺伝的脆弱性…166

イミプラミン…338
インスリン昏睡療法…16
陰性症状…185，340
インセスト…288
インターネット…363
インターネット介入…364
インフォーマルなネットワーク…415
インフォームド・コンセント…63，427，428，431，432
ヴィクトール・フランクル…373
ウェルニッケ—コルサコフ症候群…213
うつ病…298
エクスタシー…221
エミール・クレペリン…15，184
エミール・デュルケム…317
エリク・エリクソン…161，241，366，404
エンカウンター…374
円環的質問法…382
演技性パーソナリティ…170
遠近法…22
援助希求…207，415
エンパワー…419
オイゲン・ブロイラー…15，185
置き換え…74
オットー・カーンバーグ…168
オピエート…217
オペラント条件づけ…378
音楽…363
音楽療法…363

か〜こ

カール・ヤスパース…179
カール・ユング…366
解釈…368
外傷後ストレス障害…80
回避性パーソナリティ…172
解離…136
解離性同一性障害…137
カウンセラー…415
カウンセリング…391
化学的メッセンジャー…118
学習…378
学習性無力感…120
過食障害…144
過食性障害…151
家族療法…19，381
カタルシス…358
カップル療法…385
家庭医…66，415
カニンガム・ダックス・コレクション…363
家父長主義…423
カルバマゼピン…346
ガレノス…10
がん恐怖症…131
かんしゃく…247
感情移入…22
感情表出…184
観念奔逸…114
関与する観察者…359
記憶障害…296
危機…70，77，389，391
危機介入…335，360，389
危険因子…320，321
器質性精神障害…43

器質的な気分障害…121
季節性感情障害…117
機能性遺尿…250
機能性遺糞症…250
気晴らし…401
気分安定薬…124，345
気分障害…44，116，261
気分変調性障害…117
基本的な信頼感…161
虐待…293
虐待を受けた女性…288
逆転移…365
急性ストレス反応…78，82
急速交代型…124
境界性パーソナリティ…164，168，267
共感…368
狂気…9
狂気屋…14
強制治療…65
強迫観念…93
強迫行為…93，378
強迫衝動…378
強迫性障害…84，93，102
強迫性パーソナリティ…173
恐怖症…90
共有…402
虚偽性障害…139
クライシスライン…402
クラブハウス…198
グリーフ…305
クルト・シュナイダー…158
クロザピン…197，339
クロルプロマジン…338，339
ケア倫理…434
芸術…363

449

経頭蓋磁気刺激…351
系統的脱感作法…378
系統的論述…57，58，60，62
月経サイクル…278
月経前不快気分障害…278
解毒…213
幻覚…54，178
幻覚薬…183，222，264
限局性恐怖症…90
健康な睡眠習慣…349
原則主義…434
故意の自傷…331
行為…240
抗うつ薬…151，341
効果的な治療を受ける権利…
　431
抗けいれん薬…346
抗精神病薬…124，339，340
考想吹入…186
考想奪取…186
考想伝播…186
抗躁病作用…346
抗てんかん薬…124
行動的アプローチ…378，386
行動分析…379
広汎性発達障害…252
抗不安薬…346
合理化…73
高齢者虐待…312
高齢者精神医学…292
高齢者のアルコール乱用…
　311
ゴーゴリ…12
コーピング…71
コカイン…221
国際疾病分類…40

互助グループ…381
個人療法…176
個性…157
ゴッホ…24
古典的条件づけ…378

さ〜そ

サディズム…236
詐病…139
サマリタンズ…335，402
三環型抗うつ薬…102
三環系…342
産後うつ病…248，280
産後精神病…279
サンディ・ジェフス…187
ジアゼパム…220
ジークムント・フロイト…
　17，364
ジェラルド・カプラン…75
ジェンダーロール…273
刺激被曝療法…101
自己愛性パーソナリティ…
　171
思考障害…179
自己催眠…350
自己殺害的行為…318
自己心理学…366
仕事…411
自己同一性…161，241
――の分裂…169
自己洞察型精神療法…137
自己服毒…331
自殺…262
――と遺族…326
――と精神疾患…322
――に傾く人への対応…325

――の社会学的研究…321
――の定義…318
自殺幇助…328，331
自殺予防…327
自殺リスクの評価…324
自殺率…319
窺視症…235
支持的精神療法…361，386
自傷他害…65
自助グループ…381，421
自助組織…422
ジスルフィラム…214
事前指示書…418
自尊心…404
疾患のグローバル負担…20
実存的アプローチ…366，373
実存的真空…373
実存的不安…374
実存の前提…373
疾病行動…127
児童虐待…265，268
自閉症…252
嗜癖行動…205
嗜癖サイクル…206，208
社会的支援…76
社交恐怖…90，91，102
集合的無意識…366
集団療法…176，379，380
受動―攻撃性パーソナリティ
　…174
首尾一貫感覚…404
守秘義務…423
受療権…430
循環気質…117
昇華…74
情緒…240

焦点型精神分析療法…372
小児性愛…236
ジョージ・ヴァイヤン…73
処方薬…353
ジョン・スチュアート・ミル…110，432
ジョン・ボウルビイ…162，366
心因性健忘…136
心気症…130
神経症性障害…44
神経衰弱…51
神経性過食症…143，149
神経性思不振症…143
人権宣言…412
心身症…138
人生の危機…70
心臓神経症…131
身体化…129
身体化反応…128，139
身体醜形障害…132
診断…57
―― における倫理的側面…426
診断分類…39
心的外傷後ストレス障害…95
心理教育…383
心理的発達の障害と小児期の行動および情緒の障害…45
睡眠維持困難…349
睡眠障害…112，248
睡眠薬…348
スキゾイドパーソナリティ…165
スキゾフレニック・マザー…272

スティグマ…20
ストレス…70，399
ストレスマネジメント…347，402
性格特性…154，155
性機能障害…228
性差別…272
脆弱性…417
精神異常…9
精神運動制止…112
精神外科技術…352
精神刺激薬…220，264
精神疾患…36
精神疾患を有する者の保護及びメンタルヘルスケアの改善のための諸原則…20
精神障害…36
精神生理障害…138
精神遅滞…45
成人の人格および行動の障害…44
精神病…43，178，265
精神病エピソード…340
精神病性うつ病…106
精神病性気分障害…190
精神病性疾患…265
精神病性障害…179
精神分析…34，364
精神分析アプローチ…366
精神分析的精神療法…367
精神分析療法…365，370，377
精神分析理論…34，84
精神分析を指向した精神療法…364
精神分裂病…185
精神保健の定義…396

精神力動的精神療法…372
精神療法…100，355
―― の分類…360
性的逸脱…234
性的虐待…268，271
性転換願望…226
性同一性…226
性同一性障害…254，260
青年期…239
生物学的-心理学的-社会的要因…141，281
生物-心理-社会的…285
生物-心理-社会的なフレームワーク…244
性別の果たす役割…273
性暴力…271
生理的障害に関連した行動症候群…44
世界人権宣言…412
世界精神保健日本調査セカンド…4
世界内存在…374
世界保健機関…396
セクシズム…272
セックスセラピー…386
摂食障害…143
接触性愛…236
説明…22，23
セラピー…357
セラピスト…356
セルフネグレクト…296，414
セロトニン…182
漸進的筋弛緩法…403
全制的施設…18
戦争神経症…17
選択的セロトニン再取り込み

阻害薬…102，343
選択的注意…376
前頭葉白質切開術…352
全般性不安障害…84，86
全米精神疾患患者家族会…
　422
せん妄…303
専門家の援助…415
躁うつ混合状態…116
躁うつ病…105，185
双極性気分障害…105
双極性障害…265
相互個性化…408
喪失経験…120
早朝覚醒…112，349
早発性痴呆…105
躁病…113
早漏…231
ソーシャルスキルトレーニン
　グ…102，198
素行障害…254，256

た〜と

大うつ病エピソード…116
体外受精…284
退行…73
対処…71
対人関係療法…123
第二次性徴…260
タイプA…206
大麻…222
代理ミュンヒハウゼン症候群
　…267
ダウン症候群…295
多幸性…217
多重人格障害…137

多種物質乱用…223
多職種アプローチ…66
脱施設化…18
脱抑制型…251
多発性チック障害…259
段階的な曝露法…101
短期精神病性障害…181
短期精神療法…122
単極性気分障害…105
置換療法…219
知性化…74
膣痙…230
知的障害…45
遅発性ジスキネジア…340
注意欠如・多動性障害…167，
　254
中枢神経刺激薬…254
中年危機…405
中年期の危機…285
中庸…407
重複診断…205
直面…369
治療計画…63
治療主導モデル…432
治療チーム…353
治療同盟…359，427
治療における倫理的側面…
　427
治療を拒否する権利…431
定位脳手術…352
低酸素脳症…295
適応…75
適応障害…77
徹底操作…369
デポ剤…340
デュルケム…321

転移…365
転換症状…135
転換性障害…133
電気けいれん療法…16，350
纏綿…408
投影性同一視…169
動機づけ面接…209
統合失調型パーソナリティ…
　166
統合失調感情障害…185
統合失調感情精神病…192
統合失調症…179，185，265
統合失調症および関連する妄
　想性障害…43
統合失調症様障害…190
統合失調症をつくる母親…
　183
洞察指向精神療法…358
投射…74
疼痛…135
道徳原則…432，434
道徳療法…11
頭部外傷…295
トゥレット障害…254，259
ドーパミン受容体…339
トーマス・サス…39
特異的な発達障害…254
特異的発達障害…258
読字障害…245
特別保健プログラム…153
ドメスティックバイオレンス
　…271
トラウマ…96
トランクス…217
取り入れ…74
遁走…136

な〜の

ナーシングホーム…287
ナラティブアプローチ…383
ナルコティクス・アノニマス
　…210，219
ナルトレキソン…214，220
二次疾病利得…128
二次性遺尿症…250
日内変動…112
入眠困難…348
任意性…428
認知行動療法…101，122，151，
　347，363，375
認知症…289，294
認知スキーマ…376
認知療法…374，376
脳血管性認知症…295
脳深部刺激療法…352
能力…428

は〜ほ

パーキンソン病…295
パーソナリティ…154，356
パーソナリティ障害…157
パーソナリティ特性…155
パーソナリティ類型…155
パートナーシップ…417，423，
　428
ハームリダクション…223
背徳症…273
パターナリズム…423
発達…240
パニック障害…88
パラ自殺…331
パラフィリア…234

バルザック…11
バルプロ酸…346
反依存…75
反抗挑戦性障害…254，256
反社会性パーソナリティ…
　160，167，256
ハンス・アイゼンク…155
反精神医学…38，427
反精神医学運動…180
判断能力…65
反応性愛着障害…251
反応性精神病…193
反応妨害法…378
反復強迫…369
被虐待児症候群…266
非自発的治療…432
ヒステリー…126
悲嘆…305
否定的認知の構え…120
否認…73，208
ヒポクラテス…10
ヒポクラテスの誓い…48
肥満…151
病人の役割…127
ビヨンドブルー…422
ヒレル…410
広場恐怖…90，92
不安…81，309
不安障害…83，263
不安症候群…264
不安マネジメント…402
不安を伴う適応障害…82
フェティシズム…236
フェミニスト運動…271
フォーミュレーション…57
複雑性悲嘆…307

不随意運動…340
物質乱用…198，203，264
不適応反応…77
不妊…283
ブプレノルフィン…219
不眠症…249，348
ブラックドッグ研究所…422
フラッシュバック…204
フラッディング…101
プラトン…290
フリーダ・フロム＝ライヒマ
　ン…183
フレイル…292
フレームワーク表…58
フロイト…84，161
分離不安…247
分裂病原性母親…272
閉経…285
ヘッドスペース…269
弁証法的行動療法…176
ベンゾジアゼピン…216，311，
　338
防衛機制…72，169
母子ユニット…18，251
補償…75
母性…279
勃起不全…231
ホルモン補充療法…285

ま〜も

「まあまあ」の養育…399
マインドフルネス…100，402
マインドフルネス認知行動療
　法…123
マゾヒズム…236
マタニティブルー…282

453

麻薬…264
マラリア療法…15
マリファナ…183
三つのR…254
三つの恐いもの…245
三つの願いごと…245
ミニメンタルステート検査…55
夢中遊行…249
瞑想…350
メサドン…219
メジャートランキライザー…17
メタンフェタミン…182，220
メラニー・クライン…366
メンタルヘルス…411
妄想…54，178，310
妄想性障害…194，310
妄想性パーソナリティ…165
モデリング…378，379
モノアミン酸化酵素阻害薬…343
モラル・インサニティ…273

モラル・トリートメント…11
問題解決…400

や～よ

夜恐症…249
薬剤師…66，352
薬物中毒性精神病…204
薬物誘発性精神病…195
薬物乱用…43，311
夜尿…244，247
有機溶剤…223，264
友情…409
陽性症状…185，340
予期不安…347
抑圧…73
抑うつ気分を伴う適応障害…117
抑制型…251
予測…401

ら～ろ

ライフサイクル…366，399，406

ライフライン…335，402
リーチアウト…270
利益相反…423
理解…22，23
リカバリー…419
離婚…242
離人症…136
理性的な自殺…318
リチウム…16，345
リビングウィル…418
流産…283
療養所…13，14
リラクゼーション…350，402
リラクゼーション療法…347
臨床インタビュー…48
臨床的うつ病…108
倫理綱領…436
倫理的ジレンマ…328
レジリエンス…75，417，419
レビー小体型認知症…295
老年精神医学…292
露出症…235
ロボトミー…352

著　者　・　監　訳　者　紹　介

●著者

シドニー・ブロック（Sidney Bloch）

　メルボルン大学精神医学名誉教授，セント・ビンセント病院名誉主任精神科医

　王立精神医学会およびオーストラリア・ニュージーランド精神医学会会員であり，British Journal of Psychiatryの副編集長，オーストラリア・ニュージーランド精神医学誌の編集長を長く務めた。

　ケープタウン大学医学部卒業，メルボルン大学で博士号取得，ハークネス・フェローシップ受賞者としてスタンフォード大学で3年間研究を行い，2004年にはオーストラリア・ニュージーランド精神医学会にて精神医学に対する学術貢献で，業績表彰を受賞。

　1977年に出版された『ロシアの政治的病院』（Russia's Political Hospitals）は，司法精神医学界の優れた著書として，1998年にアメリカ精神医学会のManfred Guttmacher賞を受賞した。ほかの著書には，『ソ連における精神医学の悪用』（Soviet Psychiatric Abuse），『精神療法とは何か』（What is Psychotherapy），『精神科臨床倫理』（Psychiatric Ethics）など多数あり，『精神科臨床倫理』第4版は日本語訳が出版されている。また本書は，2012年に精神保健の最もよい出版物としてSANE賞を受賞している。

●監訳者

竹島正（たけしま　ただし）

　川崎市健康福祉局障害保健福祉部　精神保健福祉センター所長

　1980年自治医科大学卒業。1981年国立公衆衛生院専門課程修了。1981年4月から1997年5月まで，高知県本山保健所，室戸保健所，精神保健センターに勤務。1997年6月から2015年3月まで国立精神・神経センター精神保健研究所精神保健計画部長。その間，2006年10月から2015年3月まで同研究所自殺予防総合対策センター長併任。2015年4月から川崎市健康福祉局障害保健福祉部担当部長，2016年4月から川崎市精神保健福祉センター所長事務取扱。2015年10月から一般社団法人全国精神保健福祉連絡協議会会長。

訳 者 ・ 協 力 者 一 覧

●監訳
竹島正　川崎市精神保健福祉センター

●翻訳
序文・日本語版序文　**竹島正**　前出

1. **後藤基行**　国立精神・神経医療研究センター精神保健研究所
2. **岡村毅**　東京都健康長寿医療センター
3. **岡村毅**　前出
4. **岡村毅**　前出
5. **岩田和彦**　大阪精神医療センター
   花房昌美　大阪精神医療センター
   村田結砂　市立ひらかた病院
6. **西大輔**　東京大学大学院医学系研究科
7. **西大輔**　前出
8. **岩田和彦**　前出
   大平文人　大阪精神医療センター
   川田慎也　大阪精神医療センター
9. **白川美也子**　こころとからだ・光の花クリニック
10. **松本俊彦**　国立精神・神経医療研究センター精神保健研究所
11. **岩田和彦**　前出
    岩崎理一　大阪精神医療センター
    仲谷佳高　大阪精神医療センター
    稲葉啓通　京都社会事業財団京都桂病院
12. **松本俊彦**　前出
13. **川野健治**　立命館大学総合心理学部
14. **福地成**　みやぎ心のケアセンター
15. **白川美也子**　前出
16. **北村立**　石川県立高松病院
17. **山内貴史**　東京慈恵会医科大学
18. **山之内芳雄**　国立精神・神経医療研究センター精神保健研究所
19. **野口正行**　岡山県精神保健福祉センター

20. **川野健治**　前出
21. **渡邉博幸**　千葉大学社会精神保健教育研究センター／学而会木村病院
推薦図書　**竹島正**　前出

●**協力**
アームストロングゆかり　通訳者
立森久照　国立精神・神経医療研究センター精神保健研究所

こころの苦しみへの理解
トータルメンタルヘルスガイドブック

2018年6月1日発行

著者─────────シドニー・ブロック
監訳者────────竹島正
発行者────────荘村明彦
発行所────────中央法規出版株式会社

　　　　　　〒110-0016 東京都台東区台東3-29-1 中央法規ビル
　　　　　　営業　TEL 03-3834-5817　FAX 03-3837-8037
　　　　　　書店窓口　TEL 03-3834-5815　FAX 03-3837-8035
　　　　　　編集　TEL 03-3834-5812　FAX 03-3837-8032
　　　　　　URL　https://www.chuohoki.co.jp/

印刷・製本────長野印刷株式会社
装丁・本文デザイン─箕浦卓

　　　　　　ISBN978-4-8058-5689-5

　　　　　　落丁本・乱丁本はお取り替えいたします。
　　　　　　定価はカバーに表示してあります。
　　　　　　本書のコピー，スキャン，デジタル化等の無断複製は，
　　　　　　著作権法上での例外を除き禁じられています。
　　　　　　また，本書を代行業者等の第三者に依頼してコピー，
　　　　　　スキャン，デジタル化することは，
　　　　　　たとえ個人や家庭内での利用であっても著作権法違反です。